건강 결과 연구의 이론과 실제

Conducting Health Outcomes Research

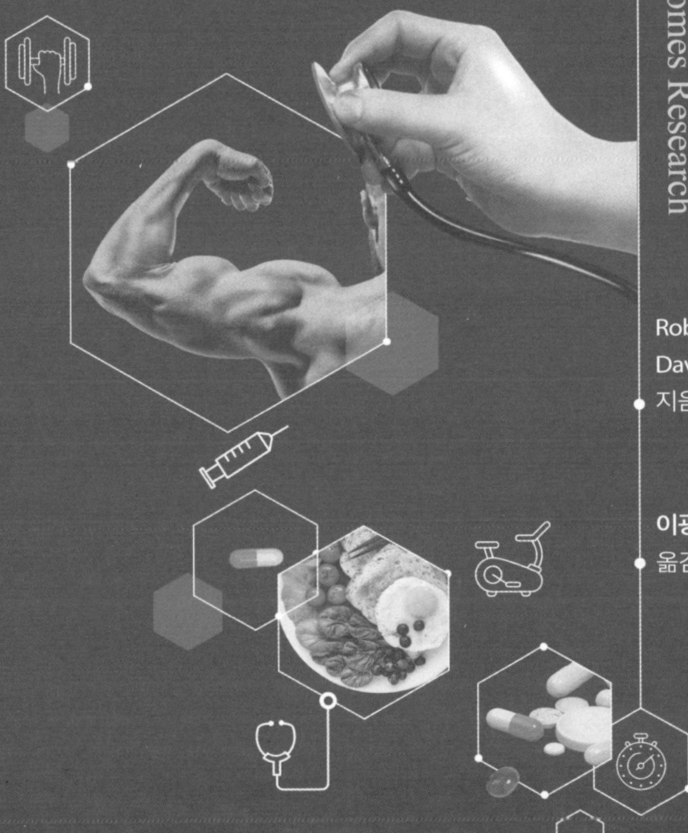

Robert L. Kane
David M. Radosevich
지음

이광수 · 신재용 · 김재현
옮김

연세대학교 출판문화원

ORIGINAL ENGLISH LANGUAGE EDITION PUBLISHED BY
Jones & Bartlett Learning, LLC
25 Mall Road
Burlington, MA 01803 USA

Conducting Health Outcomes Research

Robert L. Kane, David M. Radosevich

서문

이 책은 어떤 면에서는 결과연구에 대한 초기 노력을 나타내며, 동시에 완전히 새로운 작업의 결과이기도 하다. 우리는 이전에 *Understanding Health Outcomes Research*라는 제목으로 여러 저자와 협력하여 2판까지 출판했다. 이후 제3판을 출판해 달라는 요청을 받았고, 나는 형식과 내용을 큰 폭으로 변경하기로 결정했다. 나는 미네소타 대학의 공중보건대학에서 결과연구에 관한 학위 과정에서 함께 강의하는 동료 David Radosevich와 팀을 이루어 이 주제에 대해 새로운 내용을 반영하는 공동 작업을 수행했다.

이 책 "*건강 결과 연구의 이론과 실제*Conducting Health Outcomes Re*search*"는 다양한 수준의 임상적 및 역학적 배경을 가진 학생들에게 이 책이 담고 있는 내용을 가르쳤던 우리들의 경험을 토대로 작성되었다. 그러자 이와 동시에 많은 것이 바뀌었다. 증거기반의학Evidence-based medicine은 의료의 성배聖杯가 되었으며, 비교-효과성comparative effectiveness 연구가 꽃을 피우기 시작했다. 관련 내용을 담고 있는 책의 필요성이 그 어느 때보다 커진 것이다.

우리는 이 책이 보다 실용적이 되도록 노력했다. 많은 사례들의 경우 앞서 출판된 책에 수록된 장chapter별 저자들의 내용을 상당 부분 인용했으며, 이전 내용을 사용할 때마다 인용 사실을 제시했다.

Robert L. Kane, MD

감사의 말

이 책은 새롭게 작업되었지만, 이전 버전들이 담고 있는 많은 내용을 바탕으로 했다. Maureen Smith의 만족도와 질병-특이적 측정 도구condition-specific measures에 대한 글; Adam Atherly의 질병-특이적 측정 도구에 대한 글; Jeremy Holtzman의 치료 평가에 대한 글; Todd Rockwood의 만족도와 인구 통계demographics에 대한 글; Melissa Constantine의 인구 통계에 대한 글; 만족도에 관한 글을 쓴 Chris Schüssler-Fiorenza에게 감사한다.

저자 소개

Robert L. Kane, MD
미네소타주 장기 요양 및 고령화 전공 학과장
보건 정책 및 관리학부
미네소타대학교 공중보건대학
미네소타주 미니애폴리스

Robert Kane, MD는 미네소타주 미니애폴리스 보건대학에서 장기 요양 및 고령화 전공 학과장을 맡고 있으며, 전임 학장을 역임했다. 그는 미네소타대학교 노화센터, 미네소타 노인 교육센터, 임상결과 연구센터, 그리고 보건의료 연구 및 품질관리국Agency for Healthcare Research and Quality, AHRQ이 지원하는 증거 기반 실습센터를 이끌고 있다. 그는 노인 중 특히 장기간의 관리가 필요한 노인들을 위한 임상적 치료와 치료의 조직화에 관한 수많은 연구를 수행했다. 그는 31권의 책, 470편 이상의 학술 논문, 그리고 노인학 및 보건의료 연구health services research에 관한 책들의 저자이자 편집자이다. 그는 미국 내외의 장기 요양 시스템을 분석해 왔다. 최근 출간된 책에는 *The Heart of Long-term Care, Assessing Older Persons, the sixth edition of Essentials of Clinical Geriatrics, and Meeting the Challenge of Chronic Illness*가 있다. Robert Kane과 그의 여동생 Joan Vest는 자신들이 어머니를 장기간 보살피면서 고군분투한 이야기를 "*It Shouldn't Be This Way*"라는 제목의 책으로 출판하기도 했다. 이 경험을 통해 Robert Kane은 장기 요양 서비스 개선을 목표로 하는 만성 질환 관리 경험을 가진 전문가Professionals with Personal Experience with Chronic Care, PPECC라는 전국적 단체를 설립하였으며, 이 단체는 800명이 넘는 회원을 보유하고 있다. 참고로 그는 하버드 의대를 졸업했다.

Dr. Kane은 현재 다양한 주제에 대한 체계적 문헌 검토뿐만 아니라 관리 의료managed care, 만성 질환 및 장애의 역할에 대해 특별한 관심을 가지고 노인에 대한 급성 및 장기 요양을 다루는 연구를 하고 있다. 그는 세계보건기구World Health Organization, WHO의 고령화에 대한 전문가 위원회를 포함한 여러 국가 및 국제기구에 자문을 하고 있다. 그는 미국 고령학회에서 회장상을, 미국 노인학회에서는 폴리셔상Polisher award, 이탈리아 노인학회에서 엔리코 그레피상Enrico Greppi Prize, 그리고 영국 노인학회에서도 상을 받았다. 아울러 미네소타대학교 학술보건센터Academic Health Center에서 건강 상태 분야 우수 아카데미Academy for Excellence in Health Research에 선출되기도 했다.

David M. Radosevich, PhD, RN
조교수
외과
미네소타대학교 의과대학
미네소타주 미니애폴리스

David M. Radosevich, PhD, RN은 미네소타대학교에 근무하는 역학자이자 생물통계학자로서 학술보건센터에서 건강 결과 연구를 수행하고 있다. 그는 결과연구를 촉진하고 지원하는 비영리단체인 건강 결과 연구소Health Outcomes Institute의 공동 설립자이다. 또한 이식정보서비스Transplant Information Services를 공동 설립하고 그 책임자로 있으며, 미네소타대학교 보건대학의 임상결과 연구센터의 부 책임자를 역임했다. 그는 지역 사회, 건강 계획 및 집단 진료 수준에서 건강 결과와 의료의 질을 측정하는 수많은 프로젝트에 참여했다. Dr. Radosevich는 미네소타대학교와 슐츠 당뇨병 연구소의 이식부서에서 관찰 연구를 공동으로 수행한 것 외에도 기증자 관리와 기증자 가족 경험에 대한 연구에도 긴밀히 협력하고 있다. 현재 그는 보건대학에서 건강 결과 연구를 강의하고 있다.

목차

CHAPTER 7 질병-특이적 측정 도구

CHAPTER 8 의료 서비스의 만족도

CHAPTER 9 인구 통계적, 심리적, 사회적 요인

CHAPTER 13 건강 결과 연구 자료의 분석과 시각적 표현

CHAPTER 14 통합적 이해: 결과 해석하기

CHAPTER

1

결과연구(Outcomes Research)의 개론

- 결과연구 접근법
- 결과 측정
- 개념적 모델링
- 이 책의 구성
- REFERENCES

의료 질에 대한 관심이 높아지는 데에는 여러 이유가 존재한다. 미국인들에게는 얻을 수 있는 가치의 크기에 비해 의료에 너무 많은 비용을 지출한다는 인식이 확산되고 있다. 그에 따라 사람들은 더 나은 의료 질을 요구하기 시작했으며, 의료 과실의 위험에 대처하기 위해 여러 대안들이 제시되었다Kohn, Corrigan, & Donaldson, 2000. 2005년 적자 감소법the Deficit Reduction Act of 2005 섹션 5001(c)에 따라 메디케어는 정의된 병원 관련 합병증에 대해 더 이상 비용을 지불하지 않는다.

여기에는 두 가지 기본 전략이 존재한다. 하나는 증거가 많지 않음에도 불구하고 의료 질에 대한 정보가 주어지면 현명한 선택을 할 수 있는 소비자한테 의존하는 것이다Hibbard & Jewett, 1997; Hibbard, Peters, Dixon, & Tusler, 2007. 두 번째는 일반적으로 성과 기반 지불제라고 불리는데, 좀 더 직접적이다. 이는 더 나은 의료 서비스를 제공하거나, 더 나은 결과를 달성하기 위해 임상의 및 의료 기관에 인센티브를 제공하는 것이다Glickman et al., 2007; Lindenauer et al., 2007; Rosenthal, Landon, Normand, Frank, & Epstein, 2006. 그러나 이 제도는 의료 기관들이 중증도가 높은 환자를 타기관으로 유도하는 것과 같은 왜곡된 효과를 초래할 수 있다Werner & Asch, 2005.

현재 대체 요법들의 효과를 비교하고 평가하는 증거기반치료 및 비교-효과성 검토에 대한 새로운 요구들이 있다. 이 모든 것에는 진료 결과에 대한 정보가 필요하다. 한편, 의학 문헌의 질을 평가하고 그 결과를 요약하는 방법에 많은 관심이 쏟아지고 있다Juni, Altman, & Egger, 2001; Sackett, Richardson, Rosenberg, & Haynes, 1997. 이에 코크레인 협력센터Cochrane Collaborating Centers는 다양한 주제에 대한 문헌을 평가하고 치료에 대한 권장사항을 담고 있는 보고서 시리즈를 개발했다.[1]

---

1 See http://www.cochrane.org

미국 AHRQAgency for Healthcare Research and Quality는 치료 방법의 권고를 위한 기반 제공이라는 목표를 달성하기 위하여 증거기반치료센터를 설립하였고, 체계적인 문헌 고찰 및 연구결과를 제공하는 기능을 수행한다Agency for Healthcare Research and Quality, 2002.

그에 따라 진료 결과를 평가하는 것은 새로운 중요성을 갖게 되었다. 비록 많은 연구가 여전히 사망률 및 임상 변수와 같은 결과를 조사하지만, 임상연구는 치료의 궁극적인 영향에 대한 더 큰 질문을 다루기 위해 그 초점을 확대했다. 결과연구에서 조사된 결과는 궁극적으로 의료가 달성하기 원하는 것예: 기능 상태의 개선 및 삶의 질 향상에 근접할 가능성이 높다. 삶의 질, 특히 건강 관련 삶의 질Health-related Quality of Life, HRQL을 평가하려는 노력 없이는 현재의 임상 시험clinical trial으로는 자금을 지원받기 어렵다.

결과연구는 또 다른 중요한 측면에서 다른 의학 연구와 다르다. 그것은 개입intervention으로 간주 될 수 있는 것에 더 포괄적이다. 대부분이 의학 연구는 특정 약물 또는 외과적 개입의 효과를 조사하는 반면, 결과연구는 상담 또는 의료 서비스 전달 방식의 재구성 같은 것의 개입의 효과를 조사할 수 있다. 예를 들어, 결과연구는 "관상동맥심질환Coronary Heart Disease, CHD 환자가 혈관성형술이나 의학적 치료를 받는 것이 더 나은가?"타당한 결과연구의 질문라는 질문과 함께, "건강유지기구Health Maintenance Organization, HMO에 가입한 관상동맥심질환 환자들이 다른 유형의 보험에 가입한 사람들보다 결과가 더 좋은가?"라는 질문을 할 수 있다.

평생 형식에 얽매이지 않고 생각과 느낌을 자유롭게 말하는 몰리에르Moliere's의 부르주아 귀족Le Bourgeois Gentilhomme처럼, 의료 공급자provider들은 자신들이 수행한 진료 활동의 결과에 검토가 필요하다는 것을 깨달았다. 이들은 다양한 진료 활동과 의료 서비스 이용에서의 차이가 결과에 어떤 영향을 미치는지에 대한 관심을 가져왔다Fisher et al., 2003. 산업적 책임성과 생산성 모델accountability and productivity model을 갖춘 관리의료의 부상은 의료에 대한 사고방식의 변화를 요구했다. 이와 같이 환자 진료 결과의 차이를 나타내는 같이 자료는 임상 진료 지침과 같이 진료의 일관성을 개선하는 요구들로 전환되었으며, 의료에는 환자에게 제공된 서비스와 결과 간의 관계에 대해 경험적으로 검증된 방대한 정보가 없다는 것이 분명해졌다.

결과에 대한 이러한 모든 관심과 더불어 결과연구 프로그램도 성장했고, 이제 대부분의 학술의료센터에는 진료 결과에 대한 선도적인 연구를 담당하는 부서를 두고 있다. 많은 관리의료 프로그램은 유사한 부서가 있으며, 그 자체에서 연구를 수행하거나 성과 개선이라는 일반적인 주제 아래 진료 활동과 밀접하게 연계되어 있다.

결과 분석은 여러 가지 이유로 수행될 수 있다.

1. *의료 시장에서의 결정.* 가치기반구매*value-based purchasing*라고 불리는 체계 하에서, 이상적인 환경에서 도움을 찾는 소비자는 특정 임상의가 자신이 가지는 문제를 어떻게 처리했는지 알고 싶어 한다. 마찬가지로 소비자를 대신하여 활동하는 사람들*예: 보험 혜택 관리자*은 계약 결정에 도움이 되는 정보를 원할 수 있다.

2. *책임감.* 몇몇 기관들은 의료 질에 대해 이해관계를 가지고 있다. 공식적인 규제 활동은 정부와 전문가 협회에 부여되었다. 보험자는 자신들이 구매하는 의료 질이 적절한지에 대해 우려한다. 실제로 결과에 대한 정보는 임상의, 의원 또는 병원 수준에서 표본 크기가 충분할 경우 분석될 수 있다. 그러나 이러한 분석을 수행할 때 중증도 보정 및 기타 관련된 위험 요인*risk factors*에 대한 적절한 통제가 모두 필요하다.

3. *의학의 지식 기반 향상.* 증거기반의학*Evidence-Based Medicine, EBM*의 특성은 의학적 지식 기반에 대한 증거를 제시한다. 견고한 결과 정보는 증거기반 의학의 중요한 기반이 된다. 대부분의 권고 사항에는 경험적 자료가 매우 취약하고, 임상적 합의를 통한 판단에 의존해야 한다는 인식이 증가함에

따라 임상 진료 지침을 개발하려는 열의가 다소 약화되었다. 일부 사람들은 진정한 과학은 무작위 대조 시험*Randomized Control Trials, RCT*에서 나온다고 생각하지만, 잘 수집된 경험 정보의 대규모 데이터베이스에 역학적 분석 방법을 주의 깊게 적용하면 많은 것을 얻을 수 있다. 실제로 결과연구에는 특정 유형의 의학 지식, 즉 건강에 가장 가까운 결과의 특정 유형에 대한 지식과 더불어 광범위한 질문을 다루기 위한 연구 시도가 있다.

4. *질 개선.* 의료 서비스의 질을 개선하려는 의료 기관은 개입의 유형을 선택하기 위한 기반으로 자신들이 얼마나 잘하고 있는지 알아야 한다. 마찬가지로 그들의 질 개선 활동이 효과가 있는지 여부를 평가하기 위해 결과를 추적할 필요가 있다.

5. *마케팅.* 일부 기관은 경쟁 기관과 차별화하기 위한 기반으로 의료 질 정보를 사용해 왔다. 대부분의 소비자들에게 어떤 점이 매력적인지를 감안할 때, 이 결과 자료는 일반적으로 의료 서비스에 대한 만족도를 강조한다.

결과는 다양한 방식으로 표현될 수 있다. 일부 윤리학자와 경제학자들은 모든 생명이 평등하지 않다고 주장하면서 이 결정조차 복잡하게 만들려고 하지만, 아마도 가장 간단하고 직접적인 측정은 생존survival일 것이다. 경제학자들은 생존한 각 해에 가중치를 부여하는 기준으로 삶의 질 차원을 추가하는데, 이를 '질 보정 수명Quality Adjusted Life Years, QALY'이라고 부른다. 임상의는 사망이나 혈압과 같은 임상적 측정에 가장 익숙하다. 결과는 증상symptom이나 신체검사에서도 도출될 수 있다. 혈중 농도와 같은 간단한 검사의 결과이거나, 더 복잡한 생리학적 측정의 결과일 수도 있다. 또 다른 결과는 환자로부터 수집된 자료에 의존하는 것이다. 이 자료는 일반적으로 어떻게 그 질병을 경험했는지와 그것이 그들의 삶에 미친 영향을 반영하며, 이러한 결과에는 기능 측정과 정서 측정이 포함된다. 의료 서비스와 삶에 대한 만족은 이 결과들의 일부로 간주될 수 있다. 일반적으로 임상의는 환자가 보고하는 것보다 진단 검사 및 자신의 관찰에서 얻은 자료에 더 큰 믿음을 두지만, 이러한 편견은 적절하지 않을 수 있다. 실험실에서 실제로 건강을 측정할 수는 없다. 예를 들어, 순환장애가 있는 사람을 대상으로 엄지발가락에서 산소 포화도를 아는 것이 중요할 수 있지만 환자가 여전히 걸을 수 없다는 것을 아는 것이 더 중요하다. 환자에게서 얻은 정보는 기계에서 얻은 정보만큼 유효할 수 있다. 예를 들어, 환자의 인식에 기반한 측정 결과는 효소 활성enzymatic activity 수준을 반영하는 것으로 해석되는 비색 반응colorimetric reaction 결과에 대한 추론만큼 유효할 수 있다.

진료 결과를 직접 관찰하는 것은치료 과정에 집중하는 것과는 반대로 매우 타당하다. 그러나 결과를 사용하는 것은 목표로 했던 것보다 덜 만족스러울 수 있으며, 임상의는 다음과 같은 여러 가지 이유로 결과를 이용하는 데 어려움이 있다.

1. *공동 책임.* 진료 결과는 많은 요인에 기인할 수 있으며, 그중 일부만 임상의의 통제하에 있다. 결과가 한 개인만의 노력으로 만들어지는 경우는 드물다. 결과는 시스템 내에서 작업하는 많은 사람들의 협력과 조정에서 비롯된다. 시스템 오류는 적어도 개별 오류만큼 치명적이다*Berwick, 1989*. 안 좋은 일이 발생하여도 옳은 일을 했다고 말할 수 있다는 것이 훨씬 더 만족스러울 수 있다. 일부 연구에 따르면 의료 서비스는 인구의 전반적인 건강에 단지 제한적인 영향을 미치는 것으로 알려져 있는데, 그 수치가 10~25% 범위 수준에서 전반적인 건강에 영향을 미친다고 한다. 특정 환자에 대한 치료 효과의 크기가 더 크다고 가정하는 것이 합리적이지만, 다른 요인도 여전히 결과에 영향을 미칠 수 있다. 치료가 가지는 효과를 조사할 가치가 있도록 하기 위해 치료가 결과의 모든*또는 대부분의* 차이를 설명한다고 할 필요는 없다. 결과의 차이를 조금밖에 설명하지 못하는 개입도 성공적인 결과의 위험을 몇 배나 크게 변화시킬 수 있다.

2. *명확한 개선 활동의 부재.* 이론은 결과와 과정이 밀접하게 연결되어 있음을 시사하지만, 과정과 결과 사이의 관계는 종종 명확하지 않다. 따라서 결과가 좋지 않다고 해서 무언가를 반드시 다르게 수행해야 한다는 것을 나타내지는 않는다. 기껏해야 결과는 치료 과정에 대한 추가 정보를 파악

할 수 있는 지점을 연구자에게 제안할 수 있다. 의료 행위에 있어서 결과는 종종 스크리너*screeners, 작품 등을 미리 검토하는 것*로 가장 잘 제시된다. 제공된 모든 의료 서비스의 치료 과정을 검토하기 보다는, 결과가 좋지 않은 패턴을 통해 어떤 유형의 의료 서비스*또는 어떤 공급자*가 더 면밀한 조사가 필요한지를 시사할 수 있다.

3. ***자료 수집 노력.*** 결과 자료를 수집하려면 일반적으로 추가적인 노력 및 비용이 필요하다. 의무 기록 작성은 일관성이 없는 것으로 악명이 높다*Weed, 1968a, 1968b*. 진료에 있어서 판단과 정의가 매우 다양하므로 많은 정보가 기록된다. 예를 들어, "정상범위 내*within normal limits*"란 무엇을 의미하는가? 누락도 자주 발생한다. 의료 행위는 진료 결과에 대한 체계적인 정보를 일상적으로 수집하지 않는다. 기껏해야 임상의는 일반적으로 추가 진료를 위해 재방문하는 환자들만 알고 있다. 재방문하지 않는 사람들의 행로를 체계적으로 조사하는 경우는 드물지만, 이들이 가장 큰 관심의 결과일 수 있다. 결과에 영향을 미칠 수 있는 다른 변수에 대한 자료를 체계적으로 수집하는 임상의는 훨씬 드물다.

4. ***확신이 아닌 확률.*** 결과는 본질적으로 확률로 표현할 수 있다. 결과는 다양한 요인에 의해 영향을 받을 수 있으므로 단일 사례의 성공 여부만을 가지고 판단하려고 시도해서는 안 될 것이다. 반면에 결과는 합산되어 다루어져야 하며 성공률이 비교된다. 따라서 결과는 한 번의 시도에 의한 결과가 아닌 임상의의 경험을 반영한다.

5. ***집단 자료(group data)의 필요성.*** 결과는 집단 자료에 의존하기 때문에 분석할 사례들이 충분해야 한다. 많은 임상의의 경우 특정 질병에 대한 사례의 건수가 너무 적어서 분석할 자료를 신속하게 수집하기 어려울 수 있다. 이를 해결하기 위해 수년에 걸쳐 사례를 수집하거나 의사들의 집단을 분석 단위로 사용할 수 있다. 두 가지 전략 모두 단점이 있다.

6. ***오래된 자료.*** 결과 자료를 모으는 데에는 오랜 시간이 걸릴 수 있으며, 우선 사례를 축적해야 한다. 아울러 각 경우에 대해 결과가 분명해질 때까지 기다려야 한다. 따라서 사용 가능한 보고서가 담고 있는 치료 사례는 오래 전에 발생했을 수 있으며, 결과가 더 이상 최신의 상태가 아닐 수 있다.

이러한 모든 문제를 고려해 볼 때, 사람들이 실제로 결과를 다루기 보다는 결과에 대해 이야기만 하는 것은 그다지 이상한 일이 아니다. 아울러 의료가 현존하는 기존 이론들을 따르는 정도를 테스트하는 것이 훨씬 쉽다. 그러나 우리는 빠르게 역설에 빠지게 된다. 증거기반의학에 대한 모든 관심에도 불구하고 적절한 치료를 구성하는 것에 대한 우리의 신념은 여전히 확고한 증거보다는 신념에 기반을 두고 있다. 결과에 대한 이론을 지지하기 전에 주어진 접근 방식이 실제로 더 나은 결과를 가져올 수 있다는, 더 좋은 증거를 갖고 싶어 한다. 우리는 합의를 지혜와 혼동해서는 안 된다. 1800년대에 중반 부항요법cupping 및 침출leaching에 대한 합의 회의가 있었다면 어떤 일이 일어났을지 상상해 볼 수 있다. 이러한 관계를 명확히 한다는 것은 분석 과정에 필요한 것을 제공할 수 있는 자료 시스템을 보유하는 것을 시사한다.

결과 정보 수집에 이용 가능한 전략으로 세 가지를 꼽을 수 있다. (1) 모든 임상적 활동이 무작위 대조 시험의 대상이 될 수 있다. 반면, 가능한 모든 개입과 치료 및 환자의 모든 변이를 감안할 때 이것은 현실적인 전략은 아니다. (2) 일상적인 의료 행위는 체계적인 자료 수집 및 피드백을 통합하여 진료 결과를 추적할 수 있다. 개선된 정보 시스템과 효율성에 대한 우려와 함께 관리 의료의 부상은 이러한 노력의 촉매제가 될 수 있다. (3) 결과에 대한 자료를 체계적으로 수집하고 치료 과정과 연관시키는 기술적 지원하에 자료 수집 활동을 운영하기 위한 특별한 절차를 정할 수 있다대학 병원이 새로운 치료법을 테스트하기 위해 임상 시험을 수행하는 방식과 유사하다. 의료진은 의료질을 평가하기 위해 검증된 과정에 의존할 것이다.

첫 번째 전략은 무작위 대조 시험에 의존하는 반면, 후자의 두 전략은 일상적인 진료에서 얻은 자료를 사용한다. 본질적으로 선택 편향selection bias에 대한 두려움과 낮은 일반화 가능성 사이에 상충 관계가 있다.

우리가 알고 있는 것과 우리가 믿는 것 사이의 불일치를 인식한 의학은 난관에 봉착했다. 빠른 결과를 추구하는 한 연구진은 사용 가능한 최상의 정보를 기반으로 임상 진료 지침을 만들고, 나머지 부분은 전문가 의견으로 채우도록 추진했다. 그들은 이러한 전략이 최악의 경우 높은 수준을 가진 교과서에 맞먹는 결과를 낳을 것이라고 주장했다. 다른 진영에서는 경험적 증거에 기초하지 않은 임의의 규칙을 적용하는 것이 신념을 성문화成文化하는 것과 동일하다고 주장했다. 그들은 더 나은 과학적 기반이 개발될 때까지 자제하기를 촉구했다.

임상 진료 지침 작성에 대한 초기 경험을 통해 많은 의료 행위의 기초가 되는 과학적 기반이 약하다는 것을 확인했다Field & Lohr, 1992. 체계적인 결과연구는 상황에 대한 명백한 해결책을 제공할 수 있지만, 최선이 되는 연구 전략 선택은 여전히 의문으로 남아 있다.

의료 질에 대한 전통적인 관점은 의료 서비스를 제공하는 체계를 구조, 과정 및 결과로 나누어 사용한다Donabedian, 1966. 구조는 의료인의 교육 또는 의료 서비스가 제공되는 시설과 장비 같은 측면을 의미한다. 과정은 수행 활동을 의미하는데 예컨대 "올바른(적절한) 조치를 취했는가", "그 조치가 능숙하게 이루어졌는가"가 해당한다. 결과는 이러한 조치의 결과를 나타낸다. 이 세 가지 측면이 직접적으로 관련되어 있다는 가정은 있지만, 그 믿음은 종종 경험적으로 입증하기 어렵다. 이에 대한 한 가지 해명은 의학이 경험적 증거에 근거를 두지 않은 일련의 신념과 전통이라는 것이다. 또 다른 해석은 과정이 너무 복잡하거나, 너무 많은 요인에 영향을 받거나, 치료의 효과가 너무 미미하여 대부분의 연구, 특히 비실험적인 연구에서 쉽게 나타나지 않는다는 관점을 포함한다.

구조와 과정, 그리고 결과의 사이에서 관련성이 언제나 강한 것은 아니며, 결과연구의 타당도를 입증하려는 연구자는 구조와 과정의 관계로 관심을 돌릴 수 있다. 임상 진료 지침을 준수하는 사람들이 그렇지 않은 사람들보다 더 나은 결과를 달성하는지 평가함으로써 임상 진료 지침의 타당도를 평가할 수 있다. 결과가 효과적이라면, 더 나은 치료를 제공하기 위해 일부 외부 기준에 의해 판단되는 공급자들 사이에서 더 나은 결과를 찾을 수 있을 것으로 예상할 수 있다. 대학 병원에서 제공하는 의료 서비스가 지역 병원에서 제공하는 서비스보다 좋지 않다는 것은 무엇을 의미하는가? 한편으로 의료 서비스를 측정하는 도구가 예리하지 않을 수 있고, 반대로 예상하는 것에 비해 둘 사이의 차이가 작을 수 있다. 결과가 예상과 반대인 경우에는 분명히 우려할 만한 더 큰 원인이 있을 것이다. 기존의 이론과는 다르게 차이가 발견되지 못했다면, 관찰의 타당성이나 기존 언론에 대한 많은 의문이 제기될 수 있다. 역설적이게도 이 딜레마를 해결하기 위한 한 가지 방법은 임상 진료 지침에 따라 제공되는 치료의 결과와 임상 진료 지침 없이 제공되는 치료의 결과를 비교하여 임상 진료 지침을 검증하는 것이다.

결과연구 접근법

결과연구는 단순히 진료 결과에 대한 자료를 수집하는 것 이상을 필요로 한다. 이는 결과 정보 시스템의 관점에서 생각해야 한다. 결과 확인 및 위험 요인 보정risk adjustment을 위한 신중하고 완전한 자료 수집은 적절하게 관리되어야 한다.

진료 결과를 분석하기 위한 기본 모델은 무작위 대조 시험을 사용하든, 역학적 방법을 사용하든 동일하다. 이는 다음과 같이 요약할 수 있다.

결과 = *f*(기준 시점(baseline)의 상태, 환자의 임상적 특성(patient clinical characteristics), 환자의 인구 통계적/심리 사회적 특성(patient demographic/psychosocial characteristics), 치료(treatment), 환경(setting))

이 방정식은 진료 결과가 위험 요인기준 시점의 상태, 임상적 특성, 인구 통계적/심리 사회적 특성과 치료 특성치료 및 환경으로 분류될 수 있는 여러 요인의 결과임을 나타낸다.[2] 분석의 목표는 관련 변수의 효과를 통제한 후 관심이 되는 결과와 제공된 치료 간의 관계만을 분리하는 것이다. 이러한 과정은 종종 위험 요인 보정이라고 한다.

위험 요인 보정

환자의 기준 시점 상태는 매우 중요하다. 몇 가지 예외예: 성형수술 및 선택적 정형외과 수술를 제외하고 대부분의 치료는 치료가 필요한 에피소드episode 이전의 상태보다 환자의 상태를 개선하지 못한다. 따라서 실제로 수집해야 할 기준 상태 정보에는 두 가지 유형이 있다. (1) 치료 시작 시점의 상태: 치료 시작 이후 얼마나 많은 변화가 있었는지 보여 주는 데 사용할 수 있다. (2) 치료가 필요한 문제의 시작 전 상태: 개선 가능한 정도의 상한선을 정의한다. 기준 상태에 대한 정보는 기본적으로 나중에 결과를 평가하기 위해 수집될 정보와 일치한다.

환자의 임상적 특성은 많은 영역을 포함한다. 우리가 진단을 내리는 이유 중 하나는 환자를 특정 유형의 치료에 대한 필요성을 공유하는 집단으로 분류하거나 예상되는 치료 과정을 제안하는 것이다. 따라서 환자의 진단명을 파악하는 것은 결과 자료를 구축하는 데 핵심적인 역할을 한다. 많은 환자들이 동반질환을 하나 이상 가지고 있다. 분석 목적으로 하나의

---

2 위험 요인 용어는 매우 다양하게 사용되어 왔다. 어떤 사람들은 질병의 중증도와 바꿔서 사용했다. 또한, 어떤 사람들은 진료 결과에 영향을 미칠 수 있는 전체 요인들을 포함하는, 좀 더 일반적 의미로 사용했다(심지어 치료 포함). 이 책에서 저자는 결과에 영향을 미칠 수 있는 치료 이외의 요인들로 정의하고 사용했다.

진단명을 주요일차 진단명으로 식별하고, 다른 진단명을 조절 변수modifiers로 취급하는 것이 필요하다.[3]

진단은 다양한 예후를 시사하는 특성에 바탕을 두고 결과에 미치는 영향 측면에서 더욱 정교화될 수 있다. 이를 중증도severity 도구라고 한다. 중증도 외에도 문제의 지속 기간 및 이전 에피소드 이력과 같은 진단의 다른 영향 요인을 고려할 수 있다. 일반적으로 요인은 가능한 한 포괄적인 것이 더 안전하다. 임상의는 특히 비무작위 대조 시험을 불신하기 때문에 집단 간 가능한 모든 차이가 고려되었는지 확인할 필요가 있다. 불필요해 보이는 요소를 포함함으로써 연구자는 결국 결과에 대해 더 큰 수용을 얻을 수 있다. 특히 기존의 통념에 도전하는 분석을 제시하는 것보다 더 실망스러운 것은 청중들이 "예, 하지만 이것을 고려해 보셨나요?"와 같은 반응을 보이는 것이다. 포함 기준inclusion의 규칙이 연구 결과를 거부하는 반응에 대한 행운의 부적은 아니지만, 회피하는 데에는 도움이 될 수 있다. 물론 어느 시점에서는 불필요한 자료를 수집하는 비용이 아까워질 수 있다. 그렇기 때문에 합리적인 타협이 이루어져야 한다. 임상의 집단이 연구를 계획하는 데 관여한다면, 적어도 가장 중요해 보이는 요소를 다루어야 한다. 기타 임상 정보는 다른 유형의 위험 요인예: 독소 노출, 식이요법, 습관을 가지고 있을 수 있다.

추가적인 환자 정보에는 인구 통계적 및 심리 사회적 요인이 있다. 나이 및 성별과 같은 일부 명백한 요인은 정당화할 필요가 없는 것 같지만 신중하게 다루어야 한다. 각 변수의 예상 영향을 나타내는 개념적 모델conceptual model은 결과연구를 계획하는 데 있어 중요한 첫 번째 단계이다. 교육 및 사회적 지원과 같은 요인들은 더 미묘하게 영향을 미칠 수 있다. 특정 요인의 관련성은 분석 중인 질병에 따라 달라질 수 있다. 환자의 인지적

3 많은 진단명을 처리하는 것이 가능할 수도 있지만, 그 수가 증가하면 신속한 관리가 불가능해질 수 있다.

또는 정서적 상태와 같은 기타 심리 사회적 변수는 치료와 결과 간의 관계에 영향력을 줄 수 있다.

치료

환경은 치료가 제공되는 물리적 장소와 해당 기관을 모두 포함한다. 또한 제공되는 치료 철학과 같은, 다른 속성을 포함할 수 있다. 예를 들어, 연구자는 입원 환자와 외래 환자에게 동일하게 제공되는 기본적인 의료 서비스를 비교할 필요가 있다고 생각할 수 있다. 또는 유사한 치료 모델에 대한 위험 회피 수준 또는 인력 배치 수준을 다루고자 할 수도 있다. 한 기관은 환자가 스스로 가능한 한 많은 일을 하도록 장려하는 철학을 가지고 있는 반면, 다른 기관은 환자의 기본적 활동 수행을 도와주기 위한 서비스만을 제공하려 할 수 있다.

가장 기본적인 수준에서 치료는 단순히 대략적인 유형을 지칭할 수 있다예: 내과적 치료가 수술보다 더 효과적일까?. 심지어 병원 또는 의사들이 제공하는 치료에 대한 단순 비교를 할 수도 있다. 치료 효과를 측정하려면 먼저 치료에 대한 명확하고 유용한 분류가 필요하다. 놀랍게도 이러한 체계에 대한 작업은 거의 이루어지지 않았다. 처방약과 같은 공식적인 치료뿐만 아니라 처방전 없이 살 수 있는 약에 대해서도 생각할 필요가 있다. 치료의 정의는 임상 환경에서 수행되는 작업에 국한되지 않을지도 모른다. 비공식적 치료가 상당한 역할을 할 수 있다. 어떤 경우에는 치료가 여러 장소로 확장될 수도 있다. 예를 들어, 이전에 병원에서 제공되었던 치료의 많은 부분이 현재는 요양원nursing home과 심지어 가정에서도 제공되고 있다.

치료 행위를 분류하는 간단한 모델은 약물 요법에서 찾아볼 수 있는데, 여기서 약물 요법은 약품 유형, 복용량, 지속 기간 및 시간 같은 구성개념constructs으로 세분화될 수 있다. 비슷한 접근법이 수술 같은 다른 치료에도 적용될 수 있다. 다른 유형의 분석에서는 서로 다른 사람에 의해 제공된 동일한 치료가 다른 결과를 초래하는지 여부를 확인할 수 있다. 이 지점에서 관심 사항은 개인이 보유한 기술이 된다.

치료는 도나베디안의 진료 과정과 직접 관련이 있는데, 이는 (1) 올바르고 적절한 일을 하는 것과 (2) 잘하는 것, 두 가지 측면으로 구성되어 있다고 할 수 있다1966;1988. 결과연구의 목표는 결과에 영향을 미치는 다른 요인의 영향에서 치료 효과를 분리하여, 주어진 상황에 적절한 치료를 규정하는 것이다. 적절성appropriateness에 비해 결과를 사용하여 치료 기술을 다루는 것이 더 어렵지만, 결국 이것이 유일한 실질적인 방법이다. 비록 어떤 사람들은 직접적인 분석 방법을 사용하여 기술의 구성 요소components를 알아내려고 할 수 있지만, 이러한 전략은 기술과 적절성을 쉽게 구분하지 못한다. 보다 정확한 접근 방식은 먼저 주어진 문제또는 환자 집단에 대해 최상의또는 최소한 허용 가능한 수준의 결과를 만들어 내는 치료 유형을 확인하는 것이다. 그런 다음, 공급자 간의 차이점을 찾기 위해 적절한 치료가 제공된 사례를 검토하는데, 이때 동일한 연역적 분석방식을 적용할 수 있다. 이러한 차이가 발견되면 기술의 차이를 반영한다고 볼 수 있다.

연구 설계 유형

연구 설계와 결과연구 간의 관계에 대한 상당한 혼란이 있다. 이 주제는 2장에서 자세히 설명한다. 임상 연구는 무작위 대조 시험의 신전에서 숭배된다. 무작위 대조 시험과 잘 수행된 전향적 관찰 연구의 기본적인 차이점은 환자 할당이다. 무작위 대조 시험에서 할당은 의사 또는 환자의 통제하에 있지 않다. 무작위 대조 시험은 일반적인 임상 과학clinical science에서 최상위에 있지만 나름대로 한계가 있다. 이름에서 알 수 있듯이 무작위 대조 시험에서 대상자는 무작위로 추출되고 통제된다. 실험군과 대조군임상의 또는 환자에 의해 영향을 받지 받지 않음. 그리고 표준화된 치료에 무작위 배정 방식을 활용한다. 그러나 이와 같은 연구의 수행은 환자 모집단을 대표할 수 있는 표본을 기반으로 수행하는 경우는 드물다. 실제로 대부분의 무작위 대조 시험에는 포함과 제외에 대한 엄격한 기준이 있다. 무작위 대조 시험은 일반적으로 엄격하게 통제된 조건하에서 전문 기관에 의해 수행된다. 아울러 이름에서 알 수 있듯이 치료를 표준화하는 데 많은 노력을 기울인다. 이러한 조건의 결과로 무작위 대조 시험 결과가 실제 현실에서 일반화될 수 있는지에 대한 질문이 자주 제기된다. 대조적으로, 소위 준실험적또는 관찰적 또는 역학적 설계는 실제 진료현장에서 일어나는 일을 반영하여 누가 어떤 종류의 치료를 받는 지에 따라 잠재적인 자이가 있는 일반적 지표또는 의료 질 분포의 상단에 있는에 의존한다. 결과적으로 환자를 실험군에 무작위로 배정하는 것 보다는 임상의및 환자가 적극적인 역할을 하는 것이다. 본질적으로, 결과를 일반화하는 능력과 잠재적인 선택 편향 간에 균형을 맞추는 것이다Heckman, 2008. 종종 복잡한 통계 분석 방법이 선택 편향에 대응하기 위해 사용되기도 한다Stukel et al., 2007.

의학은 필요에 맞는 치료 방법을 선택하는 것에 달려 있다. 과학적 연구의 관점에서 본 진짜 질문은 관찰되지 않은 요인이 치료 선택에 영향을 미칠 수 있는가 하는 것이다. 무작위 할당은 이러한 위험을 제거한다. 그렇지만 이것이 실험군과 대조군이 반드시 동등하다는 것을 의미하지는 않는다우연한 차이가 가능함. 오히려 이러한 차이가 체계적이지 않다는 것을 뜻한다즉, 편향을 반영하지 않음. 관찰 방법을 사용하는 사람들은 실험군과 대조군의 비교 가능성을 입증해야 한다는 큰 압박을 받는다. 측정된 모든 변수를 조사하더라도 측정되지 않은 변수의 체계적인 차이가 있을 가능성은 항상 남아 있다.

실험군 또는 대조군에 대상자를 무작위로 할당하는 능력은 타의 추종을 불허할 정도의 높은 과학적 기운을 내뿜는다.[4] 실제로 치료 또는 치료하지 않기로또는 어떻게 치료할지 하는 결정이 외부 요인에 의해 결정될 때마다 편향에 대한 심각한 질문이 발생할 수 있다. 무작위 할당이 이루어지지 않은 연구 결과를 검토하는 사람들은 잠재적인 위험 요소가 파악되고 다루어졌다는 것을 재확신할 필요가 있다. 그럼에도 불구하고 실험군과 대조군이 완전히 비교 가능하지 않다는 우려가 남아 있으며, 따라서 발견된 차이가 알려지지 않은 요인 때문일 가능성이 있다. 이 문제를 해결하기 위해 여러 통계적 방법들이 개발되었지만, 분야에 따라 이러한 노력의 결과를 받아들이는 수준은 다르다. 대개 통계를 잘 모르는 임상의는 실험군과 대조군이 비슷하다는 많은 확신이 필요하다.

최근 몇 년 동안, 생물 통계학자들은 관찰 연구에서 임상의에게 더 많은 확신을 제공하는 방법으로 성향점수매칭을 추천했다D'Agostino, 1998. 본질적으로 성향점수매칭은 주어진 서비스를 사용하거나 사용하지 않은 것과 관련 있을 수 있는 변수를 식별한다. 이러한 측정 변수에 기반하여 임상적으로 동일한 위험 수준을 가진 하위 집단이 생성되며, 각 하위 집단 간에 결과가 비교된다. 일부 연구자들, 특히 경제학자들은 여전히 측정되지 않은 변수에 대해 우려하고 있으며, 이에 이를 통제하기 위한 방법을 개발했다. 그 중 가장 일반적인 것 가운데 하나는 도구 변수의 사용이다IVs; Angrist, Imbens, & Rubin, 1996; Heckman, 1979; Lee, 1994. 이는 치료와 통계적으로 연관되지만 결과와는 관련이 없는 변수다. 이 도구 변수를 사용함으로써 연구자는 아마도 측정되지 않은 효과를 통제할 수 있다. 문제는 연구 주제에 맞는 도구 변수를 찾는 데 있다. 대부분의 경우 치료를 받는 것과 관련이 있으나 그

4 무작위 할당은 편향에 대한 절대적인 보호를 제공하지 않는다. 그것은 단순히 그러한 편향이 발생할 가능성을 감소시킨다. 이러한 편향을 파악하기 위해 실험군 및 대조군의 특성을 조사하고, 표본의 한 부분이 다른 부분보다 처리 효과가 더 클 수 있는 하위 집단 분석의 결과를 고려하는 것은 여전히 중요하다.

결과와 관련이 없는 변수를 식별하기가 어렵다. 가장 일반적인 도구 변수는 치료에 대한 접근성의 측정이다. 선택 편향에 대처하기 위한, 앞서 제시된 두 가지 접근 방식은 서로 다른 결과를 산출할 수 있다Stukel et al., 2007.

무작위 대조 시험은 잘못된 확신을 조장할 수 있으며, 높은 수준의 과학적 타당성을 항상 보장하지 않는다. 예를 들어, 탈락attrition 문제는 새로운 편향의 원인이 될 수 있다. CONSORTConsolidated Standards of Reporting Trials와 같은 무작위 대조 시험의 수행 및 보고에 대한 표준은 질적으로 더 높은 수준의 연구를 촉진한다Begg et al., 1996.

무작위 대조 시험에는 실질적인 한계가 있다. 일반적으로 무작위 대조 시험은 포함 기준을 설정하기 위해 설계에 세심한 주의가 필요하다. 무작위 대조 시험은 복잡하고 수행하기 어렵기 때문에 일반적으로 엄격하게 규정된 환자군으로 제한된다. 종종 연구자들은 대상자들이 어떻게 뽑히는 지에 대해 적극적으로 고민하지 않고 두 집단의 특성을 균등하게 하려는 무작위 할당에 의존한다. 결과적으로 무작위 시험은 종종 내적 타당도비교의 엄격성와 외적 타당도일반화 가능성를 맞바꾸는 경우가 있다. 따라서 무작위 확률 추출은 일부 사람들이 생각하는 보호막을 제공하지 않는다. 집단이 더 비교 가능하더라도이러한 분포가 무작위 할당에 의해 보장되지 않더라도, 관련 분석은 여전히 하위 집단 내의 자료에 대한 조사가 필요할 수 있다. 치료 과정과 결과를 연결하는 데 필요한 경험적 자료의 전부 또는 많은 부분에 대해 무작위 대조 시험에만 전적으로 의존하는 것은 현실적이지 않아 보인다.

무작위 대조 시험만이 효능efficacy의 실제 증거를 제공할 수 있다고 주장하는 사람들이 있다. 관찰 자료를 이용한 역학적 모델로는 발견된 두 집단의 차이가 관찰되지 않은 요인 때문이 아니라는 것을 절대적으로 확신할 수 없다. 무작위 할당은 강력한 도구이다. 그러나 특히 치료의 효과즉, 진료 현장에서 실제로 어떻게 작동하는지에 대한 조사와 관련된 한계와 더불어, 한편으로는 투입 자원의 문제로 인해 역학적관찰적 연구가 필연적으로 중요한 역할을 할 수밖에 없다. 다만 이 후자의 연구가 그 한계들을 최소화하도록 신중하게 설계하는 것이 중요하다Shadish, Cook, & Campbell, 2002. 2장에서는 접근 방식에 대한 자세한 설명을 제공한다.

실제로 두 가지 접근 방식 모두 어느 정도의 추정extrapolation과 추론inference이 필요하다. 무작위 대조 시험은 광범위한 참가자 선택 및 임상 행위에 대한 개입을 기반으로 한 결과들을 추정하기 위해 많은 추론을 필요로 한다. 역학적 접근법은 분석에서 상당한 양의 추론이 필요하지만 관련 변수의 대부분이 이미 다루어졌기 때문에 현장에 대한 적용이 훨씬 용이하다.

역학적 접근법은 본질적으로 현재의 진료 활동에서 수집된 자료에 의존하는 자연주의적 기술이기 때문에 다른 형태의 치료를 받는 사람들과의 비교 가능성에 대한 의문이 제기될 것이다. 실험군에 대한 할당은 우연에 근거하지 않는다. 명백하고 세밀한 요인에 따라 누가 어떤 치료를 받을지 결정된다. 입증의 책임은 연구자에게 있다. 사실 어떠한 증거도 비교 가능성을 절대적으로 보장할 수는 없지만, 실제 진료 현장에서 생성되고 신중하게 분석된 정보를 사용함으로써 많은 정보적 이득을 얻을 수 있다.

임상 정보 사용에 있어 훨씬 더 중요한 문제는 정보의 질이다. 연구자들은 임상 자료가 체계적으로 또는 상세히 기록되지 않는다는 것을 빠르게 인식했다. 환자 자료는 환자가 의료 기관을 방문할 때 기록되며, 체계적인 환자의 추적 조사follow-up는 수행되지 않는다. 기록된 정보의 대부분은 특정 징후signs와 증상의 존재를 포착하는 것보다 임상의의 요약된 생각으로 나타난다. 두 명의 임상의가 동일한 명칭을 사용하더라도 매우 다른 정보를 기록할 수 있다. 결과연구를 수행하려는 연구자는 각 단계에서 정보의 질에 주의를 기울이는 전향적 자료 수집 및 정밀한 단계를 포함하도록 연구를 계획해야 한다. 대부분의 우수한 관찰 연구에는 다양한 측면즉 환자 구성, 치료 및 결과에 대한 표준화되고 체계적인 자료 수집이 포함된 전향적 설계가 필요하다.

결과 측정

결과는 다양한 형태로 나타난다. 결과를 측정하는 도구의 선택은 측정 대상과 그 이유에 대한 명확한 근거를 기반으로 해야 한다. 측정 도구는 일반적generic이거나 질병 특이적condition-specific일 수 있다. 일반적 측정 도구는 정책 이슈를 검토하거나 건강 상태 또는 삶의 질 측면에 대한 치료의 최종 효과를 반영하는 데 유용하며, 다양한 질병에 대한 치료법을 비교하는 데 사용할 수 있다.

많은 의료 서비스가 특정 징후와 증상에 영향을 미칠 수 있지만 삶의 넓은 영역에는 큰 영향을 미치지 않을 수 있기 때문에 대부분의 임상의는 치료의 제한된 효과를 보는 데 익숙하다. 의료가 특정 개입과 더 밀접하게 연관되어 있으므로 일반적으로 질병-특이적 측정 도구를 분석하는 것이 더 만족스러울 수 있다. 비록 일부 측정 도구는 하나 이상의 질병에 대해 유용하다고 입증될 수 있지만, 이름에서 알 수 있듯이 질병-특이적 결과는 치료 중인 질병에 따라 달라질 수 있다.

일반적 측정 도구는 더 큰 구성 개념을 포함하며, 따라서 특정 치료 사례에 대한 인과 관계를 추정하기에 좀 더 어려울 수 있다. 일반적 측정 도구는 다양한 부문예: 자기 관리, 사회 활동, 정서적 상태의 기능 측정, 제공된 의료 서비스에 대한 만족도, 의료 서비스의 제공 방식, 그리고 제공 환경을 포함할 수 있다. 의료 질에 대한 의견을 진료 결과에 대한 감정으로부터 분리하는 일이 항상 쉬운 것은 아니다. 어떤 사람은 결과가 실망스럽더라도 임상의가 최선을 다했다는 것에 만족할 수 있지만, 결과가 좋을 때 환자는 더 만족해 할 가능성이 높다.

일반적 및 질병-특이적 측정 도구는 일종의 요약된 측정 도구summary measure를 만들기 위해 종종 통합되어야 하지만, 그 통합과정은 복잡하다. 합산된 점수를 생성하기 위해 단순히 원시 점수를 합산하려는 강한 유혹이 있지만 그러한 방법은 피해야 한다. 가장 간단한 방법에서는 구성 요소들에 동일한 가중치를 부여하는 것을 의미하지만, 이 또한 일반적으로 좋은 방법이라고 할 수 없다. 더 나쁜 것은 답변이 작성되는 방식의 차이 때문에 구성 요소가 다른 가중치를 가질 수 있다는 점이다. 예를 들어, 5개 범주의 응답에서는 1부터 5까지의 점수를 받을 수 있지만, 이분형 응답은 점수가 0 또는 1이 될 수 있다. 이때 첫 번째 척도에서의 5가 두 번째 척도에서의 1보다 더 중요하다고 의심할 만한 이유는 없다. 응답이 명백한 순서인 경우에도 5의 응답은 1의 응답보다 반드시 5배 더 많다고 할 수 없다.

요약된 측정 도구의 구성 요소에 적절한 가중치를 부여하는 방법을 결정하는 것은 매우 중요한 작업이 될 수 있다. 일반적으로 각 구성 요소에 부여된 값을 정규화하기 위한 기준으로 사용할 구성 개념들이 필요하다. 정교함과 구현의 용이성 측면에서일반적으로 반비례적 구성 요소의 가중치를 얻기 위해 다양한 방법들이 적용될 수 있다. 결과 산출에서 이러한 값은 일반적으로 효용 가중치utility weights라고 한다. 때때로 가중치들은 명백한 개념과 직접적으로 관련되어 있으며, 때로는 관찰된 행동으로부터 추론된다.

측정 과학은 먼 길을 걸어왔다. 결과의 측정 도구가 연구자들에게 인정받기 위해서는 일련의 테스트를 통과해야 한다. 유용한 도구인지를 나타내는 세가지 기준은 첫째, 신뢰도가 높고즉, 동일한 결과를 일관되게 산출할 것, 둘째, 타당도가 있으며즉, 목표로 하는 것을 측정, 셋째, 반응성이다즉, 의미 있는 변화의 증가를 감지할 수 있다; Guyatt, Deyo, Charlson, Levine, & Mitchell, 1989.

일부 측정 도구들은 광범위하게 연구되었지만, 어떤 측정 도구들은 그렇지 않다. 측정 도구들이 모든 상황에 사용될 수 있는 경우는 거의 없다. 결과 연구자는 실제 측정 도구의 내용과 의도하는 상황에 대해 측정 도구의 적용 가능성을 평가해야 한다. 예를 들어, 몇몇 측정 도구들은 일부 집단에서는 잘 작동하지만 다른 집단에서는 제대로 작동하지 않는다. 그 측정 도구들은 전체 성과의 변동폭에서 제한된 부분만 반영하거나, 기능의 일부 측면을 다른 측면보다 더 잘 구별할 수 있다.

개념적 모델링

결과연구에는 다섯 가지 핵심 단계가 있다. 비록 이러한 단계들이 순차적으로 수행되지만, 단계들은 보기만큼 독립적이지 않다. 실제로 대부분의 연구 설계 작업은 설계 이슈를 기반으로 질문들을 조정하고, 자료 이슈를 기반으로 모델을 조정하는 반복적인 순환 과정을 수행한다. 이후 단계를 더 명확하게 설명하려면 이전 단계를 수정해야 하며, 결국 제시된 모델은 내부적으로 일관성이 있어야 한다. 각 단계는 반드시 표시되어야 하며, 서로 연계성이 있어야 한다. 다섯 단계는 다음과 같다.

1. 연구 가능한 질문을 정의한다.
2. 개념적 모델을 개발한다.
3. 문헌 고찰을 수행한다.
4. 변수를 조작화한다.
5. 연구 계획을 작성한다.

1. *연구 가능한 질문을 정의한다.* 대부분의 경우 연구 질문은 잠재적 모델보다 우선시되지만, 반드시 그런 것은 아니다. 연구 가능한 질문을 하는 것은 단순히 질문을 제시하는 것보다 훨씬 어렵다. 연구 가능한 질문은 직접적인 방법으로 답변할 수 있어야 하며, 철학적 명제가 아니다. 아울러 진료의 전후 배경과 함께 누구에게 어떤 조치를 취했는지에 대한 명확한 설명이 있어야 한다. 질문의 완결성과 명확성에 대한 검증은 종종 개념적 모델에서 비롯된다. 모델이 다듬어진 후에는 질문의 수정이 빈번하게 일어날 것이다.
2. *개념적 모델을 개발한다.* 결과연구 개발의 중요한 단계는 개념적 모델을 만드는 것이다. 이 요구는 성공적인 결과연구에서 핵심이기 때문에 이 책에서 자주 강조된다. 본질적으로 개념적 모델은 결과를 발생시킨다고 여겨지는 것을 나타낸다. 이것은 중요한 경로와 이러한 경로에 영향을 미칠 가능성이 있는 요인들을 식별한다. 앞서 설명한 기본 결과 방정식의 다양한 구성 요소를 나타내기 위해 선택된 변수가 현재 진행 중인 연구와 관련이 있는지 파악해야 한다. 연구 대상이 되는 결과와 관계가 있는 변수와 더불어 변수들 간의 관계를 명시해야 한다.
3. *문헌 고찰을 수행한다.* 개념적 모델은 일반적으로 문헌 고찰의 결과이지만 항상 그런 것은 아니다. 때로는 그 반대일 수 있으며, 모델을 염두에 두고 시작하되 문헌 고찰 내용을 고려하여 구체화한다. 이 프로세스의 모든 단계와 마찬가지로 실제 과정은 일반적으로 순환적이다. 문헌 고찰에는 체계적 문헌 고찰*systematic review*과 옹호 문헌 고찰*advocacy review*의 두 가지 유형이 있다. 이상적으로 모든 결과연구는 해당 주제에 대한 현재의 지식 상태를 식별하는 문헌에 대한 체계적인 검토가 선행되어야 한다. 이러한 체계적인 검토를 위해 상세한 방법이 개발되었다*Agency for Healthcare Research and Quality, 2002; Juni, Altman, & Egger, 2001*.

   대부분의 연구 제안서*그리고 대부분의 논문*는 독자를 미리 결정된 결론*즉, 제안된 연구 또는 보고서의 필요성 및 실현 가능성*으로 이끄는 다양한 전략을 사용한다. "옹호"라고 할 수 있는 이러한 유형의 검토는 결론을 염두에 두고 설계됐다. 반면, 체계적 문헌 고찰은 중립적인 상태에서 시작하여 파악된 내용으로 결과를 판단한다.

   옹호 문헌 고찰을 작성하기 위해서는 기술이 필요하다. 결국에는 자신이 어디에서 끝내고 싶은지 알고 있으므로 당신 스스로 가장 설득력 있는 주장을 만들고 싶겠지만, 중요한 정보를 생략할 수는 없다*특히, 당신의 결과물을 검토하는 사람이 해당 정보를 작성했을 수도 있다*. 그런 다음에는 지금까지 수행된 작업과 더불어 현재까지 수행된 작업에 있어서 한계가 무엇인지 보여 주는 것이 과제이다. 한계점을 제시 할 때마다 앞으로 연구가 이것을 어떻게 해결할 것인지 제시해야 한다. 여러분은 또한 어떤 주제나 맥락에 대한 이전의 연구가 여러분이 제안하는 것과 유사한 방법을 사용했기 때문에 자신이 사용하려는 방법론이 강건하다는 것을 보여주고자 할 것이다.

4. *변수를 조작화한다.* 일단 연구에서 사용할 개념들이 정의되면 조작적 정의를 내릴 수 있으며 각각의 개념은 하나나 그 이상의 변수를 이용하여 구체화할 수 있다. 모델 설계와 변수의 구체적 내용은 연구 설계의 두 가지 주요 구성 요소를 나타낸다. 다시 말하면, 이 두 요소는 상호 영향을 미시는 관계에 있으며, 하나에서 나타난 변화가 다른 하나에 영향을 끼칠 수 있다. 한편, 변수를 제시하는 가장 좋은 방법은 각 변수의 출처와 형식을 나타내는 변수 표를 사용하는 것이다. 변수의 형식은 분석 계획에 영향을 미친다. 표 1-1은 울혈성 심부전 사례에 포함된 요소들로 구성된 모델이다.

   결과연구에서 흔히 볼 수 있는 격언은 측정할 수 없는 것은 존재하지 않는다는 것이다. 이 말은 어떤 의미에서는 매력적이다. 우리는 복잡한 속성을 측정 가능한 것으로 변환할 수 있어야 하는데, 이를 통해 속성에 대한 연구 및 프로그램 간 비교를 할 수 있기 때문이다. 하지만 연구자는 신중하게 측정에 임해야 할 것이다. 측정에는 왜곡이 포함되기도 하는데, 이는 이러한 과정이 본질적으로 추상적 과정이고, 그 과정에서 무언가가 불가피하게 손실되기 때문이다.

5. *연구 계획을 작성한다.* 마지막 핵심 요소는 연구 계획으로, *(1)* 자료 수집 방법*또는 2차 자료인 경우, 사용 가능한 자료가 무엇인지*, *(2)* 분석 계획의 두 가지 기본 요소로 구성된다.[5] 개념적 모델은 분석을 위한 일반적인 체계를 제공하지만, 세부 사항은 주로 변수의 특성 같은 여러 요인에 따라 달라진다. 일반적으로 각 연구 질문에 대한 분석 계획이 있어야 한다. 연구자가 연구 설계의

5 이 책은 비실험적 연구를 위한 분석 방법의 복잡성에 대한 논의를 시도하지 않는다. 연구자는 결과 분석을 수행하기 전에 방법론자 및/또는 통계학자와의 상담이 필요할 수 있다.

의미에 대해 고민했음을 보여 주기에 충분한 세부 정보를 제공해야 한다. 분석 계획의 중요한 요소는 검정력 추정치*power estimate*이다. 사용하고자 하는 자료가 실제 차이가 있는 경우 이를 감지하기에 충분하다는 것을 보여 주는 것이 중요하다. 마찬가지로 유사 실험 설계에서 선택 편향을 처리하기 위한 계획을 다룰 필요가 있다.

표 1-1 모델 변수들

요소	정의	출처	형식
종속 변수			
심박출량	박출률	의무 기록	연속형
증상	호흡곤란 부종	환자 인터뷰	순서형
신체 기능	도구적 일상생활수행 능력, 일상생활 수행 능력	환자 인터뷰	연속형
합병증	폐렴	의무 기록	이분형
삶의 질	삶의 질 점수 SF-36	환자 인터뷰	연속형
실직/취업	고용 상태	환자 인터뷰	이분형
독립 변수			
중증도	New York Heart Classification	의무 기록	연속형
기간	발병 후 개월 수	의무 기록	연속형
병인	심장병 유형	의무 기록	범주형
동반상병	진단명	의무 기록	범주형
연령		의무 기록	연속형

일상생활 수행 능력: Activities of Daily Livings (ADLs), 도구적 일상생활 수행 능력: Instrumental Activities of Daily Livings (IADLs)

역학적 접근 방법에 의존하는 대부분의 분석은 다변량 분석 방법을 사용할 것이며, 회귀 모델의 다양한 변형이 사용될 가능성이 높다. 다변량 회귀 분석은 개입 변수의 영향을 고려할 수 있지만 비무작위 할당으로 인해 실험군과 대조군의 비교 가능성에 대한 의문이 제기될 수 있다. 조사된 변수를 기준으로 매우 유사해 보이는 집단조차도 일부 다른 매개 변수에 따라 크게 다를 수 있다. 일부 연구자들은 소위 선택 편향을 다루기 위한 통계 모델을 제안했다. 이러한 선택 편향과 관련된 오차를 식별하고 처리하기 위한 분석방법도 개발되었다[3장]. 이러한 방법들은 결과와는 관련이 없는 반면, 치료와 관련이 있는 요소를 사용한다.

회귀 분석의 결과를 해석하는 것은 복잡할 수 있다. 근본적으로 주요 질문은 다른 요인의 영향을 통제하였을 때 가장 큰 관심인 독립 변수[일반적으로 치료]가 종속 변수[즉, 결과]와 유의한 관련이 있는지 여부다. 이 관계는 (1) 위험 요인의 변화가 종속 변수에 영향을 미치는 정도[예: 오즈비], 그리고 (2) 모델을 설명하는 회귀 모델 능력의 두 가지 방식으로 분석될 수 있다. 모델 전체의 분산을 거의 설명하지 않는 회귀 모델에서 종속 변수와 매우 유의하게 관련되는 것은 가능하다. 반대로 분산을 설명하는 것은 독립 변수와 종속 변수 사이의 관계를 평가하는 것은 아니다. 역학적 측면에서 회귀 모델이 가지는 계수의 크기와 강도는 관계의 검정력을 반영하는 반면, 설명된 분산의 양은 전체 모델의 설명력을 나타낸다. 변수 간에 통계적으로 유의한 관계를 가질 수 있지만 여전히 종속 변수가 가지는 전체 분산의 많은 부분을 설명하지 못할 수 있다. 결과는 많은 것에 영향을 받을 수 있지만, 그 모든 것을 측정할 수 있는 것은 아니다. 결과적으로 연구에 포함된 변수들 간의 관계가 통계학적으로 의미 있을 수 있지만, 많은 분석 모델들이 분산의 큰 비율을 설명하지 못할 수 있다. 치료와 그 효과 사이에 명확한 관계를 수립하는 것은 그 관계가 효과의 전부 또는 대부분을 차지하지 않을 때에도 중요하다. 치료 방법이 설정된 환자군의 결과에 치료가 어떻게 영향을 미치는지에 대해 명확히 이해하는 것은 적절한 치료를 구성하는 것에 대한 의미있는 진료 지침의 토대가 될 수 있다.

이 책의 구성

이 소개 섹션의 다음 3개 장chapter에서는 결과연구에서 중요한 설계 문제를 다룬다. 2장과 3장은 연구 설계 문제를, 4장은 측정 원리를 다룬다. 이어지는 섹션5장~8장은 기본적인 결과 모델의 의미를 논의하기 위해 구성된다. 여기서는 모델의 각 구성 요소에서 고려해야 할 이슈를 식별하고, 유용하다고 입증될 수 있는 몇 가지 측정 도구가 제안되고, 논의된다사용에 대한 주의 사항과 함께. 아울러 일반적 측정 도구, 질병-특이적 측정 도구 및 만족도를 포함한 결과 측정을 다룬다. 세 번째 섹션9장~11장에서는 질병의 중증도, 동반질환, 인구 통계적 및 심리 사회적 특성을 포함한 위험 요인 보정 방법에 대해 다룬다. 또한 치료에 대해 논의하며, 핵심 구성 요소에 대한 분류법을 제안한다. 마지막 3개의 장12장~14장에서는 결과연구의 수행에 있어 몇 가지 중요한 문제를 다룬다. 비용-효과성 연구는 결과연구에서 관심이 증가하고 있는 분야이다. 그 다음 장에서는 임상 환경에서 연구를 수행하는 데 있어 몇 가지 실용적인 이슈를 다룬다. 그런 다음 결과연구를 시작하려는 사람들을 위한 제안 사항을 제공한다. 이 책의 내용은 주로 초보자를 위한 것이지만, 경험이 더 많은 연구자들도 책으로부터 유용한 통찰력을 얻을 수 있기를 바란다.

REFERENCES

Agency for Healthcare Research and Quality. (2002). *Systems to rate the strength of scientific evidence* (No. 47). Available at: www.ahrq.gov/clinic/epcsums/strengthsum.htm. Accessed March 31, 2010.

Angrist, J. D., Imbens, G. W., & Rubin, D. B. (1996). Identification of causal effects using instrumental variables. *Journal of the American Statistical Association*, 91(434), 444–472.

Begg, C., Cho, M., Eastwood, S., Horton, R., Moher, D., Olkin, I., . . .Stroup, D. F. (1996). Improving the quality of reporting of randomized controlled trials: The CONSORT statement. *JAMA*, 276, 637–649.

Berwick, D. M. (1989). Continuous improvement as an ideal in health care. *New England Journal of Medicine*, 320(1), 53–56.

D'Agostino, R. B. , Jr. (1998). Propensity score methods for bias reduction in the comparison of a treatment to a non-randomized control group. *Statistics in Medicine*, 17, 2265–2281.

Donabedian, A. (1966). Evaluating the quality of medical care. *Milbank Memorial Fund Quarterly*, 44(3), 166–206.

Donabedian, A. (1988). The quality of care: How can it be assessed? *JAMA*, 260, 1743–1748.

Field, M., & Lohr, K. (Eds.). (1992). *Guidelines for clinical practice: From development to use*. Washington, DC: National Academy Press.

Fisher, E. S., Wennberg, D. E., Stukel, T. A., Gottlieb, D. J., Lucas, F. L. , & Pinder, E. L. (2003). The implications of regional variations in Medicare spending. Part 2: Health outcomes and satisfaction with care. *Annals of Internal Medicine*, 138(4), 288–298.

Glickman, S. W., Ou, F.-S., DeLong, E. R., Roe, M. T., Lytle, B. L., Mulgund, J., . . .Peterson, E. D. (2007). Pay for performance, quality of care, and outcomes in acute myocardial infarction. *JAMA*, 297(11), 2373–2380.

Guyatt, G. H., Deyo, R. A., Charlson, M., Levine, M. N., & Mitchell, A. (1989). Responsiveness and validity in health status measurement: A clarification. *Journal of Clinical Epidemiology*, 42(5), 403–408.

Heckman, J. (1979). Sample selection bias as a specification error. *Econometrica*, 47, 153–161.

Heckman, J. J. (2008). Econometric causality. *International Statistical Review*, 76(1), 1–27.

Hibbard, J. H., & Jewett, J. J. (1997). Will quality report cards help consumers? *Health Affairs*, 16(3), 218–228.

Hibbard, J. H., Peters, E., Dixon, A., & Tusler, M. (2007). Consumer competencies and the use of comparative quality information: It isn't just about literacy. *Medical Care Research Review*, 64(4), 37.9–394.

Juni, P., Altman, D. G., & Egger, M. (2001). Systematic reviews in health care: Assessing the quality of controlled clinical trials. *British Medical Journal*, 323, 42–46.

Kohn, L. T., Corrigan, J. M., & Donaldson, M. S. (Eds.). (2000). *To err is human: Building a safer health system*. Washington, DC: National Academy Press.

Lee, L. F. (1994). Semiparametric instrumental variable estimation of simultaneous equation sample selection models. *Journal of Econometrics*, 63(2), 341–388.

Lindenauer, P. K., Remus, D., Roman, S., Rothberg, M. B., Benjamin, E. M., Ma, A., & Bratzler, D. W. (2007). Public reporting and pay for performance in hospital quality improvement. *New England Journal of Medicine*, 356(5), 486–496.

Rosenthal, M. B., Landon, B. E., Normand, S.–L. T., Frank, R. G., & Epstein, A. M. (2006). Pay for performance in commercial HMOs. *New England Journal of* Medicine, 355C8), 1895–1902.

Sackett, D. L., Richardson, W. S., Rosenberg, W. M. C., & Haynes, R. B. (1997). *Evidence-based medicine: How to practice and teach EBM*. New York: Churchill Livingstone Press.

Shadish, W. R., Cook, T. D, & Campbell, D. T. (2002). *Experimental and quasi-experimental designs for generalized causal inference*. Boston: Houghton Mifflin.

Stukel, T. A., Fisher, E. S., Wennberg, D. E., Alter, D. A., Gottlieb, D. J., & Vermeulen, M. J. (2007). Analysis of observational studies in the presence of treatment selection bias: Effects of invasive cardiac management on AMI survival using propensity score and instrumental variable methods. *JAMA*, 297(3), 278–285.

Weed, L. L. (1968a). Medical records that guide and teach. *New England Journal of Medicine*, 278(11), 593–600.

Weed, L. L. (1968b). Medical records that guide and teach. *New England Journal of Medicine*, 278(12), 652–657.

Werner, R. M., & Asch, D. A. (2005). The unintended consequences of publicly reporting quality information. *JAMA*, 293(10), 1239–1244.

CHAPTER

2

모델과 인과적 사고

- 인과성(causation)
- 개념적 모델
- 설명 모델
- 요약
- REFERENCES

인과성causation

개입연구가 가지는 가장 큰 과제 중 하나는 무엇이 인과관계를 구성하는지를 결정하는 것이다. 결과연구의 목표는 치료 중인 환자 및/또는 질병에 대한 치료의 효과를 구분하는 것이다. 궁극적인 목표는 이러한 관계가 인과 관계라는 것을 증명하는 것이다. 인과성과 연관성association을 구별하는 것은 과학, 특히 임상 과학의 가장 큰 도전 중 하나이다.

대부분의 보건의료연구와 결과연구는 주로 질병과 관련된 요인과 원인을 파악하는 데 초점을 맞춘 역학에 근거한다. 그중 우리는 개입에서 발생된 개선의 원인에 관심이 있다. 따라서 일부의 원리는 잘 작동되지만, 다른 일부에서는 추론이 필요하다.

인과 관계의 이론은 꽤 오랫동안 존재해 왔지만, 아이러니하게도 과학적 측정 방법이 개선되고, 과학이 더욱 효율적이고 복잡해지면서 변화됐다. 인과 관계를 다룬 초기 철학자 중 한 명인 David Hume[Beauchamp, 1999]은 인과 관계에 대한 일련의 가정 또는 기준을 제시했다. 예를 들어, A가 B를 유발한다고 말하려면 다음의 조건을 만족해야 한다.

1. A는 B와 일관되게 연관되어야 한다.
2. A는 항상 B에 선행되어야 한다.
3. A와 B는 이론적 연관성이 있어야 한다.

Jakob Henle과 Robert Koch은 감염의 원리를 체계적으로 정리하였는데, 다음은 Henle−Koch의 가정으로 알려진 원칙들이다.

1. 박테리아는 질병의 모든 경우에 존재해야 한다.
2. 박테리아는 질병에 걸린 숙주로부터 분리되고 순수하게 배양되어야 한다.

3. 순수 배양균을 건강한 숙주에게 접종하였을 때 특정 질병이 재현되어야 한다.
4. 박테리아에 실험적으로 감염된 숙주는 회복 가능해야 한다.

그러나 이러한 원칙은 과학이 발전함에 따라 적용하기 어렵다는 것이 증명됐다. 우리는 모든 사람이 똑같이 감염에 취약한 것은 아니며, 일부 병인들은 쉽게 식별할 수 없다는 것을 알게 됐다. 그 결과, 치료의 효과가 환자의 특성심지어 의료인의 특성에도 영향을 받음에 의해 영향을 받을 수 있다는 것이 고려된 인과 관계를 분석하는 새로운 접근법이 필요했다. 바이러스 감염 연구의 시대에 Henle-Koch의 가정은 인과성을 위한 필요 조건이라기보다는 사례였다Evans, 1976. 면역 과정에 대한 지식이 증가하면서, 위험한 박테리아의 정의도 바뀌었다.

인과성을 확립하는 방법에 대한 논의는 오늘날에도 계속되고 있다. 인과성에 대한 절대적인 법칙은 없지만 가장 자주 인용되는 원칙 중 하나는 유명한 영국의 역학자인 Austin Bradford-Hill 경이 제시했다. 인과성과 연관성을 구별하는 그의 기준은 표 2-1에 제시되어 있다Hill, 1965.

임상 과학에서는 인과 관계를 증명하기 위한 방법으로 무작위 대조 시험을 이용한다. 그러나 무작위 대조 시험은 비교적 새로운 연구 방법이다. 일부는 18세기 James Lind의 혁신적인 연구로 거슬러 올라가며, 그는 영국 왕립 해군 함정에 배치된 선원들이 라임을 섭취하게 함으로써 괴혈병의 원인을 규명했다. 처음으로 보고된 무작위 대조 시험은 Ronald AyImer Fisher1926의 연구이지만, 이 연구는 농업에 관한 것이었다Fisher, 1926. 현대 의학에서 최초의 무작위 대조 시험은 영국 의학연구위원회Medical Research Council, 1948의 1948년 보고서였다.

결과연구는 연구 방법에 있어서 역학에 크게 의존한다. 역학은 주로 질병 발생의 원인에 관심을 갖지만, 결과연구는 치료의 이익과 위해를 주로 연구한다. 모델링은 기본적으로 동일하나 변수에 차이가 있다. 역학은 위험 요인과 질병 발생률에 대해 관심을 갖는 반면, 결과연구는 목표 질병에 대한 치료가 주 관심 대상으로, 연구의 설계 및 분석에서 다른 혼란 요인들을 고려한다Groenwold, Hak, & Hoes, 2009.

표 2-1 인과성 평가를 위한 Bradford-Hill 기준

1. **강도**(strength): 효과 크기(effect size)가 클수록 인과성에 대한 강력한 근거를 제공한다.
2. **일관성**(consistency): 관찰된 것은 다른 시간과 장소에서 다른 사람에 의해 재현될 수 있다.
3. **특이성**(specificity): 추정 원인과 추정 효과 사이의 관계는 그들에게만 발생해야 한다. 연관성의 강도와 임상적 중요성을 구별하는 것이 중요하다.
4. **시간성**(temporality): 원인을 결과보다 우선해야 한다.
5. **양-반응 관계**(biological gradient): 노출이 클수록 효과가 커야 한다.
6. **생물학적 설명력**(plausibility): 인과 관계에 대한 합리적인 메커니즘이 필요하다.
7. **기존 학설과의 일치**(coherence): 역학적 발견과 생물학적 발견 사이의 일관성은 인과 관계에 대한 증거를 강화한다.
8. **실험적 입증**(experiment): 원인과 결과의 관계는 실험적 시도에 의해 뒷받침된다.
9. **유사성**(analogy): 유사한 노출에서 유사한 효과가 관찰된다.

연관성과 인과성 사이에는 큰 차이가 있다. 전자는 일관된 상관관계 패턴을 반영하지만, 후자는 메커니즘을 의미한다. 연관성에서 인과성으로의 도약은 큰 변화를 의미한다.

연관성을 측정하는 지표에는 오즈비또는 비차비, Odds Ratio, OR, 상대 위험도Relative Risk, RR, 절대 위험도Absolute Risk, AR 및 효과 크기Effect Size, ES가 있다. 이는 각각 서로 다른 정보를 보여 준다Austin, 2010. 이러한 지표를 구별하기 위해서는 연관성 지표인 오즈비와 위험비risk ratio의 차이를 이해하는 것이 중요하다. 이 두 지표들의 차이를 이해하기 위해서는 결과가 계

산되는 방법즉, 결과의 오즈(odds)에 비교된 결과의 위험을 이해해야 한다.

오즈비는 위험 요인과 결과 간의 연관성의 크기를 오즈를 이용하여 계량화하는 반면, 상대 위험도는 위험 측면에서 연관성의 강도를 계량화한다. 위험 요인이 있는 사람을 위험 요인이 없는 사람과 비교하여 질병이 발생할 오즈를 평가한다. 예를 들어, 오즈비를 사용하여 연구 집단에서 당뇨병 발생을 비교할 수 있다. 백인 연구 집단에는 당뇨병이 없는 사람 8명당 당뇨병이 있는 사람이 1명 있다면, 백인 연구 집단의 당뇨병 확률은 8분의 1이다. 아프리카계 미국인 사회에서 당뇨병 확률은 3분의 1에 가깝다. 인종과 당뇨병 간의 연관성에 대한 오즈비는 2.67오즈비 = (1/3)/(1/8)이다.

오즈비와 비교하여 상대 위험도는 오즈가 아닌 확률 추정치를 기반으로 한다. 앞의 예에서 당뇨병에 걸릴 확률은 백분율로 표시되고 백인의 확률은 11.1% [0.111 = 1/(1 + 8)]이다.

아프리카계 미국인이 당뇨병에 걸릴 확률은 25.0%[0.25=1/(1+3)]이다. 이 관계에서 상대 위험도는 두 위험risk의 비 또는 2.250.25/0.111이다. 이 예는 오즈비와 상대 위험도의 중요한 차이점을 보여 준다. 두 지표는 서로 다른 결과를 제공한다. 실제로 오즈비와 상대 위험도는 결과가 연구 집단에서 상대적으로 드문 경우즉, 10% 미만에만 비슷한 결과를 제공한다. 이것을 희귀질병가정rare disease assumption이라고 한다. 두 지표 모두 결과연구에서 수용 가능한 것들이지만, 결과를 계량화하는 방법의 근본적인 차이점을 인식하는 것이 중요하다Schmidt & Kohlmann, 2008.

표 2-2에서 알 수 있듯이 동일한 자료를 분석하여 오즈비 및 상대 위험도를 생성할 수 있다. 관례상 상대 위험도는 전향적 연구에서 선호되는 추정 지표로, 연구 대상 집단은 위험 요인에 의해 식별된다. 상대 위험도와 비교할 때 절대 위험도는 노출 유무에 따른 결과의 위험 사이의 실제 차이이다. 많은 목적에서 이것은 개입의 궁극적인 영향을 가장 직접적으로 나

타내기 때문에 가장 중요한 추정치이다.

이러한 차이들이 어떻게 사용될 수 있는지를 설명하기 위해 치료를 받는 두 가지 질병을 상상해 보자. 질병 1의 치료 A는 생존율을 1백만 분의 1에서 1백만 분의 2로 향상시킨다. 질병 2의 치료 B는 생존율을 4분의 1에서 2분의 1로 향상시킨다. 두 경우 모두 상대 위험도또는 상대적 편익는 2이다. 그러나 질병 1의 경우 치료 A의 절대 편익absolute benefit은 백만 분의 1이며, 질병 2의 치료 B의 경우 4분의 1이다.

효과 크기는 상대적 편익또는 위험과 유사하지만 몇 가지 새로운 차원을 추가한다. 이것은 본질적으로 두 집단의 분포즉, 치료받은 집단과 그렇지 않은 집단를 반영하며, 결과의 분포는 각 집단과 관련되어 있다. 일반적으로 평균 차이를 표준오차로 나눈 값으로 표현된다.

표 2-2 교차표를 이용한 결과 분석

치료	결과	
	예	아니오
노출	a	b
비노출	c	d

$$\text{노출군 집단에서 결과의 위험} = a/(a+b)$$

$$\text{비노출 집단에서 결과의 위험} = c/(c+d)$$

$$\text{상대 위험도} = \frac{\left[\dfrac{a}{(a+b)}\right]}{\left[\dfrac{c}{(c+d)}\right]}$$

$$\text{노출 집단에서 결과의 오즈} = a/b$$

$$\text{비노출 집단에서 결과의 오즈} = c/d$$

$$오즈비 = \frac{\left[\frac{a}{b}\right]}{\left[\frac{c}{d}\right]} \text{ 또는 } \frac{ad}{bc}$$

$$절대\ 위험도 = \left[\frac{a}{b}\right] - \left[\frac{c}{d}\right]$$

마주치는 또 다른 용어는 귀속 위험도attributable risk다. 이것은 위험 요인과 관련된 결과의 비례초과위험proportionate excess risk을 측정한다.

$$귀속\ 위험도 = \frac{위험\ 요인의\ 유병률(RR-1)}{1 + 위험\ 요인의\ 유병률(RR-1)}$$

여기서 인구 집단의 위험 요인 유병률은 위험 요인이 있는 인구 집단의 비율이고, RR은 상대 위험도이다.

개념적 모델

건강 결과 연구를 수행할 때는 잠재적 관계를 명확하게 명시하고, 인과 관계를 확립하는 데 필요한 사항을 이해해야 한다. 연구자가 어떤 과정을 통해 발생하고 있다고 생각하는지 또는 최소한 분석에서 통제되어야 하는 요소가 무엇인지 간단하고 명확하게 설명할 수 있어야 한다. 이러한 모델은 임상 경험과 이전 연구의 결과를 기반으로 할 수 있다. 모델을 통해 작업하면 어떤 요소가 가장 중요한지 파악하는 데 도움이 될 수 있다.

개념적 사고는 통찰력 있는 임상 분석을 통해 성장할 수 있다. 임상적 직관과 통찰력은 가치 있는 선물이며, 계량적 분석 중심의 연구에서 버려지거나 평가 절하되어서는 안 된다. Colin Powell은 그의 자서전에서 적의 포격 패턴에 대한 많은 양의 자료를 대상으로 분석한 베트남의 정보 부서에 대해 설명한다. 이 모든 정보를 컴퓨터 회귀 모델에 입력하여 분석한 후 달이 없는 밤에 포격이 더 심하다는 결과가 나왔는데, 이러한 정보는 전투 베테랑이라면 누구나 제공할 수 있었던 것이었다Powell, 1995.

결과연구는 이러한 문제들의 일부를 공유하며, 그 연구 결과가 임상적 지식과 일치하지 않으면 신뢰를 얻지 못한다. 우리의 삶은 너무 복합하여 일정한 프레임 워크 없이 결과 분석을 수행하는 데 한계가 있다. 일부 분석가는 자료가 스스로 설명할 수 있을 것이라고 생각할 수 있지만, 많은 연구자들은 참고할 수 있는 프레임 워크의 가치를 높이 평가한다. 더 중요한 것은 수집될 수 있는 자료가 너무 많기 때문에, 어디서 가장 강력한 해법을 찾을 것인지 결정하는 데에도 근거가 필요하다는 점이다.

결과를 현명하게 사용하기 위해서는 어떤 질문이 요구되는지, 어떤 요인들이 답변에 영향을 미칠 수 있는지에 대한 감각이 필요하다. 결과연구는 정교해졌지만 대체로 여전히 임상적 과제이며, 그 중심에는 인과성에 대한 임상적 모델이 있다.

결과연구를 계획하기 전에 연구자는 가장 중요하다고 생각되는 요인과 관심 결과와의 관계에 대한 명확한 모델을 개발해야 한다. 일부 요인들은 직접적인 역할을 할 수 있으며, 다른 요인들은 사건events에 간접적으로 영향을 미칠 수 있다. 따라서 각 요인을 파악하고, 각각의 역할을 정의해야 한다. 이 모델이 분석 계획의 기초를 형성한다.

앞서 언급했듯이 개념적 모델은 중요한 경로와 여기에 영향을 미칠 수 있는 다른 요인들을 구분할 수 있다. 이에 결과를 설명하기 위해 선택된 변수가 현재 진행 중인 연구와 관련이 있는지 확인해야 한다. 변수 그 자체와 관심 결과 및 서로 간의 관계를 명확하게 명시해야 한다. 개념적 모델을 만드는 과정은 그 자체가 반복적이다.

개념적 모델이 꼭 이론 모델theoretical model과 동일하지는 않다. 개념적 모델은 변수 간의 예상 관계를 나타낸다. 이 모델은 직감 intuition 이나 문헌 고찰, 또는 전문가 판단의 결과일 수 있다. 이론 모델은 주요 변수들 사이에서 관찰된 연관성을 설명하는 몇 가지 확립된 이론들을 기반으로 한다.

개념적 모델 작성의 시작점은 이론 및/또는 임상적 통찰력을 기반으로 한 일련의 근거들이다. 모델을 구체화하고 관련 사항에 대해 더욱 상세하게 설명하면서 이 모델의 운용 방법에 대해 생각하기 시작할 수 있다. 모델이 더욱 명확해지고 다듬어짐에 따라 모델을 다시 살펴봐야 할 수도 있다.

각 모델의 복잡성은 다양할 수 있다. 그림 2-1은 진료 결과를 파악하기 위한 개념적 모델의 단순화된 그림이다. 변수의 두 가지 기본적 구성 요소는 환자의 특성임상 및 인구 통계적 모누을 반영하는 요인과 제공된 치료이다. 그림 2-2는 이 모델을 한 단계 더 발전시켜 치료가 환자 요인과 상호 작용하여 결과를 산출할 수 있음을 보여 준다. 그림 2-3은 울혈성 심부전 질병에 맞게 모델을 조정한 것이다. 그림 2-4는 동일한 모델을 보여 주지만, 환자의 임상적 특징과 치료 사이의 잠재적 관계설명 연구에서 제외가 강조되어 있다. 이러한 선택 편향을 조정하려면 특별한 분석이 필요하다.

그림 2-1 기본 개념적 모델

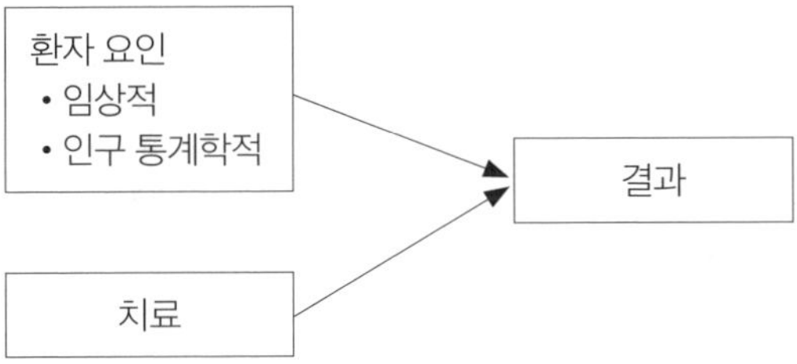

그림 2-2 상호 작용적 개념적 모델

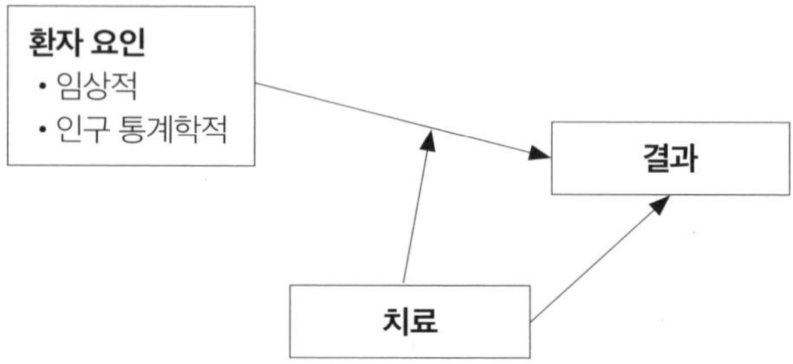

그림 2-3 울혈성 심부전의 치료 및 결과의 개념적 모델

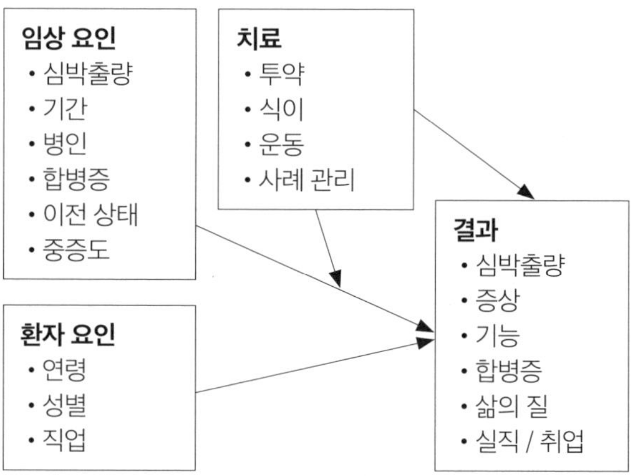

표의 글 상자에 포함된 변수는 앞에서 설명한 결과 방정식에서 다루어진 기본 요소가 구체화된 것이고, 화살표는 예상되는 효과를 나타낸다. 이 모델에서 치료 효과는 임상적 요인과 상호 작용하여 결과를 산출할 것으로 예상된다.

과학적 이론은 "경험적 발견을 설명하기 위한 명시적 설명들의 종합"이다Bengtson, Rice, & Johnson, 1999.

그림 2-4 선택 편향이 있는 울혈성 심부전의 개념적 모델

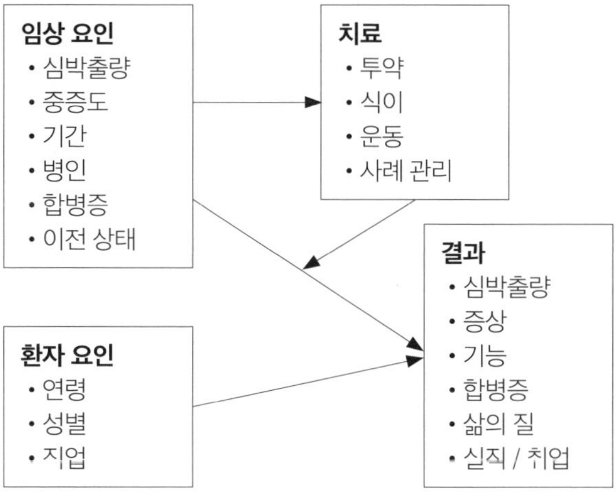

이론은 체계적이고 누적적인 방법으로 지식과 이해력을 구축하는 데 사용된다. 우리의 경험적 노력이 아직 학습되지 않은 것에 대한 가이드라인의 역할뿐만 아니라, 이미 알려진 것과의 통합으로 이끌 수 있다Bengtson et al., 1999. 이론을 개발하고 평가하는 데에는 시간이 걸린다. 시간이 지나면서 현재의 지식과 모순되는 새로운 근거가 밝혀지면 새로운 이론으로 대체될 수 있다Kuhn, 1970. 반면, 모델은 훨씬 더 간단하다. 그것은 요인들이 서로 어떻게 연관되어 있는지 묘사하고 있다. 아울러 그 토대가 되는 이론에 의해 주도되거나, 임상 또는 기타 관찰에 기반할 수 있다.

설명 모델

결과연구는 다양한 설명 모델explanatory model을 사용할 수 있다. 설명 모델들은 분석 중심의 개념적 모델 개발을 이끌거나, 행동이 결과에 어떻게 영향을 미칠 수 있는지에 대한 통찰력을 줄 수 있다. 설명 모델들 중 가장 널리 사용되는 두 가지는 Andersen–Aday 모델Aday & Andersen, 1974; Phillips, Morrison, Andersen, & Aday, 1998과 건강 신념 모델Health Belief Model;, Stretcher & Rosenstock, 1997이다. Andersen–Aday 모델은 여러 번의 수정 끝에 제시된 것으로Andersen, 2008 매우 포괄적이기 때문에 널리 인용된다Aday & Andersen, 1974. 그림 2–5가 최신 모델로, 의료 자원의 활용을 설명하는 세 가지 주요 요인 집단을 제시하고 있다.

1. 소인 요인*인구학적 특성, 사회적 지지, 건강 신념*
2. 가능 요인*개인/가족, 지역 사회*
3. 필요 요인*인지된, 평가된*

강점은 약점이 될 수 있다. 포괄적인 설명 모델은 거의 모든 것에 적용할 수 있으며, 따라서 연구에 대한 정당성을 찾고자 하는 연구자에게 매우 매력적인 요인이 될 수 있다. 그러나 포괄적이라는 것은 한편으로는 종종 거의 설명하지 못한다는 것을 의미하기도 한다. 연구자들은 단순하고 직접적인 접근 방식이 더 효과적일 것 같을 때에는 변수를 포함할 근거를 만들기 위해 모델에 변수를 무리하게 삽입하려는 자신을 발견할지도 모른다.

그림 2-5 Andersen-Aday 의료 서비스 이용의 행동 모델

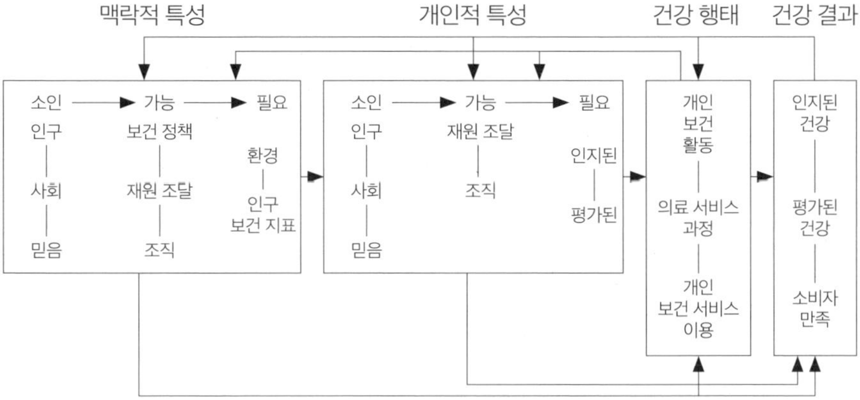

Soure: (Andersen, 2008)

건강 신념 모델그림 2-6은 원래 건강 예방 행동을 설명하기 위해 개발되었나Becker & Maiman, 1975; Stretcher & Rosenstock, 1997. 이 모델의 예측 능력에 대해서는 의문이 있지만, 사람들의 행동이 질병의 심각성과 감수성에 대한 인식에 의해 변화될 수 있다는 유용한 기본적 틀을 제공한다. 결과의 맥락에서 이것은 치료의 효능에 대한 믿음으로 변형될 수 있다. 따라서 잠재적 편익 대비 위험을 평가하는 대략적인 편익을 계산한다. 이 계산은 외부 요인의 영향을 받기 쉽다.

그림 2-6 건강 신념 모델

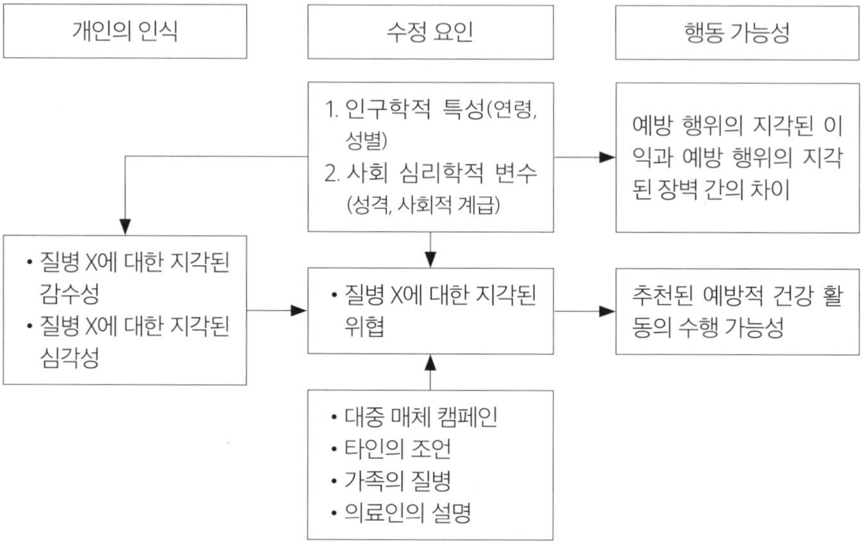

요약

인과성과 연관성을 구분하는 것은 중요하지만, 쉬운 일은 아니다. 다양한 연관성의 평가는 신중하고 면밀하게 수행되어야 한다. 이론적 모델은 현상을 설명하는 일반적인 가이드를 제공하고, 개념적 모델은 연구의 분석을 안내하는 구체적인 세부 사항을 제공한다. 일부 개념적 모델은 이론에서 파생되며, 그 외 다른 것들은 직관이나 통찰력에서 만들어진다. 모델은 연구 질문을 설명하고 테스트하기 위한 기초이며, 연구자가 나타날 것이라고 믿는 것을 보여 주는 단순한 방법이다.

REFERENCES

Aday, L. A., & Andersen, R. (1974). A framework for the study of access to medical care. *Health Services Research*, 9(3), 208–220.

Andersen, R. M. (2008). National health surveys and the behavioral model of health services use. *Medical Care*, 46(7), 647–653.

Austin, P. C. (2010). Absolute risk reductions, relative risks, relative risk reductions, and numbers needed to treat can be obtained from a logistic regression model. *Journal of Clinical Epidemiology*, 63(1), 2–6.

Beauchamp, T. L. (Ed.). (1999). *An enquiry concerning human understanding*. New York: Oxford University Press.

Becker, M. H., & Maiman, L. A. (1975). Sociobehavioral determinants of compliance with health and medical care recommendations. *Medical Care*, 13(1), 10–24.

Bengtson, V. L., Rice, C. J., & Johnson, M. L. (1999). Are theories of aging important? Models and explanations in gerontology at the turn of the century. In V. L. Bengtson & K. W. Schaie (Eds.), *Handbook of Theories of Aging* (pp. 3–20). New York: Springer Publishing Company.

Evans, A. S. (1976). Causation and disease: The Henle–Koch Postulates revisited. *Yale Journal of Biology and Medicine*, 49(2), 175–195.

Fisher, R. A. (1926). The arrangement of field experiments. *Journal of Ministry of Agriculture*, 33, 500–513.

Groenwold, R. H., Hak, E., & Hoes, A. W. (2009). Quantitative assessment of unobserved confounding is mandatory in nonrandomized intervention studies. *Journal of Clinical Epidemiology*, 62(1), 22–28.

Hill, A. B. (1965). The environment and disease: Association or causation. *Proceedings of the Royal Society of Medicine*, 58, 295–300.

Kuhn, T. S. (1970). *The Structure of Scientific Revolutions* (2nd ed.). Chicago: University of Chicago Press.

Medical Research Council. (1948). Streptomycin treatment of pulmonary tuberculosis: A Medical Research Council investigation. *British Medical Journal*, 2, 769.

Phillips, K. A., Morrison, K. R., Andersen, R., & Aday, L. A. (1998). Understanding the context of healthcare utilization: Assessing environmental and provider–related variables in the behavioral model of utilization. *Health Services Research*, 33(3), 571–596.

Powell, C. L. (1995). *My American journey* (1st ed.). New York: Random House.

Schmidt, C. O., & Kohlmann, T. (2008). When to use the odds ratio or the relative risk? *International Journal of Public Health*, 53, 165–167.

Stretcher, V., & Rosenstock, I. M. (1997). The health belief model. In K. Glanz, F. M. Lewis, & B. K. Rimer (Eds.), *Health behavior and health education: Theory, research, and practice* (2nd ed., pp. 41–59). San Francisco: Jossey–Bass.

CHAPTER

3 결과연구의 설계

개입 효과의 분리

결과연구의 목표는 치료 중인 환자 및 질병에 대한 치료의 영향을 분리하는 것이며, 이것이 인과 관계임을 증명하는 것이다. 인과 관계와 연관성을 구별하는 것은 과학, 특히 임상 과학의 가장 큰 과제 중 하나이다. 2장에서는 이 인과 관계의 원칙을 논의했다.

인과 관계를 확립하는 데 있어 가장 큰 위협threat은 선택 편향이다. 즉, 주어진 치료 방법에 환자를 할당하는 방법이 치료의 성공을 예측할 수 있는 몇 가지 요인에 의해 영향을 받을 수 있다는 것을 의미한다. 무작위 대조 시험은 무작위 방식으로치료를 받을 수 있는 모든 환자에게 치료 할당이 이루어지도록 설계된다. 따라서 실험군과 대조군은 다를 수 있지만 편견이 아닌 우연에 의해 차이가 발생할 수 있다. 의료인도 환자도 누가 어떤 치료를 받았는지 결정할 수 없도록 몇 가지 독립적인 할당 원칙이 사용된다.[6] 분명한 것은, 환자가 치료를 받지 못할 위험을 감수하도록 유도하기 위해서는 치료의 잠재적 편익이 커야 한다는 것이다.

무작위 대조 시험은 한계를 가지고 있다. 임상 시험에 참여한 모든 환자는 시험에 적합해야 하고, 치료가 가능한 한 효과적이어야 한다는 우려가 크기 때문에, 무료로 혜택을 받을 가능성이 높은 적합한 환자만 무작위 대조 시험에 포함되도록 적극적으로 조치를 취하게 된다. 대상자 선정 작업을 용이하게 하기 위해 엄격한 기준이 개발되는데, 그 결과 무작위 대조 시험은 포함 기준의제외가 아닌 특성을 지닌 사람에게만 적용될 수 있다. 이는 곧 선택 기준이 엄격할수록 무작위 대조 시험에서 나온 결과의 일반화 수준이 낮아진다는

6 무작위 할당과 무작위 표본 추출을 구별하는 것이 중요하다. 전자는 환자를 실험군 또는 대조군에 배정되는 방법을 결정하는 것을 말한다. 후자는 연구에 참여하도록 선택된 사람들이 모집단을 얼마나 잘 반영하는지를 의미하며, 이들을 표본이라고 부른다. 무작위 할당된 연구에서 무작위 표본을 사용하는 경우는 거의 없다.

의미이며, 이것은 피할 수 없는 상충 관계이다. 임상시험 설계에 대한 실용적인 가이드에는 Pragmatic–Explanatory Continuum Indicator Summary PRECIS처럼 임상시험 설계자를 돕는 도구Thorpe et. al., 2009가 있다.

의료의 많은 측면들이 무작위 대조 시험에 쉽게 적용되지 않는다. 환자들은 치료받지 못할 것을 너무 걱정한 나머지 대조군이 될 확률 50%을 참지 못할 수 있다. 질병으로 인한 사망률이 높을수록 생존이 성공의 긍정적인 증거이고 무작위 확률 추출이 필요하지 않다는 주장이 더 강해진다.

따라서 임상연구에서 잠재적인 선택 편향과 연구 결과의 일반화 사이에는 상충 관계가 있다. 다양한 분야의 연구자들이 선택 편향의 장애물을 해결하기 위한 방법을 찾기 위해 오랫동안 노력해 왔다. 가장 큰 우려는 개입을 대상자에게 적용했을 때 측정되지 않은 요인이 있을 수 있다는 것이고, 이것이 결과에 영향을 끼칠 수 있다는 뜻이다. 아마도 가장 창의적인 결과물은 경제학에서 왔을 것이다. 노벨상 수상자인 James Heckman은 이 분야에서 가장 창의적인 사고와 관련이 있다1979; 2008. Heckman은 개입의 가능성과는 관련이 있지만 개입의 결과 자체와는 관련이 없는 변수인, 이른바 도구 변수를 사용하는 통계적 접근법을 제안했다. 이상적인 도구 변수는 문제가 되는 치료를 받을 확률과 관련이 있어야 하지만 결과와는 관련이 없어야 한다Rassen, Brookhart, Glynn, Mittleman, & Schneeweiss, 2009a; 2009b. 도구 변수의 큰 도전수학을 넘어서은 어떤 도구 변수를 사용할 것인지 파악하는 것이다. 그 세부 사항에 맞는 변수를 생각하는 것은 생각외로 어렵다. 일반적으로 사용할 수 있는 변수는 적용하고자 하는 치료를 얼마나 쉽게 받을 수 있는지를 나타내는 접근성 측정에서 나오지만, 이러한 지표들은 일부 경우에만 적용되지 언제나 적용되는 것은 아니다.

역학자들은 좀 더 평범한 접근 방식을 추구해 왔다. 일반적으로 역학적 접근 방식은 결과에 영향을 미칠 수 있는 개입과 관련된 잠재적 요인의 영향을 통제하기 위해 분석을 통계적으로 통제하는 것이다. 이러한 방식 중 하나는 성향 점수를 이용하는 것이다Austin & Platt, 2010a; 2010b. 이 방법은 가능한 자료를 이용하여 관심 대상인 개입을 받을 가능성을 모델링하는데, 이 과정은 개입에 영향을 미칠 요인으로 구성된 개념적 모델에 기반을 두고 있다. 로지스틱 회귀 분석을 사용하여 개입 받을 확률을 추정한 후, 실험군과 대조군 모두에서 연구에 참여한 각 개인에게 점수가 할당된다. 그런 다음 환자를 성향 점수에 따라 계층으로 분리하고, 각 계층 내에서 비교한다. 이 접근법은 임상의가 사용하고 수용하기에 더 용이하지만, 도구 변수보다 덜 세련되고 측정 가능한 변수만 처리 할 수 있다. 그러나 이 방법의 지지자들은 이 방법으로도 매우 잘 예측할 수 있다고 주장한다.

당연히 이 두 가지 접근법은 서로 다른 결과를 산출할 수 있다Stukel, Fischer, Wennberg, Alter, Gottlieb, & Vermeulen, 2007. 사실상 이 두 방법의 정확성을 평가할 명확한 방법은 없다.

타당도에 대한 위협

연구의 타당도에 대해 이야기할 때, 우리는 타당도를 전형적으로 내적 및 외적 타당도로 구분한다. 전자는 연구 설계가 강력한일반적으로 인과적인 결론을 도출할 수 있는 정도를 나타낸다. 그렇다면 연구 설계는 얼마나 견고한가? 외적 타당도는 결과의 일반화 가능성을 다룬다. 그럼 연구결과를 누구에게 일반화할 수 있는가?

Cook과 Campbell에 따르면, "외적 타당도는 추정된 인과 관계가 다른 도구에 의해 인과 관계를 확인하거나, 또는 다른 유형의 사람, 환경 및 시간에 걸쳐 일반화될 수 있다고 추론할 수 있는 대략적인 타당도를 나타낸다.” 라고 한다Cook & Campbell, 1979, p.37. 그러한 개념의 일부에는 구성 타당도가 포함되며, 이는 조사 결과를 상위 수준의 구성 개념construct 또는 원칙principle으로 일반화할 수 있는 정도를 반영한다.

내적 타당도에 대한 위협

표 3-1은 연구를 계획할 때 고려해야 할 가장 일반적인 타당도에 대한 위협을 나타낸다. 선택과 성숙 사이의 상호 작용의 예는 아동을 사회적 계급중산층과 하위 계층을 기준으로 선택하여 대상자들의 변화를 비교할 때 확인할 수 있다. 중산층과 하위 계층의 아동은 서로 다른 속도로 성숙할 것으로 예상된다.

선택과 역사 사이의 상호 작용의 예는 사회 계층에 따른 집단 차이가 경제적 어려움과 같은 독특한 지역 역사에 다르게 노출되어 구성원에게 영향을 미칠 수 있는 경우에 발생할 수 있다.

선택과 도구 사이의 상호 작용의 예는 집단이 ‘바닥’ 또는 ‘천장’ 효과가 있는 검사를 다른 장소에서 측정할 때 발생할 수 있다. 예를 들어, SF-36 건강 설문 조사와 같은 일반적 건강 상태generic health status 측정 도구를 사용하여 입원 환자와 건강한 근로자 간의 신체 기능에 대한 점수를 평가하는 것이다.

표 3-1 연구 설계의 타당도에 대한 위협

유형	의미
역사 (history)	연구 외부에서 발생하였고, 관심이 되는 개입의 일부가 아닌 모든 사건
성숙 (maturation)	관찰된 결과는 대상자가 나이가 들고 현명하게 성장한 결과일 수 있다.
검사 (testing)	연구 기간 중 반복적으로 수행된 검사에 대하여 익숙해진 결과일 수 있다.

도구 (instrumentation)	관찰자가 사전 조사와 사후 조사 사이에 경험을 하게 되거나, 또는 서로 다른 시점에서 지표의 변화가 있을 수 있다. 측정 도구가 측정 시점에 따라 다를 경우 이는 '바닥' 또는 '천장' 효과로 나타날 수 있다.
통계적 회귀 (statistical regression)	극단적(높음 또는 낮음) 점수를 선택한 사람들의 점수는 재측정을 통해 평균으로 회귀
선택 (selection)	한 집단에 속한 사람들의 특성이 다른 집단의 사람들에 비해 차이가 있다.
사망/탈락 (mortality/attrition)	연구 중 집단(실험군 및 대조군) 간의 차등 탈락
주의 (attention)	대상자들은 특별한 이익이 없더라도 자신들이 관찰되거나 일종의 관심을 받고 있다는 사실을 알게 된다면 영향을 받을 수 있다. 일반적으로 관심의 통제로 대응되며, 대조군은 유사한 주의를 받는다.
개입의 확산 또는 모방 (diffusion or imitation of treatments)	실험군의 사람들은 대조군의 사람들과 의사소통할 수 있으며, 실험군에 적용된 개입 정보가 확산될 수 있다.
선택과의 상호 작용 (interaction with selection)	앞서 제시된 모든 위협 유형은 선택과 상호 작용할 수 있다. (예: 선택-성숙, 선택-역사 및 선택-도구).

기본 연구 설계

우리가 관찰한 바와 같이, 무작위 대조 시험은 주로 선택 편향을 해결하기 위해 만들어졌다. 명칭에서 알 수 있듯이 강점과 약점, 두 가지 주요 속성을 모두 가지고 있다. 첫째, 연구 조건에 대한 할당은 무작위로 발생한다. 둘째, 개입이 명확하게 명시되고 일정하게 유지된다. 이러한 조건 중 어느 것도 자연적으로 존재하지 않으며, 따라서 무작위 대조 시험의 통제와 제한된 일반화 사이에 개념적 상충 관계가 존재한다.

무작위 대조 시험에 대해서는 다양한 의견이 있다. 열렬한 지지자들은 무작위 대조 시험이 아니면 아무것도 성립될 수 없으며, 이러한 조건 없이는 인과적 추론이 불가능하다고 주장한다. 역학 진영의 사람들은 잘 설계된 준실험 연구에서 많은 것을 배울 수 있다고 한다. 실제로 일부 질문은 실험에 적합하지 않다. 질병 원인에 대해 우려하는 사람들이라면, 윤리적인 우려 때문에 사람들을 의도적으로 해로운 물질에 노출시키는 것을 결코 허용하지 않을 것이다. 질병 치료의 결과를 연구하는 학자들의 경우, 일부 주제는 무작위 대조 시험으로 해결할 수 없거나, 무작위 대조 시험으로 치료의 변화를 충분히 포착하지 못할 수 있다고 주장한다.

일부 연구자들은 무작위 대조 시험에 의해 평가되는 개념에 대해 '효능'이라는 용어를 사용하고, 순실험 설계에 대해서는 '효과성'이라는 용어를 사용한다.

연구 설계의 유형을 그림으로 작성하는 규칙은 다음과 같다.

O - 결과 측정, 관찰의 표현.

X - 폭로, 치료 또는 처치*prodecure*

동일한 행에 있는 Xs와 Os는 수직 점선으로 구분되지 않으면 동일한 사람에게 적용된다.

시간 순서는 Xs와 Os를 왼쪽에서 오른쪽으로 나타내고, 아래 첨자로 표시한다.

동시성은 Xs와 Os를 수직으로 정렬하여 표시한다.

R – 개별 노출에 대한 대상자/집단의 무작위 할당; 비교되는 대상/집단은 무작위 확률 추출에 의해 동일하다고 간주된다.

두 집단 사전–사후 측정 설계는 표 3–2에 나와 있다. 무작위 배정 후, 한 집단이 개입을 받고 두 집단이 동일한 시점에 평가된다.

표 3-2 두 집단 사전-사후 측정 설계

Group1	R	O_1	X	O_2
Group2	R	O_3		O_4

그러나 이 설계에서도 편향이 있을 수 있다. 궁극적인 설계는 표 3-3에 표시된 솔로몬 4집단 설계일 수 있다. 이 설계는 관찰의 주된 효과와 개입과 관찰의 교호 작용을 통제한다. 이 설계는 4가지 조건에서 개입 X의 효과를 모델화하여 일반화 가능성을 높인다. 관찰이 개입과 반응하는 경우 이 설계를 고려할 수 있다.

표 3-3 솔로몬 4집단 설계

Group1	R	O_1	X	O_2
Group2	R	O_3		O_4
Group3	R		X	O_5
Group4	R			O_6

대부분의 경우 무작위 확률 추출이 가능하지 않으며, 여러 가지 준실험 설계가 가능하다. 준실험은 연구 대상예: 사람, 진료 분야, 의원, 병원, 의료 보험이 치료 조건에 무작위로 할당되지 않는 실험이다. 할당은 연구자에 의해 이루어지기 때문에 이러한 설계는 선택 편향을 제어하기 위해 추가적인 측정이 필요하다. 연구자는 무작위 추출 및 중재 일정의 통제에 한계가 있지만 자료 수집 일정즉, 측정 시기와 대상, 사용된 대조군 및 치료 일정을 통제할 수 있다. 이것들은 결과연구의 주요 연구 설계이다.

준실험은 인과 관계에 대한 기본적인 요구 사항을 충족해야 하는데, 그것은 시간적 순서, 추정 원인과 결과 간의 연관성, 그리고 다른 대안적 설명의 배제이다. 이 중 후자의 요구 사항을 해결하려면 다음 원칙이 다루어져야 한다. (1) 내적 타당도에 대한 가능한 위협의 식별 및 연구, (2) 설계에 의한 통제의 우선 순위연구 설계 통제는 통계적 통제에 비해 우선시, (3) 일관된 패턴 일치pattern matching.

일반적으로 사용되는, 결함이 있는 설계에는 표 3-4 단일 집단 사전-사후 검사 설계가 있으며, 여기에는 역사, 성숙도, 검사, 도구 및 일반화를 포함하는 문제가 있다.

표 3-4 단일 집단 사전-사후 측정 설계

Group	O_1	X	O_2

이 접근 방식은 표 3-5 시계열 설계를 사용하여 크게 개선될 수 있다. 시계열 실험은 주기적 관찰이 발생할 때 가능하다. 본질적으로 연구자는 개입 전후의 관측값 패턴에서 불연속성을 찾는다. 이 디자인에는 한계가 있으며, 역사의 위협과 일반화의 위협에 적절히 대처하지 못한다. 또한 도구의 변경은 시간이 지남에 따라 가능하다. 예를 들어, 수년간 국립보건통계센터National Center for Health Statistics는 측정 과학의 변화에 대응하여 설문 조사의 응답 범주 및 문항을 수정했다.

표 3-5 시계열 실험 설계

Group	O_1	O_2	O_3	O_4	X	O_5	O_6	O_7	O_8

가장 일반적인 준실험 설계는 개입을 받는 실험군과 대조군 모두에 사전-사후 측정을 통합하는 것이다. 일부 분석은 기준 시점에서 두 집단의 차이를 통제하기 위해 $(O_2 - O_1)$과 $(O_4 - O_3)$을 비교하는, 소위 이중 차이

분석에 의존한다표 3-6. 그러나 선택 편향은 여전히 문제로 남아 있다.

표 3-6 비동일 통제 집단 설계

Group1	NR	O_1	X	O_2
Group2	NR	O_3		O_4

NR-Non-Random or Non-Equivalent Groups

연구 실행의 잠재적 편향

연구에서 실험 또는 노출 을 수행할 때 몇 가지 잠재적 편향 bias 을 고려해야 한다.

1. *오염(contamination) 편향.* 대조군의 구성원이 실수로 실험군이 받는 조작*또는 개입*을 받았을 때 실험군 환자와 대조군 환자 간의 결과 차이가 체계적으로 줄어들 수 있다.

2. *탈락(attrition) 편향.* 표본 손실은 연구에 혼란을 일으킬 수 있다. 초기에 균형이 잘 잡힌 표본이라도 탈락에 차이가 발생하여 변할 수 있다. 더욱이 탈락은 확률적으로 발생하지 않는다. 실험에서 탈락된 환자는 남아있는 환자와 체계적으로 다를 수 있다. 구체적인 경우는 죽음이다. 단순히 생존자를 비교하는 것은 오해의 소지가 클 수 있는데, 생존율이 더 나은 집단은 더 많은 환자를 보유했을 가능성이 있기 때문이다.
   실험 연구에서 더 나쁜 것은, 실험군에 배정된 환자가 치료 중 사망하거나 부작용을 경험한 후 실험군에서 탈락하거나 대조군에 다시 배정되는 경우 실험 처치의 효과는 실제보다는 더 좋게 나타날 수 있다는 점이다.

3. *순응(compliance) 편향.* 환자의 치료 순응이 필요한 실험에서 효능 문제는 순응성 이슈에 의해 교란될 수 있다.

4. *치료적 성격(therapeutic personality) 편향.* 치료에 대한 내용이 완벽히 '차단' 되지 않으면, 연구자가 가지는 효능에 대한 확신은 체계적으로 결과와 측

정 모두에 영향을 미칠 수 있다.

이에, 이러한 우려에 대처하기 위한 규칙이 제정되었다. 가장 널리 사용되는 것 중 하나는 치료 의향Intention To Treat, ITT이다. 기본적으로 이 단계는 적어도 탈락의 일부 측면, 주로 차등적인 표본 손실을 다루기 위해 고안되었다. 운영 원칙은 마지막으로 기록된 관찰을 최종 측정값으로 사용하고 피험자를 유지하는 것이다. 이 접근법은 임상 과정이 개선된 경우 그 효과에 대한 보수적인 추정치를 제공하지만, 감소가 예상또는 관찰되면 반대 효과가 있다. 또한 이 접근 방식은 대부분 차이를 보여 주려는 상황에서 작동하지만, 다르지 않다는 것을 평가하는 동등성 연구에는 적합하지 않다는 것을 아는 것이 중요하다.

탈락의 또 다른 측면은 사망률이다. 앞서 언급했듯이, 사람의 죽음은 개입의 결과에 강력한 영향을 미치는 중요한 사건이다. 이를 무시하는 것은 현명하지 않지만, 놀라울 정도로 많은 저널 리뷰어들은 당신이 그렇게 하도록 내버려 둘 것이다. 죽음은 참으로 중요한 결과이다. 당신에게는 몇 가지 선택이 있는데, 일반적으로 최선의 접근법은 합리적이고 가능할 때 결과 측정에 죽음을 통합하는 것이다. 예를 들어, 사망은 일반적으로 가장 낮은 수준의 기능을 나타낸다. 어떤 경우에는 각 집단의 사망률을 기술해야 할 수도 있다.

모든 탈락을 이용하여 표본의 손실을 모델링할 수 있다. 성향 점수의 계산과 차이를 설명하려고 노력하는 동안, 탈락을 추정할 수 있는 자료는 다른 자료원에서 확보할 수 있다. 표본의 비교 가능성은 일반적으로 적당한 기준 시점 자료에 의존하는 반면, 우리는 일반적으로 더 완전한 기준 시점 자료와 초기성과를 통해 더 풍부한 자료원을 확보하여 남아있는 사람과 탈락한 사람을 비교하는 데 사용할 수 있다.

REFERENCES

Austin, P. C., & Platt, R. W. (2010a). Author's response: The design of observational studies–defining baseline time. *Journal of Clinical Epidemiology,* 63(2), 141.

Austin, P. C., & Platt, R. W. (2010b). Survivor treatment bias, treatment selection bias, and propensity scores in observational research. *Journal of Clinical Epidemiology,* 63(2), 136–138.

Cook, T. D., & Campbell, D. T. (1979). *Quasi-experimentation: Design and analysis issues forfield settings.* Chicago: Rand McNally.

Heckman, J. (1979). Sample selection bias as a specification error. *Econometrica,* 47, 153–161.

Heckman, J. J. (2008). Econometric causality. *International Statistical Review,* 76(1), 1–27.

Rassen, J. A., Brookhart, M. A., Glynn, R. J., Mittleman, M. A., & Schneeweiss, S. (2009a). Instrumental variables I: Instrumental variables exploit natural variation in nonexperimental data to estimate causal relationships. *Journal of Clinical Epidemiology,* 62(12), 1226–1232.

Rassen, J. A., Brookhart, M. A., Glynn, R. J., Mittleman, M. A., & Schneeweiss, S. (2009b). Instrumental variables II: Instrumental variable application–In 25 variations, the physician prescribing preference generally was strong and reduced covariate imbalance. *Journal of Clinical Epidemiology,* 62(12), 1233–1241.

Stukel, T. A., Fisher, E. S., Wennberg, D. E., Alter, D. A., Gottlieb, D. J., & Vermeulen, M. J. (2007). Analysis of observational studies in the presence of treatment selection bias: Effects of invasive cardiac management on AMI survival using propensity score and instrumental variable methods. *JAMA,* 297(3), 278–285.

Thorpe, K. E., Zwarenstein, M., Oxman, A. D., Treweek, S., Furberg, C. D., Altman, D. G., . . .Chalkidou, K. (2009). A pragmatic–explanatory continuum indicator summary (PRECIS): A tool to help trial designers. *Journal of Clinical Epidemiology,* 62(5), 464–475.

CHAPTER

4 측정

측정은 건강 결과 연구를 수행하는 데 필수적이나, 잘못된 측정은 성공적인 건강 결과 연구의 수행을 방해한다. 측정은 완벽하지 않은 것으로 인식되며, 잘못된 측정은 비용을 발생시킨다. 측정은 현실을 추상화하여 제시할 수 있다. 플라톤Plato에서 데카르트Descartes에 이르는 철학자들은 우리가 인식하는 것이 현실과 다르다는 것을 인정했다.

가장 기본적인 수준에서 측정은 척도화scaling와 분류classification라는 두 가지 간단한 개념으로 분류될 수 있다Nunnally & Bernstein, 1994. Nunnally와 Bernstein에 따르면, 측정이란 "숫자로 속성을 표현척도화하거나 객체를 주어진 속성분류과 동일한 범주에 속하는지 여부를 정의하기 위해 물체에 기호를 할당하는 규칙"으로 정의된다(1994). 측정 과정에는 직접 관찰할 수 없는 속성의 추상화, 측정된 대상 속성의 계량화, 숫자 할당을 위한 규칙의 표준화가 포함된다.

앞서 논의한 바와 같이, 건강 결과 연구에는 (1) 개념화conceptualization, 그리고 (2) 관심 변수의 조작화operationalization라는 두 가지 중요한 단계가 포함된다. 개념적 모델은 이전의 경험적 연구에 기초하거나 이론에 의해 작성될 수 있다.

개념적 모델은 연구 대상인 결과와 이러한 결과에 영향을 미칠 것으로 예상되는 요인 간의 관계를 표시해야 한다. 또한 개념적 모델은 분석 계획에 영향을 미친다. 모델은 자료 수집과 분석 모두를 위한 로드맵 역할을 수행하며, 개념 로드맵, 연구 가설, 개입 및 측정 시기, 분석 계획 등을 배치하는 것과 같은, 임상시험에서 사용되는 표준 운영 절차와 유사한 연구 진행 매뉴얼이 될 수 있다.

측정에서 중요한 단계는 모델을 어떻게 계량화할지에 대한 방법을 구체화하는 것이다. 여기에는 개념과 이론적 변수를 경험적인 변수로 조작화하는 과정인 측정이 포함된다. 개념화와 측정 사이의 균형을 잘 맞추는 것은 모든 연구에서 어려운 일이나, 그 만큼 중요하다.

두 단계는 매우 긴밀하게 연결되어 있다. 한편으로, 연구자는 울혈성 심부전 환자에게 바람직한 결과를 달성하는 데 있어 심리 사회적 요인의 역할에 대한 복잡한 이론을 개발할 수 있지만, 그 가설을 검증하기 위해 심리 사회적 요인에 대해 쉽게 사용할 수 있는 대리 변수에 의존한다. 이 시나리오에서 대리 변수가 측정해야 할 것을 잘 측정하지 못하면 연구자는 이론을 검증하기 위한 적절한 근거를 제공할 수 없게 된다. 반면에 연구자들은 측정 도구를 개발하는 데 있어서, 종종 기초적인 개념적 모델에 대해 별생각 없이 우리가 명명할 수 있는 모든 것을 측정할 수 있다고 가정한다 Duncan, 1984. 여러 연구자들이 실질적으로 서로 다른 장애 측정 도구를 개발할 수 있지만 이들을 똑같은 이름으로 사용될 수 있다. 결과의 비교 가능성과 결과에서 발생할 수 있는 일반화 가능성의 잠재적 문제는 쉽게 상상할 수 있다. 개념을 측정하는 데 있어서 정확도 수준은 개념을 더 잘 이해할수록 높아진다. 현실에서는, 실제 자료에 나타난 예상하지 못한 내용을 분석하는 것처럼 특정 문제를 먼저 해결하려고 조잡한 측정 도구를 사용하는 것으로 전락할 수 있다.

전반적으로, 경험 법칙에 따르면 우리가 개념화하거나 조작화할 수 없는 것은 측정을 시도하지 말아야 한다.

측정의 속성

측정은 보기에는 쉬운 개념이지만 한마디로 정의하기는 어렵다. 측정의 초창기 정의Nunnally & Bernstein, 1994에서 측정은 사물, 사건 또는 사람의 특성에 숫자를 할당하는 규칙으로 정의되고 있다. 예를 들어, 눈금자를 이용하여 판자 두 개의 길이를 측정하였고, 각각의 판자에 14인치와 28인치 같은 숫자를 할당했다. 이 방법을 사용하면 한 판자가 다른 판자 길이의 절반이라고 숫자로 나타낼 수 있으며, 속성에 대해 숫자로 된 설명을 제공할 수 있다. 눈금자는 길이로 정의된 것을 측정하는 데 사용되는 척도이다.

기존의 측정 도구를 사용하든, 새로운 것을 개발하든 모든 측정은 두 가지 이유로 불완전하다는 점을 명심해야 한다.

우리가 측정하는 모든 것은 현실에서 추상화된 것이며, 우리가 측정하는 것에는 오차가 발생한다.[7]

누구든 어떤 것도 직접 측정할 수 없다. 대신에 사물, 사람 또는 현상의 특정 특징이나 속성을 측정한다Nunnally & Bernstein, 1994. 예를 들어, 우리는 나이 든 여성을 그 자체로 측정하지 않고 신체적 또는 인지적 기능 같은, 그녀의 속성을 측정한다. 선택된 속성만이 측정된다는 것을 인식한다면, 모든 측정이 '현실'에서 인간을 추상화한 것임을 알 수 있다. 현실적으로 우리는 종종 계량 가능한 측정 도구를 위해 구성 개념의 다양함을 희생한다. 신체 기능과 정신 상태 외에는 이 여성 노인에 대한 정보는 거의 수집되지 않는다. 사실, 그녀가 무엇을 할 수 있고, 무엇을 하는지 등에 대한 것을 모르기 때문에 그녀의 기능에 관한 정보는 불완전할 수밖에 없다. 아울러 인간이 만든 도구와 프로토콜을 사용하여 사물이나 사람의 속성을 측정할 때 받는 제한 때문에 모든 측정은 통제된 상황에서도 오차가 발생한다.

역사적으로 임상의는 환자의 관찰 가능한 신체적 특성을 가장 자신 있게 측정해 왔다. 그러나 현재의 결과연구 환경에서는 관심있는 많은 속성들은 직접 관찰할 수 없다예: 삶의 질, 환자 만족도. 특히 삶의 질, 신체 장애, 우울증 같은 현상은 물론 관상동맥질환, 당뇨병 또는 알츠하이머병과 같은

7 이 개념은 원래 물리학에서 왔고 Werner Heisenberg 와 관련이 있다.

질병 현상들은 잠재적 개념으로 생각할 수 있다. 임상의가 전자의 존재를 절대적으로 확인할 수 없으므로, 잠재적 개념의 측정은 관찰 가능한 속성을 측정하는 것보다 훨씬 간접적이다. 이는 임상의가 잠재적 개념의 존재를 확인하기 어렵다는 데 기인한다. 예컨대 임상의는 환자의 증상이 질병에 대한 과거 질병 경험과 일치하는 수준에서 내린 진단에 대해서는 확신을 가지고 있다. 마찬가지로, 체온계로 체온을 측정하는 임상의의 자신감은 주어진 체온계로 측정한 과거의 경험과 체온계 사용의 익숙함에서 비롯된다. 신체적 특성은 종종 질병, 또는 온도계의 경우 심부 체온 같은 잠재적 개념을 나타내는 도구로 측정된다.

결과연구 및 임상 진료는 잠재적 개념들에 의존하며, 관찰 가능한 현상과 관찰 불가능한 현상의 측정 둘 다를 아우른다. 잠재적 개념의 크기를 측정한다는 것은 종종 척도 개발을 내포한다. 측정의 정의에 따르면, 각 개인이 나타내는 잠재적 개념의 크기는 척도를 구성하는 각 항목에 따라 결정된다. 독립적으로 기능하는 데 문제가 있는 사람은 기능에 문제가 없는 사람보다 기능 장애 척도에서 더 높은 점수를 받아야 한다. 이러한 원리는 속성의 특성을 숫자로 정의하는 규칙으로 결국 척도화로 정의된다.

척도화

일단 연구에서 관심 대상의 변수를 확인하면, 변수를 어떻게 계량화할 것인지 결정해야 한다. 척도는 관찰 불가능한잠재적 개념의 관찰 가능한 표현이다. '척도화scaling'라는 용어는 측정하려는 대상의 특성에 숫자를 할당하는 방법을 말한다. 척도화 과정은 개념적 정의에서 개념의 조작적 정의로 이동하는 것을 포함하며, 척도화 또는 변수 정의로 끝난다. 표 4-1Aday

& Cornelius, 2006에서 발췌은 건강 상태 및 신체장애 개념에 대한 척도화 과정을 보여 준다.

표 4-1 척도 유형에 따른 개념적 정의, 조작적 정의 및 변수 정의

	측정 수준		
	명목	서열	등간 또는 비
개념적 정의			
건강 상태	건강에 따른 대상자 분류	건강 상태에 따른 대상자 순위	건강 수준에 따른 대상자의 계량화
신체장애	장애에 따른 대상자 분류	장애 정도에 따른 대상자 순위	장애 정도에 따른 대상자의 계량화
조작적 정의			
건강 상태	자신이 건강하지 않다고 생각하십니까?	자신이 매우 건강, 보통, 또는 건강하지 않다고 생각하십니까?	전반적으로 당신의 건강이 매우 양호, 매우 우수, 좋음, 보통 또는 나쁨이라고 말할 수 있습니까?
신체장애	건강 문제로 인해 일상적인 활동을 수행하는 데 제약이 있습니까?	다음 중 수행하기 어려운 활동은 무엇입니까? 목욕, 옷 입기, 식사	지난 한 달 동안 업무상 부상으로 결근한 날은 몇 일입니까? - 일 수
변수 정의			
건강 상태	1 = 건강 0 = 불건강	1 = 매우 건강 2 = 보통 3 = 불건강	100 = 훌륭함 85 = 매우 좋음 60 = 좋음 25 = 보통 0 = 나쁨
신체장애	1 = 예 0 = 아니오	대상자가 수행하기에 어려움이 있다고 보고한 활동의 수	결근한 날 수

※ 출처: 발췌 정리 & Cornelius, 2006

변수가 척도화되는 방식을 고려할 때, 기본적인 구분은 인종 또는 성별 같은 범주형 변수와 혈압, 포도당 수준 또는 통증 수준과 같은 연속형 변수가 있다Streiner & Norman, 2003. 두 번째 관련 고려 사항은 측정 수준과 관련이 있다표 4-2. 결과 분석에서 사용되는 척도는 명목, 서열, 등간 및 비의 네 가지 측정 유형으로 구분하는 것이 일반적이며, 사용되는 통계 분석 유형에 영향을 미친다.

명목 척도

명목 척도는 순서가 없는 질적 범주로 분류하는 것을 말한다. 그 예로는 개인을 비장애인 또는 장애인으로 분류하는 것이 있다. 번호는 사람 또는 사물을 별개의 범주로 분류하기 위한 레이블로 사용된다. 모든 대상은 하나의 범주에만 들어갈 수 있으며, 모두 조작적 정의에 따라 분류된다. 이는 측정에 대한 초기 정의를 바탕으로 하여 측정 및 결과연구에 대한 분류의 중요성을 보여 준다. 명목 척도의 예로는 건강 상태, 성별, 인종, 병원 유형 및 진단명 기준 환자군DRG이 있다. 명목 척도의 예로 간단한 예/아니오 형식의 질문이 있다.

서열 척도

서열 척도에는 순서가 지정된 범주형 응답들이 있다. 숫자는 특정 속성을 가지는 객체 집합 간의 서열을 나타내는 데 사용된다. 속성의 크기 또는 객체 간의 거리는 동일하지 않으며, 의미를 가지지는 않는다. 서열로 측정이 되면 한 객체는 다른 객체보다 속성이 더 많거나 적다고 할 수 있다. 제시된 장애인 예에서 일상생활 수행 능력의 장애는 개인이 수행하기 어렵거나 수행할 수 없는 활동의 수를 계산하여 계량화할 수 있다. 그러나 단순히 활동 수를 세는 것은 장애 수준의 측면에서 동일하지 않다. 예를 들어,

스스로 음식을 먹는 것이 어렵다는 것은 옷을 입는 것보다 더 큰 장애 수준을 나타낸다. 몇몇 연구자는 이러한 차이를 계량하기 위한 접근법을 제안하였으나Finch, Kane, & Philp, 1995, 보편적으로 적용되지는 못했다.

표 4-2 척도의 종류

척도	자료 특성	예
명목	범주형	성별: 여성 남성
서열	범주형	옷을 입고 벗을 수 있습니까? 네, 어려움 없음 네, 약간의 어려움 있음 네, 큰 어려움 있음 아니오, 할 수 없음
등간	연속형	"옷을 입고 벗는 데 어려움이 없음"을 1점으로, "옷을 입거나 옷을 벗을 수 없음"을 10점으로 하여 1점에서 10점까지 측정할 때, 옷을 입고 벗는 데 얼마나 어려움이 있습니까? 1 2 3 4 5 6 7 8 9 10 어려움 없음 옷을 입고 벗을 수 없음
비	연속형	5피트/4피트 = 60인치/48인치

등간 척도

등간 척도에서 변수에 대해 설정된 응답은 연속적이며, 각 응답 범주 간의 거리는 동일하다고 가정된다. 척도의 숫자는 의미 있게 해석되며, 화씨 온도 눈금°F 또는 혈압mmHg이 그 예이다. 앞선 예에서 장애는 일을 하지 못한 날수를 기준으로 측정한다. 측정 간격을 기준으로 1일과 3일의 결근과 5일과 7일의 결근의 양적 차이는 2일이다. 등간 척도의 경우 1일은 다른 날과 동일한 것으로 간주된다. 이 예에서, 두 차이의 크기는 동일하지만 후자의 경우가 더 큰 장애 수준일 가능성이 높다.

비척도

등간 척도가 절대 영점true zero을 포함하고 있을 때, 측정 수준은 비척도로 간주된다. 비측정의 예로는 Rankine과 Kelvin 온도 같은 절대 온도 척도와 사람의 키가 있다. 이 측정은 절대 영점을 포함하고 있으며, 측정 단위가 바뀌어도 비는 여전히 고정된 상태를 유지한다. 키가 5피트인 아이는 키가 4피트인 아이보다 1.25배 더 크다. 이 두 키의 비는 인치 또는 센티미터로 변환할 때에도 동일하게 유지된다. 한편 인체 및 생화학 측정을 제외하고 결과연구에서 비측정 도구의 예는 많지 않다.

측정 수준 선택은 사용 가능한 지표와 통계값에 영향을 미친다. 모수 통계평균, 선형 회귀 분석는 명목 및 서열 척도에는 부적절하지만, 등간 및 비형태의 연속 지표에는 적합하다. 명목 및 서열 척도는 비모수 통계를 사용하여 분석되어야 한다Le, 1998.

경험상 가장 좋은 방법은 가능한 한 연속형 자료를 수집하거나, 최소한 이분형 자료를 수집하지 않는 것이다. 연속형 변수는 이분형 변수로 변환할 수 있지만, 반대의 경우는 변환이 쉽지 않다. 이와 같이 범주형 자료로의 변환은 덜 강력한 통계 분석 방법에 의존하지만, 특정 영향 지점을 찾는 데 도움이 될 수 있다. 예컨대 전체 연령에서 효과를 나타내지 않을 수 있는 것이 하나의 특정 하위 집단예: 최고령 노인 또는 85세 이상에는 효과가 있을 수 있다. 일부 분석의 경우 범주들 사이의 평균 변화는 한 범주에서 다른 범주로 이동하는 분율의 변화보다 의미는 작을 수 있지만, 분류하거나 구분점을 설정하기가 더 쉽다. 이분형 변수는 그 효과를 입증하려면 더 큰 표본의 크기가 필요하고, 연속형 변수보다는 신뢰도가 떨어진다Streiner & Norman, 2003. 일반적으로 연속형 변수를 이분형 변수로 변환하면 통계적 검정력을 잃게 된다.

척도화 방법

고전검사이론Classical Test Theory, CTT은 결과연구에 사용되는 대부분의 척도 개발에 있어 기초가 된다. 이 방법의 장점은 이것이 가지는 느슨한 가정과 대부분의 상황에 광범위하게 적용이 가능하다는 점이다. 그러나 고전검사이론의 주요 한계 중 하나는 측정을 위해 사용되는 질문과 신뢰도 및 타당도 검사의 통계값이 분석된 집단에만 적용된다는 것이다. 이 속성이 의미하는 것은 척도를 사용하기 위해서 연구자가 조사의 응답자들을 대상으로 하여 신뢰도와 타당도를 검사하고 확인해야 한다는 것이다.

속성을 측정하는 척도가 연속 변수를 기반으로 하는 경우, 척도의 크기를 추정하는 방법은 평정 척도rating scale, 비교 방법comparative methods, 크기 추정magnitude estimation 및 계량 경제학 방법econometric methods이 있다. 대체로 이들은 일차원적 척도화에 대한 다양한 접근 방식을 나타낸다 Streiner & Norman, 2003.

평정 척도

가장 단순하고 오래된 평정 척도는 시각적 상사 척도Visual Analog Scales, VAS; Fryed, 1923이다. 시각적 상사 척도는 건강 결과 연구에서 통증 수준을 측정할 때 자주 사용된다. 예를 들어, 통증에 대해 개인은 '통증 없음'에서 '극심한 통증'까지 나타낸 선에서 자신의 통증을 나타내는 지점을 표시한다그림 4-1.

시각적 상사 척도의 한 변형으로 통증에 대한 수치 평정 척도Numerical Rating Scale, NRS가 있다. 여기서 응답자는 '통증 없음'에서 '극심한 통증'까지 11개 중 하나에 표시한다표 4-3.

그림 4-1 통증-통증 없음

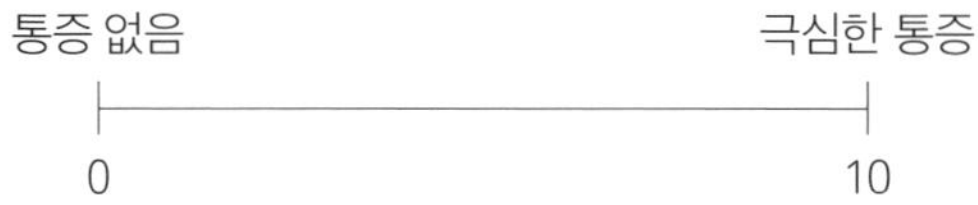

표 4-3 통증의 수준

통증 없음										극심한 통증
0☐	1☐	2☐	3☐	4☐	5☐	6☐	7☐	8☐	9☐	10☐

시각적 상사 척도와는 달리 측정에서 가장 널리 사용되는 평가 방법 중 하나로 리커트 척도가 있다Guyatt & Townsend, 1987. 리커트 척도는 점수를 계산하기 위해 동의에서 반대까지의 연속체예: "전적으로 동의함," "동의함," "불확실," "동의하지 않음," "전적으로 동의하지 않음"로 구성된 일련의 질문들에 대한 개별 응답을 합산하여 산출한다. 응답의 선택지는 대칭 형태이다. 척도 점수는 개별 문항에 할당되지 않으며, 총 점수만 척도화가 가능하다. 리커트 척도의 개별 문항은 서열형이지만, 척도가 하나의 특성만을 측정하는 한 실질적인 연구 편향을 가져오지 않고 대부분의 연구자들은 총 점수를 등간 척도로 처리한다Nunnally & Bernstein, 1994. 리커트 척도를 개발하는 데 있어 논쟁점은 다음과 같은 부분에서 발생한다. 중립적이거나 불확실한 범주 또는 적절한 수의 응답 선택이 있는지 또는 응답 집합에 홀수 또는 짝수가 있어야 하는지 여부로 범주의 수는 일반적으로 다섯 개에서 아홉 개이다. 리커트 유형의 척도에는 정답이나 오답은 없다. 각 질문은 내재된 속성을 반영하는 문장이다. 여러 문항들에 대한 응답들을 합산하여 이용되는데, 이 특성이 리커트 척도를 가법 척도로 지칭하는 근거가 된다. 전반적으로 결과연구에서 사용되는 척도의 사용 빈도는 척도를 설계하는 데 소요되는 최

소한의 자원 소모량, 포괄성 및 관리 용이성에 영향을 받는다.

비교 방법

척도 개발에 있어서, 비교 방법은 평정 기반 척도에 비해 상당히 많은 자원의 투입과 더불어 연구자의 시간 및 설계 노력이 필요하다. 측정에 포함되는 문항에는 일차적으로 등간 수준의 척도화가 요구된다. 연구자가 가장 선호하는 것부터 가장 선호하지 않는 것까지 순위를 매기거나, 각 문항을 비교하여 어느 쌍이 연구 주제에 대한 속성을 더 많이 가지고 있는지 구분한다. 척도가 보정된 후, 응답자는 자신에게 적합한 문항을 선택한다. 척도 점수는 개별 문항에 대한 응답을 합산하거나 평균을 낸다. 최종 척도는 동일한 등간 속성을 가지는 것으로 간주된다. 앞서 언급했듯이 비교 척도의 구성은 비용이 많이 들고 까다로우며, 개념의 일차원성이나 평가자의 편향이 없는 순위를 보장하지 않는다McIver & Carmines, 1981. 써스톤Thurstone 유형의 척도가 한 예이다.

대부분의 초기 기능 장애 척도는 비교 방법인 거트만 척도Guttman scale를 사용했다. 이러한 유형의 척도는 본질적으로 계층적이고 결정론적인 속성이 있으며, 구성 개념의 일차원성을 필요로 한다Nunnally & Bernstein, 1994. 거트만 척도는 선택 문항의 속성을 점점 더 강화하는 표현으로 제시하면서 측정한다. 척도의 계층적 특성을 감안하여 누적 척도라고도 한다. 일상생활 수행 능력 및 신체 기능 능력 같은 발달 지향적 구성 개념은 이와 같은 척도에 가장 잘 적용된다Katz & Akpom, 1976; Spector, Katz, Murphy, & Fulton, 1987. 거트만 척도의 누적 또는 계층 구조hierarchical structure는 표 4-4의 일상생활 수행 능력에서 설명되고 있다. 여기서 각 척도의 점수는 일상생활 수행 능력에서 정의된, 장애에 대한 반응 패턴을 나타낸다. 응답자가 기능 수준 3인 경우 응답자는 반드시 수준 1과 2에 해당해야 한다. 거트만 척도의 측정 방식을 고려하면, 스스로 음식을 먹을 수 없는 개인은 기타 자기 관리 활동을 다른 사람에게 의존한다.

표 4-4 일상생활 수행 능력에서의 의존성에 대한 거트만 척도

대상	A	B	C	D
아래 활동을 수행할 수 있는가?				
- 도움없이 목욕하기	1	1	1	1
- 도움없이 옷 입기	1	1	1	0
- 도움없이 화장실 가기	1	1	0	0
- 스스로 식사	1	0	0	0
척도 점수	4	3	2	1

1 = 예, 0 = 아니요

누적 모델 형태의 척도는 측정 오차measurement error가 없다고 가정한다. 그러나 실제로는 안정성stability 및 재현성reproducibility 계수를 사용하여 표본 응답자의 이상적 순위와의 편차 수준을 평가할 수 있다. 실제로 거트만 척도와 함께 사용하기에 적합한 구성 개념을 찾는 것은 쉽지 않다. 일상생활 수행 능력 평가 도구도 문제가 있는 것으로 입증됐다. 응답자의 활동 또는 일상생활 수행 능력 평가 도구의 단순 집계값을 사용하는 것은 척도에 있어서 계층 구조, 각 일상생활 수행 능력에 동일한 가중치, 그리고 등간 척도의 속성들을 가정하고 있지만, 이러한 가정은 다소 미약하다.

일반적인 측정 도구에서 사용되는 서열 속성 또는 동일한 가중치를 가정하는 방법과는 달리 건강이나 의존적인 건강 상태 같은 특성에 가중치를 부여하기 위한 다양한 척도화 방법들이 사용되어 왔다. 예를 들어, 크기 추정 방법magnitude estimation techniques이 기능 의존성에 대한 가중치가 적용된 비ratio 형태의 척도를 얻기 위해 사용되었다Finch et al., 1995.

크기 추정에서 주어진 구성 개념에 대한 기준 문항이 선택되면 그후 척도 점수가 부여된다. 나머지 모든 문항들은 각 문항과 기준 문항의 유사

성 또는 차이에 따라 숫자로 평가된다. 전문가 패널은 목욕을 표준500으로 사용하여, 사람이 일상 기능을 수행하기 위해 필요로 하는 타인의 도움이 전반적인 의존성에 어떻게 기여하는지에 대한 자신들의 판단을 기반으로 13개의 기능 영역을 평가했다.

그런 다음, 전문가 패널은 기능 활동을 수행하는 데 필요한 지원 수준예: 약간의 지원, 많은 지원, 완전한 지원에 대해 0부터 100까지 가중치를 할당했다. 척도는 비척도의 속성을 가지고 있기 때문에 총점이 계산된다. Finch와 그의 동료들1995은 동일한 가중치를 가정하지 않았고, 일상생활 수행 능력과 수단적 일상생활 수행 능력의 의존성 수준을 임의로 이분화하지 않았기 때문에, 그들의 척도가 일상생활 수행 능력 및 수단적 일상생활 수행 능력의 단순 합계보다 기능 손실의 특성과 정도에 더 민감하다는 것을 발견했다.

계량 경제학적 방법

계량 경제학적 방법은 네 번째 일차원적 척도화 방법이다. 비용-편익 분석에서 치료의 편익은 의료 질에 대한 일차원적 측정이 되도록 계량화되어야 한다. 일반적으로 이것은 최악의 건강 상태에서 가능한 최상의 건강상태로 이어지는 연속선상에 있다. 이때 1은 건강한 상태를 나타내고, 0은 사망을 나타낸다. 계량 경제학적 방법에서 개인은 개입의 이익과 합병증이 있을 수 있거나, 결과가 바람직하지 않거나 또는 사망할 수 있는 위험 사이에서 선택을 해야 한다. 각 건강 상태에 대한 총 가중치는 평정 척도rating scale, 크기 추정magnitude estimation, 표준 도박법standard gamble 또는 시간 교환법time trade-off; Drummond, Sculpher, Torrance, & O'Brien, 2005; Patrick & Erickson, 1993; Torrance, Thomas, & Sackett, 1972을 포함한 다양한 척도화 방법으로 결정될 수 있다. 경제학자들은 경제 이론에 기반한 후자의 두 가지 방법을 선호한다Kaplan, 1995.

간단히 말해서, 표준 도박법은 응답자에게 확실하지만 이상적이지 않은 결과와 불확실하지만 완벽한 건강, 또는 죽음으로 이어지는 결과 중에서 선택하도록 한다. 시간 교환법은 어려운 확률 개념을 버리고 응답자에게 현재의 건강 상태를 일정 기간 유지하거나 기간은 더 짧지만 완벽하게 건강한 것 중 하나를 선택하게 한다.

경제학자들은 이러한 방법들을 사용하여 합산하는 것이 서열 척도의 속성이 있는 평정 척도에 비해 더 타당하다고 주장한다. 그러나 이러한 방법은 응답자의 합리적인 의사 결정을 전제로 한다. 연구는 이것이 반드시 그렇지는 않을 수 있다는 것을 시사한다Tversky & Kahneman, 1981. 더욱이 측정 대상이 가지는 상태의 중요성에 대한 사람들의 인식은 상황에 따라 달라질 수 있다. 이를 반응 이동response shift이라고 한다Ahmed, Schwartz, Ring, & Sprangers, 2009. 이러한 방법은 응답자가 이해하기 어렵고 관리하는 데 시간이 많이 걸린다Streiner & Norman, 2003. 나아가 비계량 경제학 분야의 사람들은 계량 경제학 방법의 기초가 되는 가정에 대해 비판하고 있다.

문항반응이론

문항반응이론item response theory은 새로운 종류의 일차원 모델을 기초로 사용되며, 대표적으로 Rasch 모델이 있다. 이들은 심리적, 교육적 측정에 널리 사용되는데, 질문 문항들이 관심이 가는 능력이나 특성을 얼마나 잘 측정하는지에 대한 정보를 제공하는 다른 모델과 구별된다Andrich, 1988. 이것은 측정 도구의 속성이 검사를 받은 대상자에 따라 달라진다는, 이전에 논의된 일차원 모델과 구별된다Streiner & Norman, 2003. Rasch 모델은 문항반응이론을 기반으로 하는 모델 중 가장 단순하며, 검사를 받은 개인들의 문제와 관련된 매개 변수Parameters를 분리할 수 있다. Rasch 모델은 일차원을 가정한다. 즉, 측정값은 단일 특성 또는 능력만을 평가하며, 문항에 응답하는 확률은 검사받는 사람과 관련이 없다고 가정한다. 측정 도구의 사이코메트리psychometric 속성은 검사를 받는 집단에 대해 독립적이며, 측정 도구가 개발될 때 모든 집단에 대한 신뢰도와 타당도가 확립된다.

건강 결과 측정 도구 선택에서의 전략적 질문

결과연구를 시작하기 전에 건강 결과 측정 도구를 선택하는 데 있어서 고려해야 할 여섯 가지 중요한 전략적 질문은 다음과 같다.

1. 도구의 사용이 합리적인가?*합리성, sensibility*
2. 도구는 신뢰할 수 있는가?*신뢰도, reliability*
3. 도구를 사용하여 유효한 추론을 도출할 수 있는가?*타당도, validity*
4. 도구가 임상적 및 사회적으로 관련된 변화에 반응하는가? *반응성, responsiveness*
5. 도구를 사용하는 데 필요한 자원이 가용 자원을 초과하는가?*부담, burden*
6. 사용되는 도구는 연구 설계 및 주제에 적합한가?*설계, design*

각 질문 뒤에는 질문의 본질적인 특성을 나타내는 용어가 제시되어 있다.

합리성

측정 도구를 사용하는 것이 합리적인가? 이것은 때때로 임상 현실에 대한 상식과 합리적인 지식이 혼합된 "깨달은 상식enlightened common sense"이라고도 불린다Feinstein, 1987. Feinstein은 특히 합리성의 구성 요소를 명확히 했다. 연구자는 연구 질문이 무엇이며, 이것이 개념적 모델과 어떻게 관련되는지에 대한 지식에서 출발한다. 측정 도구는 이해 가능하고, 이해할 수 있어야 한다. 결과연구를 수행하는 연구자는 측정 도구에 무엇이 투입되고, 무엇이 산출되는지에 대해 명확하게 이해하고 있어야 한다.

측정 도구의 사용 지침서는 신뢰도를 보장하도록 명확하고 재현 가능해야 하며, 사용하기 쉬워야 한다. 연구자와 대상자 모두에게 사용이 너무 어려운 도구는 매력적이지 않다. 연구를 위한 표준 운영 매뉴얼과 유사하게, 측정 도구의 구성 요소를 어떻게 결합하고 표준화할지에 대하여 설명해야 한다. 마지막으로 측정 도구의 산출값은 의도한 목표에 적합한 것이어야 한다.

안면 타당도face validity와 내용 타당도content validity는 종종 합리성에 대한 측정 도구로 간주된다. 결과 측정 도구가 합리적으로 보이는가? 안면 타당도는 측정 도구가 측정하고자 하는 잠재적 속성을 평가하는지를 나타낸다. 일반적으로 이것은 전문가의 주관적인 판단에 의존한다. 안면 타당도에 대한 고려 사항에는 기초적인 근거, 구성 요소의 일관성, 그리고 측정 도구가 적용되는 대상자와의 적절한 협업이 포함된다Feinstein, 1987. 후자의 경우, 관심 대상이 되는 진단명예: 고혈압 또는 울혈성 심부전이 있는 환자에 대한 측정으로 나타낼 수 있다. 내용 타당도는 안면 타당도와 밀접한 관련이 있지만, 측정 도구가 모든 관련 개념 또는 중요한 영역을 수집하는지 여부로 제한된다. 고려 사항에는 중요한 변수의 누락, 부적합한 변수의 포함, 변수 가중치, 그리고 측정 도구가 양질의 기본적인 자료의 제공 가능 여부가 포함될 수 있다. 연구자들은 안면 타당도와 내용 타당도에 근거하여 측정 도구를 배재하는 것이 일반적이다.

도구가 측정하는 것은 전문가의 발언에 영향을 받을 수 있다. 이것은 때때로 가정assumption에 의한 타당도라고도 하며, 일반적으로 측정 도구의 최소 전제 조건이다. 어떤 경우에는 측정 도구가 안면 타당도를 가지는데 부적절할 수 있다. 예를 들면, 알코올 중독 또는 배우자 학대와 같은 민감한 주제에서는 직접적인 질문으로 정직한 답변을 이끌어 내지 못할 가능성이 있다.

신뢰도

연구에 사용할 측정 도구를 선택하는 데 있어 중요한 부분 중의 하나는 측정 도구의 유용성을 확립하는 것이다. 전통적으로 이러한 과정에는 측정 도구의 신뢰도와 타당도에 대한 평가가 포함된다. 신뢰도 평가는 건강 결과 측정 도구가 재현 가능한 결과를 만드는 것을 나타내며, 타당도 평가는 나중에 자세히 논의될 것인데, 측정하려는 대상을 정확히 측정하는 것을 의미한다. 심혈관계의 내부 박동 및 휴지기 압력을 나타내는 혈압은 혈압계를 사용하여 측정한다. 수축기 혈압을 측정할 때 혈압이 실제보다 항상 10mmHg 높은 혈압은 신뢰할 수 있는 측정치일 수 있으나, 정확한 측정치는 아니다. 이때 측정된 혈압은 일관성은 있지만, 지속적으로 높게 측정된다. 반대로, 혈압계가 일부 환자에게는 높게 측정되고, 다른 환자에게는 낮게 무작위로 측정될 수 있다. 후자의 경우 혈압은 신뢰할 수 없고, 타당하지 않다. 일반적으로 신뢰도는 타당도를 위한 필요조건이지만, 충분조건은 아니다.

측정 오차는 신뢰도와 타당도의 핵심이다. 측정은 항상 오차가 따르며, 오차는 확률적 또는 비확률적편향이다. 관측된 점수 또는 척도 점수는 실제 점수, 편향 및 오차의 함수이다. 다음 방정식에서 O는 관측된 점수, T는 실제 점수, B는 편향, ε는 확률 오차random error이다.

$$O = T + B + \varepsilon$$

신뢰도는 확률 오차와 관련이 있는 반면, 타당도는 편향과 관련된다.

고전검사이론에서 신뢰도는 본질적으로 완전히 비체계적인 속성을 지닌 확률 오차의 함수이다. 확률 오차는 설문지에 대한 일관성이 없는 응답, 자료 입력 오류, 자료 수집을 담당하는 직원의 잘못된 지침서 또는 교육,

코딩 및 필사 오류 등으로 인해 발생할 수 있다. 측정 도구에서 확률 오차가 증가하면 측정값의 신뢰도가 감소한다. 다음 공식은 신뢰도를 정의하고 설명한다Streiner & Norman, 2003.

$$\text{신뢰도} = \frac{\text{진점수 분산(true variance)}}{\text{진점수 분산(true variance)} + \text{오차 분산(error variance)}}$$

타당도는 대체로 비확률적 측정 오차 또는 체계적 오차이며, 이러한 비확률적 특성을 편향이라고 한다.

신뢰도와 타당도 사이의 관계는 그림 4-2에 나와 있다. 이 사례는 구강 체온계를 사용하여 심부체온을 추정했다. 입을 통한 체온 측정은 체계적 편향이 포함되었고, 평균적으로 신체의 심부 온도보다 1도 낮다. 이러한 체계적 오차 이외에도, 온도의 반복 측정에는 확률 또는 우연적인 변동이 있다.

그림 4-2 구강 체온계를 이용한 심부체온 측정의 확률 오차(우연)와 체계적 오차(편향)의 관계

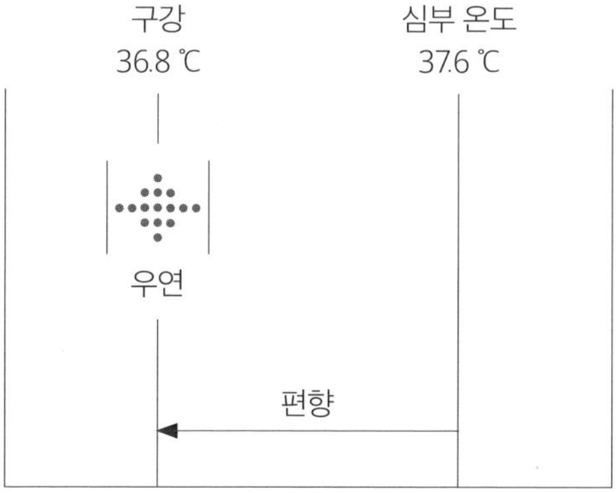

모든 측정 도구는 고유한 오차를 가지고 있으며, 출처에 따라 분류될 수 있다. 그림 4-3에서 볼 수 있듯이 측정 오차의 평가에는 신뢰도와 타당

도 검사가 포함된다. 신뢰도와 타당도라는 용어는 척도 개발을 논의하는 과정에서 매우 구체적인 의미를 갖는다Streiner & Norman, 2006. 정밀도precision와 정확도accuracy, 이 두 가지 용어를 신뢰도와 타당도의 동의어로 사용해서는 안 된다.

그림 4-3 결과 측정에서 관찰된 점수, 실제 점수 및 오차 간의 관계

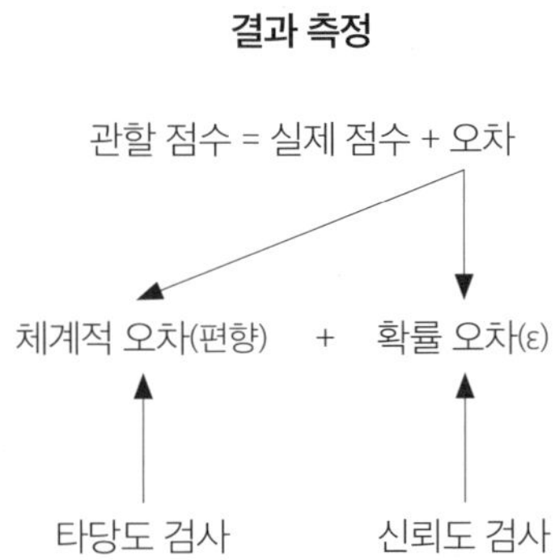

일반적으로 측정 도구의 신뢰도와 타당도가 확보되면, 연구에서 사용되는 도구에 문제가 없다고 오해하게 된다. 측정 오차는 특정 표본 및 분석 방법에 내재되어 있기 때문에 이것은 옳지 않다. 신뢰도와 타당도는 주어진 표본의 결과물로 볼 수 있다. 신뢰도는 측정 도구와 사용자, 사용된 방법에 영향을 받는다. 메스를 사용하는 것과 비교하면 도구는 한쪽 손에서 잘 사용될 수 있는 반면에, 다른 쪽 손에서는 사용하기 어려울 수 있다. 임상의는 도구의 신뢰도와 타당도를 위협할 수 있는 다양한 차원예: 관심 집단, 연구 환경, 자료 수집 방법, 그리고 면접관 배경을 고려하여 자신의 연구가 이전 연구와 다른지 여부를 고려해야 한다.

신뢰도는 재현성의 척도로 경험적인 문제이다. 따라서 신뢰도를 측정하는 데에는 다음과 같은 5가지 일반적인 접근 방식이 있다. (1) 평가자 간 또는 관찰자 간interrater or interobserver 신뢰도, (2) 평가자 내intrarater 신뢰

도, (3) 검사–재검사test-retest 신뢰도, (4) 반분split-half 신뢰도 검사, 그리고 (5) 내적 일관성internal consistency 검증. 신뢰도는 차이 또는 변화를 감지하는 측정 도구의 기능을 제한할 수 있다. 즉, 신뢰할 수 없는 측정 도구는 실제 변화가 발생했을 때 변화를 찾을 가능성을 감소시킬 수 있다.

평가자 간 또는 관찰자 간 신뢰도는, 진단 또는 검사 결과에 대한 안정적인 측정이 중요한 생의학biomedical 연구에서 자주 사용된다. 두 명의 방사선 전문의가 폐렴 또는 폐 경화lung consolidation 지표인 폐 침윤의 근거를 확인하기 위해 200개의 흉부 엑스레이를 검토했다. 검토 의견은 '예' 또는 '아니오'로 기록되었으며, 표 4–5는 검토 결과를 보여 준다.

표 4–5 두 명의 방사선 전문의 검토 결과

		방사선 전문의 1		전체
		예	아니오	
방사선 전문의2	예	60	20	80
	아니오	30	90	120
전체		90	110	200

자료에서 알 수 있듯이 방사선 전문의들은 검토 의견의 75%가 일치한 반면, 나머지 25%는 일치하지 않았다. Kappa(K)는 둘 이상의 관찰자 또는 평가자에 있어서 특정 증상의 존재 또는 부재와 같은 이분형 결과즉, 명목 척도가 있는 상황에서 상호 일치 정도를 평가하기 위해 일반적으로 사용되는 통계 분석 방법이다. K는 우연에 의해 예상되는 반응의 비율을 고려함으로써 단순한 일치 정도의 척도를 넘어선다. K는 p_0와 p_e의 관계식으로 나타낼 수 있는데, 여기서 p_0은 관측된 일치 비율이고2x2 테이블의 대각선 요소를 더한 값을 총 개수로 나눈 값, p_e는 2×2 테이블의 한계 분포marginal distribution를 고려할

때 두 결과에 대한 두 평가자 간 예상되는 일치 수준이다.

$$K = \frac{(p_0 - p_e)}{(1.0 - p_e)} = \frac{(0.75 - 0.51)}{(1.0 - 051)} = 0.49$$

이 예에서 제시된 조건에 대한 예상 일치도(p_e)는 다음과 같이 계산된다.

$$K = \left[\left(\frac{80}{200}\right) \times \left(\frac{90}{200}\right)\right] + \left[\left(\frac{120}{200}\right) \times \left(\frac{110}{200}\right)\right] = 0.51$$

K 값은 주변 빈도 분포marginal frequency distribution에 매우 민감하며, 주변 빈도가 균형이 잘 맞지 않으면 일치도가 높아도 K는 낮을 것이다. 그러나 순위 자료와 함께 사용하기 위해 가중치가 적용된 K를 개발하려는 시도가 있다. 가중치가 적용된 K는 불일치에 초점을 맞추고 있으며, 일반적으로 정확한 일치exact agreement에서 불일치 크기amount of discrepancy의 제곱으로 계산된 2차 가중치를 사용한다Streiner & Norman, 2003. 피어슨 상관관계를 사용할 때, 평가자 간 신뢰도를 평가에 백분율 일치도와 카이제곱은 권장되지 않는다Streiner & Norman, 2003. Landis와 Koch1977는 Cohen의 K를 해석할 몇 가지 유용한 가이드라인을 제시했다. 비록 2×2 테이블에 대한 가이드라인의 경험적 근거는 많지 않지만, 역학자들은 이것이 유용하다는 사실을 발견했다. 방사선 전문의의 경우 200건에서 폐 침윤의 존재에 대해 중간 정도의 일치를 이루었다.

검사에서 유사한 문항들에 대한 개별 검사 점수individual test scores, 시간 경과에 따른 개별 검사 점수, 그리고 다른 관찰자에 의한 개별 검사 점수의 재현성에 관심이 있을 수 있다. 특히, 연구자는 특정 차원에 걸쳐 반복 측정을 해야 할 때가 있다예: 동일한 구성 개념을 측정하는 복수 문항, 동일한 대상자에 대한 시간 경과에 따른 여러 번의 검사, 동일한 환자를 평가하는 여러 평가자. 급내 상관 계수Intraclass Correlation Coefficient, ICC의 한 형태인 이 신뢰도 계수는 실제 환자

또는 응답자의 변동성에서 비롯된 측정 도구의 분산 백분율로 해석된다. 급내 상관 계수는 "동일한 개인을, 동일한 조건에서, 동일한 검사를 통하여 동일한 값을 산출하는 정도"에 대한 정보를 제공한다Guyatt, Walter, & Norman, 1987. 모든 신뢰도 계수에 대해 계수 1은 완벽한 신뢰도즉, 측정 오차 없음를 나타내며, 계수 0은 신뢰도가 없음을 나타낸다. 급내 상관 계수는 분산 분석을 기반으로 하므로, 연속형 자료에만 적용된다.

급내 상관 계수는 앞서 언급한 가중 K와 수학적으로 동일하다. 반복 측정에 대한 신뢰도는 분산 분석 방법을 사용하여 다음과 같이 정의된다.

$$\text{신뢰도} = \frac{MS_{Subject} - MS_{Residual}}{MS_{Subject} + (k\text{-}1)MS_{Residual}}$$

여기서 $MS_{Subject}$는 대상자에 대한 평균 제곱이고, $MS_{Residual}$은 대상자 및 평가자와 관련된 오차 분산이며, k는 평가자 수이다. 예를 들어, 3명의 정형외과 의사가 연속된 10명의 환자를 대상으로 요통의 중증도를 1에서 5까지 등급을 평가했다. 값이 높을수록 요통의 중증도가 높음을 나타낸다. 이 검사의 결과는 표 4-6에 나와 있다.

표 4-6 반복 측정 ANOVA 분석 결과

Source	df	ANOVA SS	Mean Square	F Statistic	p value
평가자	2	0.887	0.433	0.22	0.835
대상자	9	29.633	3.293	1.65	0.544
평가자 × 대상자	18	6.487	0.390		
전체	29	36.987			

급내 상관 계수의 계산은 다음과 같다.

$$0.713 = \frac{(3.293 - 0.390)}{3.293 + (3 - 1) \times 0.390}$$

급내 상관 계수 0.713은 요통 중증도 측면에서 의사인 평가자 간에 상당한 수준의 일치가 이루어졌음을 나타낸다.

전문가가 시간 경과에 따라 측정 도구를 반복적으로 사용한 경우, 측정 도구에서 얻은 경험이 차후에 영향을 미칠 수 있다. 이러한 경우는 시간이 지남에 따라 측정 결과의 차이로 이어진다. 이것은 의무 기록을 사용하는 결과연구에서 특히 문제가 된다. 연구자가 의무 기록을 검토하면서 더 많은 경험을 쌓음에 따라 검토 내용은 결과연구의 초기에 요약된 것과 다르거나 차이가 발생할 수 있다. 이것은 본질적으로 측정자 내 신뢰도intra-rater reliability에 문제를 발생시킨다. 이러한 형태의 신뢰도를 평가하기 위해 평가자가 연구의 여러 단계에서 동일한 기록을 검토하고, 여러 단계에서 대상의 측정 결과가 유사하면 측정자 내 신뢰도는 허용 가능한 수준이라고 할 수 있다.

또 다른 형태의 신뢰도 검사로 검사–재검사test-retest 방법이 있다. 이 검사는 측정된 속성이 짧은 기간 동안 상대적으로 안정적이라는 가정하에 신뢰도를 직접 평가한다예: 신체 기능 또는 사회적 기능. 시간의 경과에 따라 상당히 변동될 수 있는 통증 측정 도구는 검사–재검사 방법을 사용하면 적절하게 평가할 수 없다. 검사–재검사 방법을 평가하기 위해 일정 기간예: 7~10일이 지난 후 동일한 개인에게 동일한 검사가 제공된다. 각 검사 점수 간의 관계는 측정의 신뢰도로 간주된다. 검사 사이의 시간 간격이 너무 짧으면 기억의 영향으로 신뢰도가 과대 평가될 수 있고, 시간 간격이 너무 길고 응답자 내에서 실제 변화가 발생하면 신뢰도가 과소 평가될 수 있다. 이러한 형태의 신뢰도에서 측정의 안정성을 분리하는 것은 불가능하다Allen & Yen, 2002. 신뢰할 수 있는 측정 없이는 도구의 변화를 확신할 수 없으며, 측정된 특성에서 시간의 흐름에 따른 안정성을 어느 정도 가정하지 않고는 측정 도구의 신뢰도를 쉽게 검증할 수 없다2004.

척도와 함께 사용되는 내적 신뢰도의 일반적인 형태는 Cronbach의 알파 계수(α)이며, 이것은 급내 상관 계수의 파생물이다. Kuder–Richardson Formula 20K-R 20은 이분형 자료에 적합하다Cronbach, 1990.

Cronbach의 α와 K–R 20은 모두 내적 일관성 측면에서 신뢰도를 측정한다즉, 척도 문항들의 동질성. 제기되는 기본적 질문은 척도를 구성하는 각 문항이 전체 척도와 얼마나 밀접하게 관련되어 있는가이다. 척도를 구성하는 문항들에 의해 여러 개의 관측값들이 발생하므로, 오차 분산error variance 및 문항 분산item variance을 제외한 모든 변동성은 고정된 것으로 처리된다. Cronbach의 α의 공식은 다음과 같다.

$$\alpha = \frac{k}{k-1} + \left[1 - \frac{\sum s_i^2}{s_{Total}^2}\right]$$

여기서 k는 척도 문항의 수, s_i는 각 척도 문항의 표준 편차, s_{Total}은 총 척도 점수의 표준 편차이다Cronbach, 1990.

높은 계수 값은 총 척도 점수를 구성하는 문항들이 서로 중간에서 높은 수준의 상관관계를 가질 때 발생한다. 척도에서 가능한 모든 문항 쌍 간의 상관관계가 무시할 수 있는 수준즉, 0에 가까워지면이라면, 측정된 척도의 신뢰도는 0이 된다. 척도의 설계 및 개발에서, 척도를 구성하는 문항들 간의 완벽한 상관관계는 문항의 중복을 암시하기 때문에 긍정적이지 않다. 높은 수준의 알파 계수(α)는 척도의 문항 수에 민감하기 때문에 주의해야 한다. 척도의 문항 수를 늘리면 내적 일관성이 증가하는 것처럼 보이지만,

실제로는 그렇지 않을 수 있다. 이러한 척도 문항 중 일부는 관심있는 속성이 중복되거나 불량한 지표일 수 있다. 집단을 비교하는 데 사용되는 척도의 적절한 수준은 0.70~0.80Nunnally & Bernstein, 1994인 반면, 개인에 대한 추론에는 0.90보다 큰 값이 필요하다.

고전검사이론classical test theory이 가지는 신뢰도 개념은 총 분산에 대한 실제 분산의 비율로써 정의하고 있는 반면, 여러 오차의 원인을 분해하지 않기 때문에 제한적이다. 앞서 논의한 각 유형의 신뢰도 계수는 신뢰도에 대한 다른 추정치를 산출한다. 복수의 잠재적 오차 원인들이 있는 일부 연구의 경우, 총 변동성은 환자/응답자 변동성대상자 간과 측정 오차대상자 내 및 관찰자, 장소 및 교육과 같은 다른 형태의 변동성을 모두 포함하는 전체 변동성의 합으로 보다 현실적으로 볼 수 있다. 분산 분석ANOVA의 확장인 일반화 가능도이론generalizability theory은 측정된 분산의 모든 원인을 동시에 검사할 수 있으며, 단일 연구에서 모든 유형의 신뢰도를 다룰 수 있다Streiner & Norman, 2003. 이 기술은 건강 결과 연구에서 잘 활용되지 않았다. 이것은 측정자 간 신뢰도를 평가하는 데 가장 적합한 접근 방식이다. 신뢰도를 평가할 때 정확성의 측정이 아니라, 재현성reproducibility의 측정이라는 점을 명심하는 것이 중요하다. 측정과 관련된 정확성 또는 편향에 관한 문제는 타당도 검사를 통해 평가될 수 있다.

타당도

신뢰도는 타당도를 위한 전제 조건이지만, 타당도를 확립하는 것은 건강 결과 연구자에게 중대한 도전을 제시한다. 타당도는 척도가 측정하고자 하는 것을 정확하게 측정하는지 여부를 다루기 때문에 측정 과정의 핵심이다. 타당도는 "측정의 무결성을 지향하는 것이 아니라 ……, 해당 측정 점수를 산출한 사람들이 속성에 대해 추론할 수 있는 것"을 의미한다.Landy,

1986, p. 1186. Streiner와 Norman는 타당도는 "척도에서 얻은 점수를 바탕으로 하여 사람들에 대해 우리가 만든 추론에 대해 어느 정도의 신뢰를 둘 수 있는지 결정하는 과정이다."라고 주장했다2003, p. 146.

타당도를 확립하기 어려운 한 가지 이유는 건강 결과 연구에 내재된 수많은 혼란 요인confounding factor 때문이다. 예를 들어, 척도로 전환된 추상적인 아이디어는 개별 임상의나 연구자의 정의에 따라 달라진다예: 요인 분석에서 요인 점수의 이름 지정. 또한 인터뷰 상황은 의도한 바를 측정하는지 여부에 영향을 미칠 수 있다. 요양원 관리자의 입회하에 요양원 생활의 삶의 질을 주제로 한 요양원 거주자와의 면담은 유효하지 않은 결과를 초래할 수 있다. 면담이 거주자와 얼굴을 맞대고 진행되지 않고 전화나 대리인을 통해 진행된다면, 결과가 영향을 받을 수 있다. 편향의 모든 가능성을 감안할 때 타당도는 정도의 문제로 볼 수 있으며, 완벽하게 타당한 측정 도구를 개발하기 어려울 것이다.

실제로 타당도는 관심 분야의 측정 도구와 다른 측정 도구, 또는 관찰 가능한 물리적 특성들 사이의 관계를 입증하기 위한 조작적 정의를 넘어서는 가설 검정 과정이다. 모든 유형의 타당도가 유사한 고려 사항을 가지는 것으로 생각할 수 있지만, 많은 문헌들이 타당도의 다양한 유형과 복잡성을 제시했다. 일반적으로 논의되는 세 가지 주요 타당도 유형은 내용 타당도, 기준 타당도, 그리고 구성 타당도이다Streiner & Norman, 2003. 이들을 때때로 타당도의 3C라고 한다. 연구의 구성 개념에 가장 적합한 타당도를 평가하기 위한 접근 방식을 결정하는 것은 연구자 책임이다.

타당도의 3가지 유형

- *내용 타당도(content validity)* - 도구의 포괄성
  - 내용*content*
  - 안면*face*

- *기준 타당도(criterion validity)* - 최적 표준*gold standard*과의 관련성
  - 동시*concurrent*
  - 예측*predictive*
- *구성 타당도(construct validity)* - 측정하려는 추상적 개념이 측정 도구에 의해 제대로 측정되는 정도
  - 극단 집단 검사*extreme groups testing*
  - 수렴 및 판별*convergent and discriminant*
  - 다속성-다측정 방법 행렬*multitrait-multimethod matrix*

내용 타당도는 척도의 포괄성을 나타낸다. 즉, 측정 도구의 문항들이 관심 영역을 포함하는가? 예컨대 특정 일상생활 수행 능력 척도는 전반적인 장애 범위를 얼마나 잘 나타내는가? 표본이 되는 장애 유형이 대표성을 높게 가질수록 더 유효한 추론이 될 것이다. 도구가 옷 입기와 목욕의 어려움을 고려하지 않는다면, 개인이 독립적으로 기능할 수 있는 능력에 대한 측정은 부정확할 수 있다. 내용 타당도의 주요 문제는 의료 시스템에서 많은 개념들이 모호하기 때문에 전체 영역을 표본 추출하는 것이 일반적으로 불가능하다는 것이다. 많은 측정 도구들에서 내용 타당도는 안면 타당도의 한 형태로 축소되는데, 이는 척도가 실제로 구성 개념을 측정한다는 의료나 연구 커뮤니티의 판단 또는, 측정 도구의 질문이 의미가 있다는 응답자의 판단에 기반한다. 합리성은 내용 타당도의 한 형태이다.

대부분의 연구자들은 기준 타당도 측면에서 타당도를 생각한다. 관심 측정 도구를 최적 표준, 또는 이미 잘 확립된 측정 도구기준와 대비하여 평가한다. 이 상관관계를 동시에 평가하여 동시 타당도를 확립하거나, 향후 상관관계를 평가해 예측 타당도를 확립할 수 있다. 예측 타당도의 예는 일차 의료primary care에 참가할 가능성을 예측하기 위해 의과대학 입학시험에 새로운 섹션을 개발하고 사용하는 것이다. 우리는 의대생이 졸업할 때

까지 일차 의료에 근무하고자 하는 의사의 비율을 예측하는 데에 새로운 섹션이 얼마나 잘 작동되는지 알 수 없다. 이 시험 섹션의 결과를 입학 또는 졸업 전에 다른 유형의 결정에 사용하면 상관관계가 왜곡될 수 있다. 중증도 보정방법은 종종 사망과 같은 결과를 예측하는 능력을 기준으로 검증된다. 많은 경우에 독립 변수와 결과종속 변수의 자료가 이미 수집되었을 수 있다. 이러한 타당도 유형의 주된 문제는 개념이 더 추상적일수록 도구를 평가하기 위한 기준을 찾을 가능성이 줄어든다는 것이다. 임상 현장에서 선별 검사는 종종 더 포괄적인 진단을 기준 점수로 사용하여 검증된다.

역학자는 민감도sensitivity 및 특이도specificity 분석을 사용하여 기준 타당도를 평가한다. 그림 4-4는 결과 측정 도구행과 최적 표준 또는 참값 간의 비교를 보여 준다. 후자는 의사의 판단이나 진단검사와 같은 외부 기준을 사용하여 설정된다. 진양성과 진음성의 비율이 높을수록 결과 측정 도구에 대한 기준 타당도가 확립된다. 실제로 기준 타당도는 민감도, 특이도, 결과 검사의 양성 예측값 및 음성 예측값으로 계량화된다. 표 4-7은 이러한 용어들의 공식적인 정의이다. 민감도가 높고, 특이도가 높은 결과 측정 도구는 평가된 결과를 가지고 있거나 없는 사람을 구분한다.

그림 4-4 민감도 및 특이도 분석을 사용한 기준 타당도 검사

		참값	
		있음	없음
측정 결과	양성	진양성 a	위양성 b
	음성	위음성 c	진음성 d

(※ 진양성-true positives, 위양성-false positives, 위음성-false negatives, 진음성-true negatives)

표 4-7 검사의 정확도(기준 타당도) 설명에 사용되는 역학 용어

용어	정의	공식
민감도	양성 판정을 받은 환자의 비율	a/a+c
특이도	음성 판정을 받은 정상인의 비율	d/b+d
양성 예측도	양성 판정을 받은 사람에서 실제 질병이 있는 사람의 비율	a/a+b
음성 예측도	양성 판정을 받은 사람에서 실제 질병이 없는 사람의 비율	d/c+d

구성 타당도는 측정 도구와 관찰할 수 없는 구성 개념 간의 관계를 나타낸다. 구성 개념이 관찰하기 어렵고, 검증을 위한 기준이 부족하기 때문에 구성 타당도는 개념적 모델의 맥락에서 가설을 검증한다. 관심 대상인 구성개념은 변수 중 하나이다. 다시 말해서, 우리는 구성 개념의 측정 도구들이 개념적 모델에 기반하여 우리의 가설을 뒷받침하는지에 관심이 있다. 예를 들어, 일반적으로 신체 기능은 나이가 듦에 따라 감소한다는 것을 알고 있기 때문에 신체 기능 측정은 개인의 연령과 밀접한 관련이 있다. 다음은 구성 타당도를 설정하는 몇 가지 일반적인 방법이다.

첫째, 측정 도구를 이용하여 집단 차이를 검증할 수 있다. 두 집단이 측정에서 예측된 방식으로 다를 것으로 예상되는 경우, 이 차이를 직접 검사할 수 있다. 연구자는 종종 관심 있는 특성을 가진 집단과 특성이 없는 것으로 알려진 집단에 척도를 적용한다. 특성이 있는 것으로 알려진 집단은 다른 집단보다 측정 도구에서 더 높은 점수를 받을 것으로 예상된다. 예를 들어, 정신 건강 평가 도구는 우울증 환자와 고혈압 환자를 구분해야 한다. 그러나 알려진 집단 타당도 검사는 척도가 특성의 중간 범위에 있는 개인을 구분하는 데 어려움이 있을 수 있다Streiner & Norman, 2003.

둘째, 유사하거나 차이가 있는 구성 개념들을 측정하는 측정 도구들은 각각 관련이 있거나, 관련이 없어야 한다. 두 개의 척도가 신체 기능을

측정하는 것을 목표로 한다면 상관관계가 높아야 하며, 이를 수렴 타당도 convergent validity라고 한다. 신체 기능과 정신 건강처럼 서로 다른 구성 개념을 측정하는 두 척도는 높은 상관관계가 없어야 한다. 이것을 판별 타당도discriminant validity라고 한다.

Campbell과 Fiske1959는 여러 측정 방법들에 의해 평가된 속성들의 해석을 통하여 구성 타당도를 평가하는 세 번째 방법을 제안했다. 다속성-다측정 방법 행렬은 여러 개의 속성을 각각의 방법으로 측정할 때 발생하는 모든 상호상관관계intercorrelations를 나타낸다. 이 방법은 신뢰도가 유사한 방법을 적용하여 동일한 속성을 측정하려는 두 노력 간의 일치 수준에 기반한다. 타당도는 서로 다른 방법을 사용하여 동일한 특성을 측정하려는 두 시도 사이의 일치 수준으로 표현된다.

넷째, 확인적 요인 분석confirmatory factor analysis은 자료가 이론 모델과 일치하는지, 즉 실제로 고유한 구성 개념이 있는지 여부를 결정하는 데 사용된다. 이 검증 과정은 구성 개념의 내부 구조를 대상으로 하는 것으로 Kim & Mueller, 1978a; 1978b, 관찰된 상관관계를 적은 수의 가상적인 구성 개념즉, 요인으로 설명할 수 있다. 구성 타당도는 지속적인 과정이다. 이상적으로는 여러 다른 연구에서 서로 다른 이론적 구조를 사용하는 여러 연구들에서 일관된 결과의 발견이 필요하다Carmines & Zeller, 1979. 그러나 안타깝게도 도구를 검증하려는 연구자들의 노력이 일관되지 않은 몇몇 발견들에 의해 쉽게 실패할 수 있다.

반응성

적절한 질병 치료를 통해 건강에 긍정적인 변화를 가져오는 것이 의료의 목표이다. 결과연구의 주요 목적 중 하나는 치료의 효과를 평가하는 것이다. 결과 측정 도구는 신뢰할 수 있고 타당해야 하지만, 치료의 효과를 평가하는 측정 도구는 변화에도 반응해야 한다Guyatt et al., 1987; Guyatt, Deyo, Charlson, Levine, & Mitchell, 1989; Kirshner & Guyatt, 1985. 이러한 결과 측정 도구의 속성은 종종 반응성responsiveness이라고 한다. 반응성은 변화에 대한 민감도라고도 불린다. 그러나 민감도라는 용어는 앞에서 논의한 검사의 정확성을 평가할 때만 사용해야 한다.

반응성은 환자와 연구 중인 질병에 관련된 관점에서 평가되어야 한다Fischer et al., 1999. 사망은 일반적으로 매우 신뢰할 수 있고 결과를 측정하는 도구로서 타당도가 있지만, 관절염 치료와 관련된 변화를 감지하기 위한 측정 도구로는 반응성이 없다. 있는 그대로 받아들인다면, 반응성은 상대적으로 평가하기 쉬워야 한다. 그러나 반응성에 대하여 체계적인 평가가 이루어진 측정 도구는 거의 없다.

반응성은 결과를 연속적으로 측정하거나 개인의 건강 상태가 변화되었는지 여부를 묻는 방식처럼 후향적으로 측정 가능하다. 치료 세션의 시작과 끝에서 환자의 통증 수준에 대한 측정은 연속적인 결과의 측정으로 간주되는 반면, 치료 세션이 끝날 때 환자가 가지는 통증 수준의 변화에 대한 측정은 후향적 접근법으로 간주된다. 이때 치료 세션의 처음부터 끝까지 통증 수준을 측정하는 것이 후향적 접근법보다 다소 정확할 수 있다고 가정된다. 그러나 후향적 접근법이 환자의 건강 결과와 더 큰 관련성을 가질 수 있다는 증거가 있다Fischer et al., 1999. 또한 반응성을 측정하는 연속적 및 후향적 접근법의 결과는 중간 정도의 상관관계를 보였고, 광범위한 치료적 처치에 대해서는 밀접한 관련성이 있었다. 경험적으로 건강 결과 연구의 설계에서 연속적 접근법은 후향적 접근법으로 보완되어야 한다.

반응성은 작지만 중요한 임상적 변화를 감지하는 측정 도구의 능력을 나타낸다. 반응성을 측정하는 다양한 통계적 지표들이 있지만, 대부분의 지표는 기본적인 형태를 가지고 있다Norman, 1989. 다음 공식은 반응성의 이론적 정의를 나타낸다.

$$\text{반응성} = \frac{\text{변화에 기인한 분산}^{\text{variance to change}}}{\text{변화에 기인한 분산} + \text{오차 분산}^{\text{error variance}}}$$

반응성을 평가하는 가장 쉬운 방법은 대응 표본 t 검정을 사용하여 연구의 처음부터 끝까지 측정된 값을 비교하는 것이다. 이 접근 방식은 측정 도구의 변동성, 재검사를 통한 학습 및 재검사로 인한 점수 향상 등을 고려하지 못하기 때문에 몇 가지 한계가 있다. 변화된 점수를 사용하는 방법의 주요한 한계는 회귀 효과regression effect의 가능성이다Nunnally & Bernstein, 1994. 반응성을 측정하는 두 번째 일반적인 접근 방식은 효과 크기를 사용하는 것이다. 예를 들어, 기준 시점의 점수와 추적 조사의 점수 차이를 기준 시점 점수의 표준 편차로 나누어 계산한다. 효과 크기의 사용에 대한 많은 논란은 분모에 사용된 변동표준 편차에 집중되어 있다. 이 논란에 대응하여 Guyatt는 변화를 보이지 않는 대상자들에서 산출된 표준 편차로 두 지점 사이의 변화를 나누어 산출하는 반응성 통계량을 고안했다Guyatt et al., 1987. 이렇게 하면 비특이적nonspecific 점수 변화를 설명하는 장점이 있다. 측정 도구가 반응성을 가지려면 이러한 비특이적nonspecific 구성 요소를 넘어서는 변화, 또는 임상적인 변화를 보이지 않는 안정된 대상자들 사이에서의 변동성을 설명해야 한다. 이는 효과 크기를 계산하는 표준 방법에 비교하여 통계량을 부풀리는 효과가 있다. 다만 안정된 대상자라도 회귀 효과로 인해 개선될 가능성이 있기 때문에 각 방법은 단점을 가지고 있다.

t 통계량에 대한 비판에 대해 Liang, Larson, Cullen과 Schwartz1985는 F 통계량과 상대적 정밀도Relative Precision, RP를 대안으로 추천했다. 측정 도구의 정밀도를 측정할 때, F 통계량은 비교 집단과 집단 내 분산이라는 두 가지 변동 요인을 고려한다. 이와 관련하여 Liang과 동료들의 접근 방식

은 앞에서 제시한 이론적 공식에 더 가깝다. 상대적 정밀도는 한 측정 도구가 표준적인 측정 도구보다 얼마나 더 정확한지를 나타낸다.

수신자 조작 특성 곡선Receiver Operating Characteristic, ROC 분석은 반응성을 분석하는 또 다른 방법이다. 이 분석은 결과를 변화된 대상자와 그렇지 않은 대상자즉, 명목 척도로 표현할 때 특히 효과적이다. 수신자 조작 특성 곡선은 1에서 특이도를 뺀 민감도비율로 표시됨를 그림으로 표시하여 작성된다. 또는 측정 도구에 의해 변화된 것으로 평가된 대상자와, 변화되었지만 측정 도구에 의해 측정되지 않은 대상자를 비교한다. 환자 변화를 평가하는 것 외에도 수신자 조작 특성 곡선 분석은 선별 검사의 효과성을 평가하는 데 사용될 수 있으며, 이러한 사례에 대한 설명이 그림 4-5에 나와 있다.

그림 4-5 광범위한 임상적 평가에 의한 알코올 의존 또는 남용과 비교한 CAGE 설문지의 수신자 조작 특성 곡선

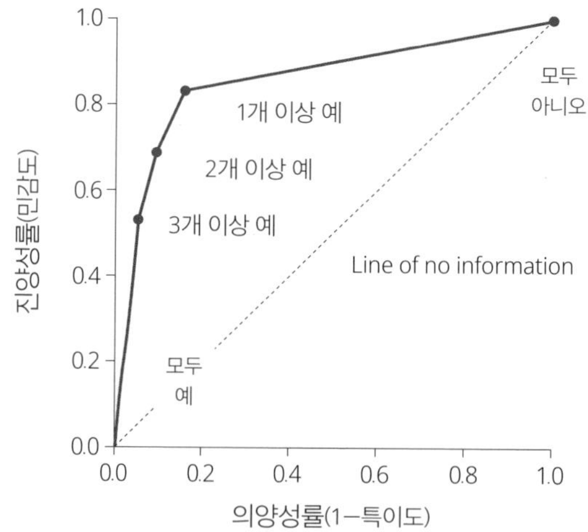

수신자 조작 특성 곡선은 임상적 평가를 통해 확인된 알코올 의존성이 있는 개인을 식별하는 데 있어 CAGE 설문지의 효과를 보여 준다. CAGE는 음주 습관에 대해 '예 또는 아니오'로 질문하는 4개 문항으로 구성된 설

문지이다Ewing, 1984. 수신자 조작 특성 곡선의 왼쪽 상단 모서리를 향한 ROC 곡선의 편차deviations는 측정 도구의 판별력을 나타낸다. 곡선 아래 면적Area Under the Curve, AUC은 경험적으로 측정할 수 있으며, 측정 도구의 적용 결과를 반영한다. 0.7보다 큰 값은 측정 도구가 반응성이나 판별력이 있는 것으로 받아들인다Iezzoni, 2003.

부담

결과연구는 충분한 자원과 치료 프로토콜에 대한 대상자의 준수 없이는 수행될 수 없다. 측정 도구를 선택하는 데 있어 다섯 번째 전략적 질문은 "측정 도구 사용에 대한 부담이 가용자원을 초과하는가?"이다. 부담은 다양한 형태를 가질 수 있으며 연구자, 치료 및 연구의 대상자와 관련하여 다양한 관점에서 바라볼 수 있다.

대상자의 관점에서 볼 때 측정에 대한 부담은 서식 작성에 소요되는 시간, 불편하거나 방해가 되는 검사 등의 측면에서 발생할 수 있다. 측정을 완료하는 데 소요되는 부담이 측정 과정에 참여하여 받는 편익을 초과하는 경우, 대상자는 연구 중단, 설문 작성 중단, 부주의한 설문 작성, 잘못된 정보 제공을 할 수 있다. 이러한 이유 때문에 측정 과정에 상당한 편향이 반영될 수 있다. 연구자는 설문지를 작성하거나 건강 결과 연구에 참여한 것에 대해 대상자에게 보상해야 할 필요성에 직면할 수 있다. 보상은 현금, 기프트 카드, 기념품, 카드 등과 같은 인센티브의 형태다. 응답자의 부담을 줄이고 참여를 증가시키기 위하여 측정 과정에 적용된 다양한 형태의 인센티브 및 접근 방식의 효과를 평가한 문헌도 있다Dillman, 2006.

연구자의 관점에서 볼 때 측정의 부담은 여러 형태로 나타난다. 연구에 필요한 자료를 수집하는 데 소요되는 자원이 부족하거나, 연구에서 필요로 하는 자료보다 훨씬 더 많은 자료를 수집할 수 있다. 일반적으로 대부분의 연구는 현실적으로 분석하고 보고 할 수 있는 것보다 더 많은 자료를 수집한다. 이때 자료를 수집하거나 점수화하는 데 있어서 연구자가 기술적으로 부족할 수 있다.

설계

건강 결과 연구는 여러 가지 이유로 수행되며, 연구를 시작하기 전에 생각해 보아야 할 질문은 다음과 같다. 사용하고자 하는 측정 도구는 연구 설계와 주제에 적합하는가? 이것은 어떤 면에서 앞서 논의한 합리성 개념의 연장선이다. 건강 결과 측정은 인구 집단의 건강을 구체화하고, 건강 결과를 예측하고, 치료적 개입의 효과를 평가하는 등 다양한 이유로 수행될 수 있다Kirshner & Guyatt, 1985. 잘못된 결과의 측정 도구는 적절한 연구 설계에 사용되었더라도 근본적인 연구 질문에 답하지 못할 수 있다. 반면에 연구 질문에 적합한 측정 도구가 연구 목적을 달성하기 어려운 연구 설계에 적용될 수 있다. 단일 문항으로 이루어진 건강 척도는 대상 인구 집단의 전반적인 건강을 평가하는 데 적합할 수 있지만, 이 척도는 신뢰도가 낮고 집단의 평균으로 회귀하기 쉽기 때문에 결과연구에 적합하지 않을 수 있다. 설계 및 분석 질문들은 앞에서 논의한 각 속성의 맥락에서 따져볼 필요가 있다.

결과 측정 도구에 대한 정리

복수 문항 척도 대 단일 문항 척도의 장점

결과 연구자는 결과를 측정할 때 복수 문항 척도와 단일 문항 척도 중 어느 것을 사용할지 선택해야 한다. 단일 문항 척도 대신 복수 문항 척도를 선택하는 데에는 세 가지 이유가 있다. 그것은 향상된 신뢰도reliability, 범위scope, 그리고 정밀도precision; Haley, McHorney, & Ware, 1994; Nunnally & Bernstein, 1994; Spector, 1992이다. 단일 문항 척도는 복수 문항 척도보다 신뢰도가 낮으며, 복수 문항 척도는 총 점수를 얻기 위해 문항들을 합산하면서 측정 오차를 평균화하기 때문이다. 일반적으로 단일 문항 척도는 상당한 측정 오차가 있다. 단일 문항 척도에서 신뢰도 손실의 의미는 기준 시점 측정에서의 높고 낮음이 추적조사에서는 모집단 평균으로 회귀하는 경향이다Nunnally & Bernstein, 1994. 평균으로의 회귀는 극단적인 점수측, 기준 시점에서 높은 점수와 낮은 점수를 기준으로 연구 대상을 선택하고 신뢰할 수 없는 단일 문항 척도를 사용하는 건강 결과 연구에서 특히 어려운 문제이다Campbell & Stanley, 1963; Cook & Campbell, 1979; Shadish, Cook, & Campbell, 2002.

단일 문항 척도를 사용하여 결과를 측정할 때 발생하는 두 번째 문제는 많은 임상 사례에서 구성 개념의 복잡성을 측정하기에는 단일 문항이 부적절하다는 것이다. 삶의 질이나 정신 건강 같은 복잡한 구성 개념은 필연적으로 여러 차원에서 측정된다. 마지막으로, 복수 문항 척도를 사용하면 속성의 수준을 보다 세밀하게 구별할 수 있다. 범주형 응답은 단순한 '예 또는 아니오' 질문보다 더 많은 정보를 얻을 수 있다. 예를 들어, 개인이 독립적으로 옷을 입을 수 있는지 여부를 확인하고자 할 때, 단순히 도움 없이 옷을 입을 수 있는지 '예 또는 아니오'로 질문하는 것 보다는, 시간이 얼마나 걸리는지, 또는 다른 사람의 도움을 받아야만 하는지 등과 같은 응답 문항을 제시하면 장애 수준에 대한 더 많은 정보를 얻을 수 있다. 하나의 구성 개념을 측정하는 여러 개로 구성된 범주형 질문들은 높은 정밀도를 제공할 수 있다.

측정 도구를 설명하는 기타 유용한 용어

복수 문항 척도와 단일 문항 척도 간의 차이점 중 일부는 도구를 설명하는 용어를 정의함으로써 잘 설명된다. 속성을 측정하는 측정 도구는 다양한 수준의 그라데이션gradations 또는 보정calibration을 보여 준다. 예를 들어, Medical Outcomes StudyMOS의 경우, 정신 건강은 5개 문항으로 측정하는 Mental Health InventoryMHI-5가 있으며, 36개 항목으로 구성된 Short Form Health SurveySF-36와 18개 문항으로 구성된 MHI−18의 하위 척도가 있다. 앞서 제시된, 정신 건강을 측정하는 세 가지 접근 방식은 각각 5수준, 26수준, 그리고 91수준으로 보정 수준에 차이가 있다McHorney, 1999. 일반적으로 보정이 증가하면 결과의 실제 차이를 탐지할 검정력이 높아진다. 이를 증가된 통계적 검정력statistical power이라고 한다. 복수 문항 척도는 단일 문항 척도에 비해 더 나은 보정 수준을 제공한다.

척도는 바닥 효과floor effect 및 천장 효과ceiling effect 측면에서 설명될 수 있으며, 척도에서 가장 낮은 값과 가장 높은 값의 백분율로 요약될 수 있다. 일반적으로 단일 문항 척도들은 바닥 및 천장 효과에 더 취약하다. 12개 문항으로 구성된 Health Status Questionnaire−12HSQ-12에서 신체 기능을 측정하는 3개 문항은 천장에서 63.8%가 발견된 반면, SF−36에서 신체 기능을 평가하는 10개 문항PF-10에서는 41.9%가 발견되었다Radosevich & Pruitt, 1996.

측정 척도는 충실도fidelity 및 밴드폭bandwidth 측면에서도 설명할 수 있다. 충실도라는 용어는 보다 일반적인 의미로 정확한 재현과 관련되며,

척도의 완전성, 깊이 및 질적 측면을 평가하기 위한 것이다. 밴드폭은 평가된 속성의 범위와 차원을 나타낸다. 다차원적이고 복수 문항인 척도는, 일차원이고 단일 문항인 척도보다 밴드폭이 더 크다.

대상자가 보고하는 결과의 경우 단일 문항 척도보다 복수 문항 척도가 선호된다.

요약

측정은 건강 결과 연구의 중요한 구성 요소다. 직관적인 매력과 접근성으로 인해 많은 연구자들이 그 중요성을 과소평가하고, 내재된 복잡성을 최소화한다. 측정의 필수 단계에는 직접 관찰할 수 없는 특성이나 속성의 추상화, 그리고 이러한 특성을 척도로 계량화하는 것을 포함한다. 측정 과정은 점점 더 복잡해지고 경험에 기반을 두고 있다. 그러나 경험이 많지 않은 결과 연구자들은 이것을 종종 인식하지 못한다. 많은 경우 측정과 관련된 전문적인 지식을 가지는 전문가의 기술적인 지원이 필요할 것이다.

REFERENCES

Aday, L. A., & Cornelius, L. J. (2006). *Designing and conducting health surveys: A comprehensive guide.* San Francisco: Jossey–Bass.

Ahmed, S., Schwartz, C., Ring, L., & Sprangers, M. A. (2009). Applications of health–related quality of life for guiding health care: Advances in response shift research. *Journal of Clinical Epidemiology,* 62(11), 1115–1117.

Allen, M. J., & Yen, W. M. (2002). *Introduction to measurement theory.* Long Grove, IL: Waveland Press.

Andrich, D. (1988). *Rasch models for measurement.* Beverly Hills, CA: Sage Publications.

Campbell, D. T., & Fiske, D. W. (1959). Convergent and discriminant validation by the multitrait–multimethod matrix. *Psychological Bulletin,* 56, 81–105.

Campbell, D. T., & Stanley, J. (1963). *Experimental and quasi-experimental designs for research.* Boston: Houghton Mifflin.

Carmines, E. G., & Zeller, R. A. (1979). *Reliability and validity assessment.* Beverly Hills, CA: Sage Publications.

Cook, T. D., & Campbell, D. T. (1979). *Quasi-experimentation: Design and analysis issues for field settings.* Boston: Houghton Mifflin.

Cronbach, L. J. (1990). *Essentials of psychological testing* (5th ed.). New York: Harper Collins.

Dillman, D. A. (2006). *Mail and Internet surveys: The tailored design method: 2007 update with new Internet, visual, and mixed-mode guide* (2nd ed.). New York: John Wiley and Sons.

Drummond, M. F., Sculpher, M. J., Torrance, G. W., & O'Brien, B. J. (2005). *Methods for the economic evaluation of health care programmes.* New York: Oxford University Press.

Duncan, O. D. (1984). *Notes on social measurement: Historical and critical.* New York: Russell Sage.

Ewing, J. A. (1984). Detecting alcoholism: The CAGE Questionnaire. *JAMA*, 252, 1905–1907.

Feinstein, A. R. (1987). *Clinimetrics*. New Haven, CT: Yale University Press.

Finch, M., Kane, R. L., & Philp, I. (1995). Developing a new metric for activity of daily livings. *Journal of the American Geriatrics Society*, 43(8), 877–884.

Fischer, D., Stewart, A. L., Bloch, D. A., Lorig, K., Laurent, D., & Holman, H. (1999). Capturing the patient's view of change as a clinical outcome measure. *JAMA*, 282(12), 1157–1162.

Fryed, M. (1923). The graphic rating scale. *Journal of Educational Psychology*, 43, 83–102.

Guyatt, G., Walter, S., & Norman, G. R. (1987). Measuring change over time: Assessing the usefulness of evaluative instruments. *Journal of Chronic Diseases*, 40(2), 171–178.

Guyatt, G. H., Deyo, R. A., Charison, M., Levine, M. N., & Mitchell, A. (1989). Responsiveness and validity in health status measurement: A clarification. *Journal of Clinical Epidemiology*, 42(5), 403–408.

Guyatt, G. H.. & Townsend, M. B. (1987). A comparison of Likert and visual analogue scales: A critical review. *Journal of Chronic Diseases*, 40, 1129–1133.

Haley, S. M., McHorney, C. A., & Ware, J. E. (1994). Unidimensionality and reproducibility of the Rasch item scale. *Journal of Clinical Epidemiology*, 47(6), 671–684.

Iezzoni, L. I. (2003). *Risk adjustment for measuring health care outcomes* (3rd ed.). Chicago: Health Administration Press.

Kane, R. L., & Kane, R. A. (2004). *Assessing older persons: Measures meaning and practical applications*. New York: Oxford University Press.

Kaplan, R. M. (1995). Utility assessment for estimating quality adjusted life years. In E A. Sloan (Ed.), *Valuing health Care* (pp. 31–60). New York: Cambridge University Press.

Katz, S., & Akpom, C. A. (1976). A measure of primary sociobiological functions. *International Journal of Health Services*, 6, 493–507.

Kim, J.-O., & Mueller, C. W. (1978a). *Factor analysis: Statistical methods and practical issues.* Beverly Hills, CA: Sage Publications.

Kim, J.-O., & Mueller, C. W. (1978b). *Introduction to factor analysis; What it is and how to do it.* Beverly Hills, CA: Sage Publications.

Kirshner, B., & Guyatt, G. H. (1985). A methodological framework for assessing health indices. *Journal of Chronic Diseases*, 27(3), S178-S189.

Landis, J. R., & Koch, G. G. (1977). The measurement of observer agreement for categorical data. *Biometrics*, 33, 159-174.

Landy, F. J. (1986). Stamp collecting versus science. American *Psychologist*, 41, 1183-1192.

Le, C. T. (1998). *Applied categorical data analysis.* New York: John Wiley and Sons.

Liang, M. H., Larson, M. G., Cullen, K. E., & Schwartz, J. A. (1985). Comparative measurement efficiency and sensitivity of five health status instruments for arthritis research. *Arthritis and Rheumatism*, 25(5), 542-547.

McHorney, C. A. (1999). Health status assessment methods for adults: Past accomplishments and future challenges. *Annual Review of Public Health*, 20, 309-335.

McIver, J. P., & Carmines, E. G. (1981). *Unidimensional scaling.* Newbury Park: Sage Publications.

Norman, G. R. (1989). Issues in the use of change scores in randomized trials. *Journal of Clinical Epidemiology*, 42(11), 1097-1105.

Nunnally, J. C., & Bernstein, I. H. (1994). *Psychometric theory.* New York: McGraw-Hill.

Patrick, D. L., & Erickson, P. (1993). *Health status and health policy: Quality of life in health care evaluation and resource allocation.* New York: Oxford University Press.

Radosevich, D. M., & Pruitt, M. (1996). Twelve-item Health Status Questionnaire (HSQ-12) cooperative validation project: Comparability study. AHSR FHSR *Annual Meeting Abstract Book*, 13, 59.

Shadish, W. R., cook, T. D., & Campbell, D. T. (2002). *Experimental and quasi-experimental designs for generalized causal inference.* Boston: Houghton Mifflin.

Spector, P. E. (1992). *Summated rating scale construction: An introduction.* Newbury Park, CA: Sage Publications.

Spector, W. D., Katz, S., Murphy, J. B., & Fulton, J. P. (1987). The hierarchical relationship between activities of daily living and instrumental activities of daily living. *Journal of Chronic Diseases*, 40(6), 481–489.

CHAPTER

5 일반적 건강 결과 측정 도구

결과를 평가할 때에는 질병-특이적 측정 도구와 일반적 측정 도구를 사용할 수 있다.[8] 질병-특이적 측정 도구7장에서 논의됨는 주어진 의학적 상태를 반영하는 증상 및 징후에 초점을 맞춘다. 이것은 또한 한 개인의 삶에 대한 질병의 직접적인 후유증을 평가할 수 있다. 결과적으로 이 측정 도구들은 경미한 건강 변화에 민감하게 반응할 가능성이 높다. 반면, 일반적 측정 도구는 일상생활에서의 건강과 관련된 기능의 단일 또는 다중 측면을 평가하는 질병, 치료또는 개입, 인구 집단 측면에서 광범위하게 적용될 수 있다. 이러한 측정 도구들은 다양한 건강 상태에 있는 개인과 인구 집단에 대한 광범위한 건강 정보를 요약한다Patrick & Erickson, 1993. 일반적 측정 도구의 장점은 다양한 질병을 비교할 수 있다는 것이다. 예를 들어, Sickness Impact ProfileSIP; Bergner, Bobbitt, Carter, & Gilson, 1981은 류마티스 관절염Deyo, Inui, Leininger, & Overman, 1982, 요통Deyo, 1988; Deyo & Diehl, 1983 및 심근경색 환자Ott et al., 1983의 신체적, 사회적 건강을 평가하는 데 사용되었다. 36개 문항으로 구성된 SF-36Ware, Kosinski, & Keller, 1994; Ware & Sherbourne, 1992; Ware, Snow, Kosinski, & Gandek, 1993은 Medical Outcomes StudyMOS; Kravitz et al., 1992; Safran, Tarlov, & Rogers, 1994에서 연구된 몇 가지 만성질환을 비교하기 위해 사용되었다. SF-36은 오늘날 가장 널리 사용되는 일반적 측정 도구가 되었으며, 120개 이상의 언어로 번역되었다Quality-Metric, 2009. 사실상 여러분은 질병-특이적 측정 도구의 더 높은 응답성과 식별력에 대비하여 일반적 측정 도구의 광범위한 적용 가능성을 저울질하고 있다. 따라서 측정 목적에 따라 어떤 측정 도구를 쓸지 결정해야 한다.

---

8 일반적 측정 도구는 환자 또는 인구 집단 간의 건강 상태 차이를 통제하기 위한 독립 변수로 사용될 수도 있다. 일반적으로 독립 변수로 사용되는 일반적 측정 도구는 연구 대상의 진료 결과 및 건강 상태를 동시에 측정함으로써 결과에 대한 교란 효과를 통제하고, 환자 차이를 보정하도록 기준 시점에 수집된다. 진료 결과와 건강 상태를 동시에 측정하면 개인이 결과를 보고하는 방법에 영향을 끼칠 수 있다. 예를 들어, 우울증은 개인이 자신의 전반적인 건강 상태를 보고하는 방식에 영향을 줄 수 있다.

일반적 측정 도구의 사용 이유

일반적 측정 도구는 단일 질병의 범위를 넘어서는 요인들을 측정한다. 따라서 질병과 다양한 인구 집단에 대한 치료 효과를 비교하는 데 사용할 수 있다. 일반적 측정 도구는 질병-특이적 측정 도구와 비교하여 반응성보다는 측정의 폭을 우선시한다.

일반적 측정 도구는 세계보건기구1948가 건강을 "단순히 질병이 없거나 허약하지 않은 것만 말하는 것이 아니라 신체적, 정신적, 사회적으로 완전히 안녕한 상태p. 100."로 정의했을 때, 처음 포착된 건강의 신체적, 정신적, 사회적 양상을 포착하기 위해 고안됐다.

일반적 건강 결과는 건강의 양과 질 측면에서 평가된다. 역학 및 임상 연구에서 전통적으로 사용되는 결과 측정 도구는 특정 사건일반적으로 일부 기능장애를 반영하는 위해 사건의 발생 빈도를 기반으로 한다. 이러한 측정 도구는 임상의에게 안면 타당도를 갖는 경향이 있으며, 다양한 인구 집단에 적용될 수 있다. 사망률, 이환율 및 평균 기대 수명 같은 정량적 건강 측정 도구들은 쉽게 이해할 수 있는 요약값으로 집계될 수 있다. 인구 조사, 출생 및 사망처럼 중요한 기록에서 도출된 통계는 전통적으로 건강 수준의 측정에서 양적 측면을 나타낸다.

일반적 측정 도구의 적용 범위는 전통적인 건강의 측정을 넘어 전반적인 건강 상태와 기능의 중요성 또는 가치를 반영하며 확장된다. 일반적 측정 도구는 임상 평가 및 연구에 유용하다. 진료 현장에서 환자 건강을 광범위하게 평가하는 데 관심이 있는 의료인은 치료 효과에 대한 최종 측정 도구로서 일반적 측정 도구가 유용하다는 것을 확인할 수 있다. 일반적 측정 도구는 웰빙에서 장애에 이르기까지, 전반적 건강 수준을 측정할 때 사용할 수 있다. 이러한 척도는 증상과 징후에 초점을 맞춘 환자 건강에 대한 다른 유형의 임상 자료 및 공급자의 인식을 확장할 수 있다. COOPCooperative Information Project 차트Nelson, Landgraf, Hays, Wasson, & Kirk, 1990; Nelson, Wasson, Johnson, & Hays, 1996 또는 SF-36Ware & Sherbourne, 1992과 같은 일반적 건강 상태 측정 도구는 인지된 환자의 건강 상태 및 삶의 질에 대한 "자연사natural history"를 추적하는 데 사용된다. 환자의 신체적, 정신적, 사회적 건강에 대한 인식은 이들의 직접적인 평가가 아니면 얻을 수 없다. 임상의와 환자 대리인은 환자의 경험에 대한 진술을 할 수 있지만, 대리 응답은 적용되는 분야와 대리인 유형에 따라 환자 건강을 과대평가하거나 과소평가할 수 있다Boyer, Novella, Morrone, Jully, & Blanchard, 2004; Essen, 2004. 이러한 잠재적 편향은 일반적 측정 도구의 타당도를 위협하지는 않으나 주의해야 할 점을 알려준다.

일반적 측정 도구에는 6장에서 다루는 건강 관련 삶의 질 개념이 포함된다. 이러한 측정 도구는 연구에서 활용하는 데 유용하다. 무작위 대조 시험 및 임상 연구에서 일반적그리고 질병-특이적 건강 결과 측정 도구를 포함함으로써, 치료가 환자에게 미치는 영향에 대한 환자 관점의 정보를 제공하여 이환율 및 사망률 분석을 보완할 수 있다. 또한 Health Utilities Index Mark 3Feeny et al., 2002; Feeny, Torrance, & Furlong, 1996, EuroQol, EQ-5DEuroQol Group, 1990; Johnson, Coons, Ergo, & Szava-Kovats, 1998 또는 Quality of Well-Being ScaleKaplan & Anderson, 1988과 같은 다양한 건강 상태에 상대적인 가치를 부여하는 일반적 측정 도구가 있는데, 이를 통해 비용-효과성 분석에서 분모로 사용되는 질 보정 수명의 구성을 가능하게 한다. 이러한 유형의 일반적 측정 도구는 건강 상태의 효용health utility 또는 건강 선호도health preference 측정 도구로 불리며, 주어진 건강 상태에 환자 선호도를 반영하여 값을 할당한다예: 사망; Patrick & Erickson, 1993. 예를 들어, EQ-5D는 5개의 질문으로 243개의 가능한 건강 상태를 식별할 수 있으며EuroQol Group, 1990, Health Utilities Index Mark 3는 8개의 질문으로 972,000개의 건강 상태를 식별할 수 있다Feeny et al., 2002. 일반적으로 이러한 측정 도구는 (1) 환자와 가장 관련이 높은 용어로 치료 효과를 평가하고, (2) 비용-효과성 분석을 위해 치료 효과를 측정할 수 있다.

일반적 측정 도구에는 위험 요인 보정과 프로파일링profiling이라는 두 가지 다른 잠재적 용도가 있다. 일반적 측정 도구가 진단명 또는 약물에 기반한 환자 위험을 측정하는 측정 도구와 비교하여 비용을 추정하는 데 유용한 예측 변수임이 입증되었다Pope, Adamache, Walsh, & Khandker, 1998. Duke Health Profile은 진단명이나 공급자의 중증도 측정 도구보다 일차 의료 비용을 더 잘 예측했다Parkerson, Hammond, Michener, Yarnall, & Johnson, 2005. 이러한 유형의 위험 요인 보정에서, 일반적 측정 도구는 비용 변동을 설명할 수 있다. 마지막으로, 일반적 측정 도구는 병원이나 요양원과 같은 의료기관을 프로파일링 하는 데에도 유용하다. 연구진은 일반적 삶의 질 측정 도구를 사용하여 40개의 양로원을 프로파일링했으며, 양로원 거주자가 작성한 삶의 질 측정 도구를 사용하여 양로원을 차별화할 수 있음을 밝혀냈다Kane et al., 2004. 일반적으로 프로파일링은 건강 결과 또는 비용을 사용하여 수행된다. 그러나 삶의 질 측정을 통한 프로파일링에 대한 이 새로운 접근 방식은 향후 증가할 가능성이 있다.

일반적 건강 결과 측정 도구 사용의 장점 및 단점

일반적 건강 결과 측정 도구를 사용하는 데에는 장단점이 있다. 긍정적인 측면에서, 일반적 측정 도구는 환자와 관련된 영역을 확인하는 데 활용될 수 있으며, 개인 특성이나 내재된 진단 측면에서 차이가 있는 환자 집단 간의 비교를 가능하게 한다. 일반적 측정 도구는 더 폭넓게 사용되기 때문에, 도구들이 더 표준화된 경향이 있다. 즉, 사용 범위가 넓기 때문에 보다 일관된 사용과 유효한 적용이 가능하다. 하지만 일반적 건강 결과 측정 도구는 치료 효과 측정 시 변화에 대한 반응성이 떨어지고, 특이도가 떨어지는 경향이 있다. 표 5-1은 일반적 건강 결과 측정 도구의 장단점을 제시하고 있다. 일반적 건강 결과 측정 도구의 선택 기준은 표 5-2에 요약되어 있다.

표 5-1 일반적 건강 결과 측정 도구의 장점 및 단점

장점	단점
다양한 연구들과 환자 집단들 간의 비교를 가능하게 함	치료 효과에 대한 낮은 특이도
일반적 건강 결과 측정 도구의 광범위한 사용은 높은 표준화 및 보다 철저한 사이코메트릭 평가를 가능하게 함	바닥 및 천장 효과
비전문가의 이해 및 사용	임상적으로 중요한 변화에 대한 반응성 부족
환자와 관련이 있는 영역 확인	임상의와 관련이 있는 차원을 확인하지 못할 가능성이 있음

표 5-2 일반적 건강 결과 측정 도구의 선택 기준

기준	도구에 대한 영향
건강의 영역	영역 선택은 관찰된 치료 효과에 영향을 미침
건강의 범위	도구의 측정 범위는 성과의 범위와 건강 상태의 변화에 영향을 미침
임상적 관련성	도구가 모집단과 관련된 건강의 영역을 측정하는 정도
강조의 수준	강조는 도구에서 각 영역의 상대적 가중치를 결정
민감도	관심 인구 집단에서 도구의 유용성을 제한할 수 있는 심각한 바닥 또는 천장 효과 없이 건강 상태의 미묘하지만 의미 있는 변화를 감지하는 기능
반응성	시간 경과에 따른 중요한 변화를 감지하는 기능
신뢰도	신뢰할 수 있는 도구는 일관되고 해석 가능한 결과 산출
타당도	타당한 도구는 관심 있는 장애에 대한 정보를 제공하고 측정하도록 설계된 영역을 측정
현실적 고려 사항	도구 적용 시의 부담은 환자의 응답률과 문항 완료율에 영향

건강 결과의 영역

일반적 건강 결과 측정 도구는 단일 또는 다중 건강 영역을 평가한다. 단일 건강 영역 측정 도구는 일차원적이고, 다중 건강 영역을 평가하는 측정 도구는 다차원적이다. 건강 관련 삶의 질 척도는 기능, 사회 활동, 인지 기능, 정서적 웰빙, 수면 및 휴식 패턴, 에너지 및 활력, 인지된 건강, 그리고 일반적인 삶의 만족도를 평가하는 다차원 측정 도구다. 이러한 측정 도구는 건강 상태와 삶의 질로도 알려져 있지만, 둘 사이의 차이는 명확하지 않다. 건강 관련 삶의 질 척도는 6장에서 자세히 설명한다.

일반적 건강 결과 측정 도구의 범위를 특징짓는 건강 영역은 무엇인가? 사망률과 이환율 외에도 다양한 차원들이 일반적 건강 결과 측정의 범위를 정의한다. 의과대학 부속 병원 및 대형 병원에서 사망률 및 이환율

을 검토하는 것은 동료 평가 과정에서 중요한 역할을 한다. 내과의사와 외과의사는 동료 평가 과정의 일환으로 한자리에 모여 환자를 진료하는 과정 중에 발생한 실수즉, poor outcomes에 대해 논의하고 합병증과 오류로부터 학습한다. 이러한 M&M Mortality & Morbidity 컨퍼런스는 임상 교육을 위한 포럼 역할을 한다. 이러한 학문적 준비에서 비롯되었기 때문에, 의사들이 핵심적인 일반적 건강 결과 측정 도구로 죽음과 질병을 강조하는 경향이 있는 것은 이상한 일이 아니다.

그러나 사망률과 이환율에 국한된 일반적 건강 결과의 측정에 대한 전통적인 의학적 견해는 그 폭이 확대되었다Fries, Spitz, Kraines, & Holman, 1980. 주로 관절염 환자에게 사용되는 Stanford Health Assessment Questionnaire HAQ는 기능 및 통증처럼 환자에게 중요한 영역을 포함하도록 측정 범위가 확장되었다Bruce & Fries, 2003; Fries & Spitz, 1990.

일반적 건강 결과 측정의 범위는 일반적 결과의 6Ds로 쉽게 기억된다.

- 죽음*death*
- 질병*disease*
- 장애*disability*
- 불편함*discomfort*
- 불만족*dissatisfaction*
- 의료 서비스에 지출되는 비용 또는 빈곤*destitution or dollars*

이 목록은 일반적 측정 도구로 간주되는 광범위한 적용 범위를 제시한다. 일반적 건강 결과 측정 도구의 범위에는 사회적 환경 내에서 개인의 건강에 대한 단초를 제공하는 다른 영역과 함께, 사망과 질병 같은 최종 상태를 포함한다.

표 5-3에는 건강에 대한 7가지 일반적 건강 영역이 나열되어 있으며,

표 5-4는 일차원 측정 도구의 몇 가지 예를 제시한다. 포괄적인 검토는 이 책의 범위를 벗어나지만, 일반적 측정 도구에 대한 우수한 리뷰는 연구 자료Kane & Kane, 2000; McDowell, 2006와 온라인 데이터베이스MAPI Research Trust, 2009를 통해 이용할 수 있다.

표 5-3 건강에 대한 7가지 일반적 건강 영역

영역	정의
신체적 기능	신체 활동에서의 이동성과 독립성, 자기 관리 활동, 그리고 높은 수준의 독립적 생활 활동
심리적 웰빙	긍정적이고 부정적인 감정의 범위, 불안 및 우울 증상
사회적 기능	개인과 사회적 환경 간의 상호 작용 및 상호 의존성
통증	자가 보고(self-report)된 신체적 불편감
인지 기능	지적 능력의 범위, 특히 기억, 추론 및 지남력
활력	에너지, 피로, 수면 및 휴식의 질
전반적인 웰빙	만족과 건강에 대한 전반적 평가

표 5-4 일차원 측정 도구의 사례

도구	건강영역	문항수	문항의 주제
Katz Index of ADLs (Katz, Ford, Moskowitz, Jackson, & Jaffee, 1963)	신체적 기능	6개의 이분형 문항으로 구성된 의존성 척도	목욕, 옷 입기, 배변, 이동, 대소변 가리기, 식사
Barthel Index of ADLs (Mahoney & Barthel, 1965)	신체적 기능	10개의 문항으로 구성된 100점 만점의 척도	식사, 몸단장, 배변, 걷기, 계단 오르기, 대소변 가리기
Profile of Mood States (McNair & Lorr, 1964)	감정적 기능	65개 문항	불안, 우울증, 분노, 활력, 피로, 당황함의 정서적 기분 상태

Beck Depression Inventory (Beck, Ward, Mendelson, Mock, & Erbaugh, 1961)	감정적 기능	21개 문항	신체 이미지, 슬픔, 실패감, 불만족, 사회적 위축, 낮은 활력
Mental Status Questionnaire (Kahn et al, 1960)	인지적 기능	10점 만점의 10개 문항	현재 날짜, 위치, 생일에 대한 지남력
RAND Social Health Battery (Donald & Ware, 1984)	사회적 기능	11개 문항	가족 및 지역 사회에서 가지는 사회 자본 및 관계
MOS Social Support Survey (Sherbourne & Stewart, 1991)	사회적 기능	20개 문항	정서적 지원, 정보적 지원, 유형적 지원, 긍정적인 사회적 상호 작용, 애정

ADLs: Activities of Daily Living, MOS: Medical Outcomes Study

신체적 기능

일반적 건강 상태를 나타내는 다른 영역과 비교하여 신체적 기능을 측정하는 척도가 급증하고 있다. 일반적으로 신체적 기능은 개인의 이동성과 독립성에 대한 세 가지 유형의 신체적 능력을 말한다.

1. 신체적 또는 생리학적 건강
2. 기본적인 자기 관리 활동*일상생활 수행 능력*
3. 높은 수준의 통합된 독립적 생활 활동*도구적 일상생활 수행 능력*

신체적 또는 생리학적 건강은 다양한 수준의 신체 활동에 참여할 수 있는 개인의 능력을 의미한다. 예를 들어, 개인이 몇 킬로미터를 걷거나 테니스를 하는 것과 같이 적절한 수준에서 격렬한 수준까지의 신체 활동을 수행할 수 있는가? 목욕, 옷 입기, 식사하기 같은 기본적인 자기 관리 활동을 수행하는 능력은 신체적 건강을 평가하는 데 기본이 된다. 거트만 유형의 특성을 지니는 척도는 일상생활 수행 능력과 같은 활동들 간에 계층적 관계를 포함한다4장. 신체적 활동이 더욱 복잡해지고 개인이 사회적 구조 내에 통합될수록, 독립적인 삶을 지원하는 데 있어 신체적 활동이 더욱 중요해진다. 쇼핑, 집안일, 청소와 같은 활동이 도구적 일상생활 수행 능력의 예이다. 신체적 기능을 측정하는 도구의 선택은 측정된 인구 집단과 내재된 특성에 따라 다르다. 일상생활 수행 능력이 중요한 신체 장애가 있는 집단에서는 일상생활 수행 능력이 신체 기능에서 중요할 수 있는 반면, 신체적 능력이 더 좋은 집단에서는 신체적 능력 또는 도구적 활동 척도를 사용하여 더 잘 측정될 수 있다.

심리적 웰빙

심리적 웰빙이란 개인의 긍정적 감정과 부정적 감정 사이의 감정을 말한다. 이 영역에서 대부분의 평가는 불안과 우울증에 초점을 맞추고 있다. 사실, 우울증은 신체적 기능 다음으로 가장 흔히 측정되는 일반적 건강 영역 중의 하나이다. SF-36Ware et al., 1993; Ware et al., 1994; Ware & Sherbourne, 1992처럼 자주 사용되는 척도는 다차원 도구로 심리적 건강 측정을 포함하고 있다. MHI-5라고 하는 5개 문항으로 구성된 정신 상태 검사 도구는 우울 증상, 불안 및 기분을 평가한다Berwick et al., 1991. 이러한 문항들의 조합은 주요 정신 질환의 위험에 처한 개인을 찾아내는 데 효과적인 것으로 나타났다.

사회적 기능

사회적 건강은 건강 결과 연구의 일부로, 자주 논의된 주제는 아니다. 사회적 건강의 핵심 측면인 사회적 기능Donald & Ware, 1984; Sherbourne & Stewart, 1991은 사회적 환경 내에서 개인의 사회적 상호 작용과 상호 의존성을 다음과 같은 방식으로 설명한다.

1. 사회적 역할
2. 지역 사회 또는 이웃과의 관계
3. 대인관계의 친밀성
4. 사회적 지원

사회적 역할은 개인이 사회에서 규정한 사회적 책임을 수행할 수 있는 능력으로 정의된다예: 직업 역할 또는 양육 역할. 건강 문제는 앞서 제시된 사회적 역할을 수행하는 능력을 직접적으로 손상시킬 수 있다. 사회적 기능의 두 번째 측면은 개인이 속한 지역 사회 또는 이웃과의 연결성을 포함한다. 달리 말하면, 이것은 자신이 사회적 환경과의 통합되는 정도를 나타낸다.

대인 관계의 친밀성은 개인이 가지는 사회적 네트워크의 질을 의미한다. 사회적 지지의 한 차원은 감정적이다. 이것은 가족, 친구 및 다른 사람들이 제공하는 편안함에 관한 것이다. 물리적 지원예: 재정적 지원, 쉼터과 관련된, 보다 실질적인 지원을 도구적 지원이라고 한다. 대인 관계를 통해 얻게 되는 신체적 지원과 정서적 지원은 건강이 우리 삶에 미치는 영향에 대처하는 데 있어 매우 중요하다.

통증

정신 건강 문제 외에도 통증은 의사 방문의 주요 원인으로 많이 인용되고 있다Agency for Healthcare Research and Quality, 2008. 통증을 평가하는 일반적 측정 도구는 쇠약해진 신체적 불편함의 정도를 평가한다. 이것은 개인의 고통스러운 신체적 통증 또는 성가신 감각의 형태다. 통증은 개별적이고 개인적으로 정의되며, 통증 및 경련 같은 불편한 감각으로 설명될 수 있다. 통증은 강도, 지속 시간, 빈도, 시기, 관련 요인 및 완화 요인의 측면에서 평가되며, 이는 질병의 병력을 기록하는 데 있어 중요하다.

인지 기능

인지 기능의 평가는 임상의가 일상적으로 수행하는 신경학적 검사의 기초가 된다. 인지 기능은 (1) 기억력, (2) 추론 능력, (3) 지남력의 세 가지 방면에서의 개인의 지적 능력 범위를 가리킨다. 과거 또는 미래의 중요한 날짜와 사건을 기억하는 능력은 인지 기능의 일반적인 척도이지만, 생각하는 것은 훨씬 더 복잡한 과정이다. Mental Status Questionnaire[Kahn, Goldfarb, Pollack, & Peck, 1960]를 포함한 몇 가지 일반적 측정 도구는 기억력을 검사한다. 추론 능력은 간단한 추론 또는 계산 작업을 할 수 있는 개인의 능력을 말한다. 직접 테스트하는 것이 가장 좋지만, 응답자에게 이 분야에서 겪고 있는 문제를 기록하도록 요청하는 것도 가능하다. SIP과 같은 다차원 측정 도구들은 계획이나 결정, 또는 새로운 것을 배우는 것에 대해 어려움을 겪고 있는 개인에게 질문을 한다[Bergner et al., 1981]. 지남력은 현재 환경에 대한 개인의 인지 수준을 측정하는 것이며, 노인 환자에게 질문하는 인지 기능의 기본적인 항목이다. 사람과 장소, 시간에 대한 지남력을 나타내는 내용이 환자 기록에 기록된다.

활력

개인이 느끼는 활력의 정도는 (1) 에너지, (2) 수면과 휴식이라는 구성개념에 의해 파악된다. 의식주 외에도 수면과 휴식은 인간의 기본적인 욕구이다. Pittsburgh Sleep Quality Index[PSQI]는 건강 결과 연구에서 수면과 휴식의 평가에 대한 유용한 패러다임을 제공했다[Buysse, Reynolds, Monk, Berman, & Kupfer, 1989; Buysse et al., 1991]. 수면은 수면의 질, 취침 시간, 기상 시간, 수면 대기 시간 및 수면 지속 시간 등이 특징인, 매우 복잡한 현상으로 평가된다. 이러한 수면 및 휴식 측면 외에도 PSQI는 수면 파트너나 룸메이트에게 수면에 대해 질문한다. 수면이 내재된 의학적 상태에 의해 영향을 받는 건강 결과 연구에서, 수면과 휴식의 척도가 유용한 것으로 판명되었다. 수면에 영향을 미칠 수 있는 몇 가지 조건에는 섬광hot flashes 관리, 야뇨증야간에 화장실에 가는 것, 위 식도 역류성 질병gastroesophageal reflux disease, GERD 등이 있다.

에너지와 피로는 활력의 긍정적 범위와 부정적 범위를 특정한다. 예를 들어, SF-36의 네 가지 질문은 활력 또는 에너지/피로 척도를 구성한다. 설문지는 응답자에게 기력이 어느 정도인지, 피곤함을 느끼는지에 대한 질문을 한다. SF-36과 유사하게 SIP은 환자에게 하루 중 많은 시간을 앉아 있는지, 낮잠을 자는지를 묻는다.

전반적 웰빙

전반적 삶의 만족도 또는 전반적 웰빙은 개인의 만족감에 대한 총체적 평가이다. 이 영역은 환자의 건강 상태와 행복에 대한 포괄적인 평가를 제공한다. 본질적으로 전반적 웰빙은 암묵적으로 신체적, 정신적, 사회적 차원과 이들의 상호 작용을 통합한다. 이 영역은 일반적으로 환자의 전반적 건강 상태와 웰빙에 대해 묻는 광범위한 질문들로 평가된다. 전반적인 건강 상태를 평가하는 데 사용되는 가장 잘 알려진 질문은 “일반적으로 귀하의 건강이 훌륭함, 매우 좋음, 좋음, 보통 또는 나쁨이라고 평가하시겠습니까?”이다. 이 믿을 수 없을 정도로 간단한 질문이 사망률을 예측하는 유용한 항목으로 밝혀졌기 때문에, 전반적 웰빙은 대부분의 연구에 유용하다 Idler & Kasl, 1991; Mossey & Shapiro, 1982. 전반적 웰빙 평가는 건강의 다른 영역과 결합하여 건강 관련 삶의 질에 대한 완전한 개념을 제공할 수 있다.

실용적 고려 사항

일반적 측정 도구가 결과로 사용되는 경우, 기준 시점 및 추적 조사에서 수집해야 한다. 이를 통해 개인의 건강 궤적을 추적할 수 있게 된다. 수년간의 건강 결과에 대한 연구자의 경험을 바탕으로 한 기준 시점의 측정은 추적 조사 결과에 대한 가장 좋은 예측 변수가 될 것이다. 건강 개선 또는 악화를 나타내는 건강 상태의 측정은 전후 비교가 가능할 때에만 의미가 있다.

일반적 건강 결과에 대한 연속적인 평가는 건강 결과 연구의 핵심이다. 몇 가지 예외를 제외하고 건강 수준의 변화를 측정하는 문항건강이 시간의 변화에 따라 어떻게 변했는지를 측정이 일반적인 건강 결과와 함께 포함되어야 한다. 이와 같은 후향적 측정은 개인에게 현재의 건강 상태를 이전의 건강 상태와 비교하도록 한다Feinstein, 1987. 실제로 이 전략은 건강 상태 측정의 해석을 향상시키고, 건강 상태의 변화에 대한 기타 유용한 정보를 제공한다Fischer et al., 1999. 이러한 후자의 후향적 접근 방식은 전반적인 건강 상태와 신체적 기능 및 통증과 같은 다양한 일반적 건강 영역을 평가하기 위해 사용된다.

거의 모든 경우에서 연구자는 새로운 것을 만들려고 시도하기보다는 기존의 일반적 건강 상태 측정 도구또는 그 일부를 사용하는 것이 좋을 것이다. 일반적 건강 상태 측정 도구를 선택할 때는 실질적인 사항이 고려되어야 한다. 이러한 실질적인 이슈는 일단 개념적 모델과 사이코메트릭 문제가 다루어진 후에 고려되어야 하며, 그 반대는 아니다. 고려 사항은 다음과 같다.

- 설문지를 나누어 주고 작성하는 데 필요한 시간
- 설문 조사에 적합한 형식*전화, 대면 또는 자기 기입*
- 대리 응답자의 사용
- 관리 비용*자료 수집 및 자료 입력*

- 측정 및 채점 방법의 복잡성, 환자/응답자 및 임상의에 대한 설문 조사의 수용 가능성
- 결과를 제시하기 위해 예상되는 형식

정책 입안자와 임상의는 일반적으로 건강 또는 삶의 질에 대한 포괄적인 값을 여러 영역과 관련된 일련의 값보다 선호한다영유아 사망률 또는 기대 수명 같은 전통적인 일반적 측정 도구의 단순성은 공공 정책의 분석에서 지속적으로 사용되는 것을 어느 정도 설명할 수 있다.. 그러나 점수 자체는 의미가 없을 수 있다. 누군가의 주의를 끌려면 청중들에게 중요한 맥락에서 점수가 이해되어야 한다. 또한 동일한 점수여도 사람마다 다른 의미를 가질 수 있다. 척도를 적극적으로 활용하는 사람들의 경우 측정값이 사실로 받아들여질 수 있지만, 대부분의 사람들에게는 그렇지 않다. 측정값을 건강에 대한 명백하고 반박 불가능한 객관적인 건강 지표로 취급하는 것은 피해야 한다.

연구자는 면접자와 응답자에 대한 설문 조사 관리의 부담과 건강 영역의 범위 사이에서 균형을 이루어야 한다. 응답자의 관심은 응답자의 기본 성격과 상황에 따라 달라질 것이다. 바쁜 클리닉에서는 긴 설문지를 작성할 수 없다. 설문지의 길이와 설문에 대한 응답률response rates 사이에는 상충 관계가 있다. 노인이나 만성 질환이 있는 사람들은 설문 내용을 이해하는 데 문제가 있을 수 있으며, 응답하는 것에 어려움을 호소할 수 있다.

질문의 시간대도 중요할 수 있다. 충분한 건수를 수집하는 데 필요한 시간과 기억의 정확성 사이는 종종 상충된다. 설문지는 답변이 어렵지 않도록 설계되어야 한다. 질문들이 의도한 대로 해석되는지 확인하기 위한 예비 검사는 재앙적인 실수를 방지할 수 있다.

많은 경우에 있어 설문 조사 비용은 일반적 측정 도구 선택에 영향을 끼친다. 일반적으로 환자의 삶의 질에 대한 복잡하고 양질의 자료를 수집하려면 많은 비용이 소요된다. 방법은 보통 면접자가 질문을 관리하고 해

석하거나, 추가 답변을 조사해야 한다. 새로운 형태의 전산화된 양방향 인터뷰는 면접자의 필요성을 줄일 수 있지만, 이 접근 방식이 널리 사용되기 전에 몇 가지 문제를 해결해야 한다.

환자와 임상의들이 설문 조사에 대해 가지는 수용성은 합리적인 응답률을 보장하는 데 중요하다. COOP 차트Nelson et al., 1990는 리커트 유형의 응답과 관련된 그림 형태의 설문지 질문을 동반한 다차원적 일반적 측정 도구 중에서도 독창적이다. 예를 들어, 신체 기능에 대한 질문에는 설거지하는 사람의 사진과 함께 "매우 적은 활동"에서 "매우 많은 활동"에 이르는 다양한 답변이 있다Nelson et al., 1990. 이러한 직관적인 형식은 환자와 임상의에게 매우 쉽게 받아들여질 수 있다. COOP 차트에는 각 건강 개념에 대해 질문이 하나만 있기 때문에 결과도 쉽게 해석될 수 있다. 연구자는 결과 제시와 측정 도구의 사이코메트릭 특성 간의 균형을 맞춰야 한다. 일차원 측정 도구를 사용하는 설문 조사는 타당도와 신뢰도에 결함이 있을 수 있다. 반대로, 복잡하고 다차원 측정 도구는 결과가 신중한 해석이 필요한 것일 수 있다.

이러한 기준들을 모든 측정 도구들에 대해 고려해야 하지만, 일반적 측정 도구가 유용하다고 간주되기 전에 모두 충족될 필요는 없다. 종종, 측정 도구에 대한 이상적인 특성과 적용의 실용성 사이에서 절충해야 할 것이다.

측정 도구의 선택

최근 몇 년 동안 개선된 사이코메트릭 작업은 보다 정교한 일반적 건강 결과 측정 도구의 개발을 촉진했다. 임상연구자들은 이제 전통적인 건강 측정 도구를 대체하거나 보완하는 데에 다양한 대안적 일반적 측정 도구를 사용할 수 있다.

가장 일반적으로 사용되는 사망률, 이환율 및 이용률은 의무 기록, 병원 차트에서 가장 쉽게 접근할 수 있기 때문에 자주 사용된다. 연구 중인 문제가 조기 사망으로 이어질 가능성이 있다는 합리적인 판단이 있을 때 사망률은 가치가 있다. 고형 장기 이식solid organ transplant이 그 예다. 사망률은 정의된 시간 간격 동안 특정 원인에 의한 사망의 비율로 표현될 때 가장 의미가 있다. 그러나 사망률은 바닥과 천장 효과의 영향을 모두 받는다.[9] 한편으로, 생존 상태는 연속적인 기능 장애의 특정 지점에 대해 거의 알려 주지 않는다.

이환율은 여러 가지 방법으로 평가될 수 있다. 질병의 발생률이나 유병률을 반영하거나, 결근일 수 또는 병상에 누워 있는 일 수로 표현할 수 있다. 이환율 측정에만 의존하는 평가는 매우 좋은 건강 또는 사망 같이 극단적인 사례가 포함되지 않을 수 있다. 이러한 유형의 바닥 및 천장 효과는 일반적 측정 도구에서 자주 우려되는 사항이다. 이환율은 일반적으로 신체적 건강에만 초점을 맞추지만 정신 건강 및 활동 관련 장애의 결과도 포착할 수도 있다. 광범위한 기능장애와 다른 건강 영역이 관련된다면, 이환율은 좀 더 포괄적인 측정 도구에 비해 유용성이 떨어진다Kaplan, Anderson, Wu, Mathews, Kozin, & Orenstein, 1989.

의료 서비스 이용의 측정은 건강 상태의 대리 변수로 사용되어 왔다. 이용률은 의료 서비스에 대한 접근성 차이 및 인구 집단의 의료 이용과 관련된 기타 요인들로 인해 건강의 척도로 보기 어렵다. 관심 환자 집단의 문화적, 경제적 요인은 건강과 의료 서비스 이용 자료 간의 관계를 왜곡할 수 있다Johnson et al., 1995; Meredith & Siu, 1995.

9 바닥 효과는 관측값이 아래로 떨어질 수 없는 값이며, 천장 효과는 관측값이 초과할 수 없는 값이다(Nunnally & Bernstein, 1994).

결론

일반적 건강 상태에 대한 평가는 초기에 생각한 것보다 더 많은 검토를 필요로 하며, 건강 영역과 그 구성 요소의 개념화에 세심한 주의를 기울여야 한다. 다음 내용은 측정 도구를 선택할 때 고려할 수 있는 가이드라인이다.

1. 당신의 연구 문제와 관련된 일반적 건강 영역을 확인한 다음, 해당 영역을 포함하는 일반적 측정 도구를 선택하는 것이 가장 유용하다. 각 측정 도구에는 기능의 특정 측면에 초점을 맞춘 하나 이상의 질문이 있으며, 서로 다른 측정 도구들은 다양한 영역의 조합을 구성한다. 하나의 도구가 모든 환자 집단과 의학적 상태에서 언제나 잘 작동하는 것은 아니다. 자신의 연구에 적합한 도구를 선택하는 것은 효과적인 결과연구의 중요한 첫 단계이다.

2. 일반적 측정 도구는 건강의 다차원적 측면을 측정하는 가장 좋은 방법이다. 이러한 유형의 측정 도구는 여러 영역*신체적/사회적/정신적/인지 기능, 통증, 활력 및 전반적 웰빙*에서 환자의 건강을 평가하도록 설계되었다. 어떠한 경우든 전반적인 환자의 건강이 원하는 결과인 경우, 일반적 측정 도구를 사용해야 할 것이다.

3. 개인의 건강 상태 변화가 어디에서 시작되었는지를 나타내려면 기준 시점 및 추적조사에서 일반적 측정 도구를 수집해야 한다. 건강 개선 또는 악화를 나타내는 건강 상태 측정 도구는 전후 비교가 가능할 때에만 의미가 있다. 몇 가지 예외를 제외하고는 시간의 변화에 따라 건강이 어떻게 변했는지 측정하는 문항이 측정 도구에 포함되어야 한다. 이 전략은 반복 측정의 해석을 강화시키고, 건강 상태의 변화에 대한 기타 유용한 정보를 제공한다.

4. 측정 도구는 쉽게 이해될수록 측정 도구의 유용성이 커진다. 일반적 측정 도구는 대체적으로 측정값을 건강 상태 또는 증상과 연관시킬 수 있다. 말하자면 측정값에 따른 결과는 일상생활의 맥락에서 쉽게 해석될 수 있어야 한다. 일반적 측정 도구에서 얻은 측정값이 유용한 정보 출처가 되기 위해서는 임상적 맥락을 가져야 한다.

REFERENCES

Agency for Healthcare Research and Quality. (2008). Mental health woes remain one of the top reasons for doctor visits. *AHRQ News and Numbers.* Available at: http://www.ahrq.gov/news/nn/ nn030608.htm. Accessed April 6, 2010.

Beck, A. T., Ward, C. H., Mendelson, M., Mock, J., & Erbaugh, J. (1961). An inventory for measuring depression. *Archives of General Psychiatry,* 4, 561–571.

Bergner, M. B., Bobbitt, R. A., Carter, W. B., & Gilson, B. S. (1981). The Sickness Impact Profile: Development and final revision of a health status measure. *Medical Care,* 19(8), 787–805.

Berwick, D. M., Murphy, J. M., Goldman, P. A., Ware, J. E., Barsky, A. J., & Weinstein, M. C. (1991). Performance of a five–item mental health screening test. *Medical Care,* 29(2), 169–176.

Boyer, F., Novella, J. L., Morrone, 1., Jully, D., & Blanchard, F. (2004). Agreement between dementia patient report and proxy reports using the Nottingham Health Profile. *International Journal of Geriatric Psychiatry,* 19(11), 1026–1034.

Bruce, B., & Fries, J. F. (2003). The Stanford Health Assessment Questionnaire: A review of its history, issues, progress and documentation. *Journal of Rheumatology,* 30(1), 167–178.

Buysse, D. J., Reynolds, C. F. I., Monk, T. H., Berman, S. R., & Kupfer, D. J. (1989). The Pittsburgh Sleep Quality Index: A new instrument for psychiatric practice and research. *Psychiatry Research,* 28(2), 193–213.

Buysse, D. J., Reynolds, C. F. I., Monk, T. Fl., Hoch, C. C., Yaeger, A. L., & Kupfer, D. J. (1991). Quantification of subjective sleep quality in healthy elderly men and women using the Pittsburgh Sleep Quality Index (PSQI). *Sleep,* 14(4), 331–338.

Deyo, R. A. (1988). Measuring the functional status of patients with low back pain (Review). *Archives of Physical Medicine and Rehabilitation,* 69 (12), 1044–1053.

Deyo, R. A., & Diehl, A. K. (1983). Measuring physical and psychosocial function in patients with low–back pain. *Spine,* 8(6), 635–642.

Deyo, R. A., Inui, T. S., Leininger, J., & Overman, S. (1982). Physical and psychosocial function in rheumatoid arthritis: Clinical use of a self-administered health status instrument. *Archives of Internal Medicine*, 142(5), 879–882.

Donald, C. A., & Ware, J. E. J. (1984). The measurement of social support. *Research in Community & Mental Health*, 4, 325–370.

Essen L. von (2004). Proxy ratings of patient quality of life–factors related to patient–proxy agreement. *Acta Oncologica*, 43(3), 229–234.

EuroQol Group. (1990). EuroQoL–A new facility for the measurement of health–related quality of life. *Health Policy*, 16(3), 199–208.

Feeny, D., Furlong, W., Torrance, G. W., Goldsmith, C. H., Zhu, Z., DePauw, S., . . . Boyle, M. (2002). Multiattribute and singleattribute utility functions for the health utilities index mark 3 system. *Medical Care*, 40(2), 113–128.

Feeny, D. H., Torrance, G. W., & Furlong, W. J. (1996). Health utilities index. In B. Spilker (Ed.), *Quality of life and pharmacoeconomics in clinical trials* (2nd ed., pp. 239–252). Philadelphia: Lippincott–Raven.

Feinstein, A. R. (1987). *Clinimetrics*. New Haven, CT: Yale University Press.

Fischer, D., Stewart, A. L., Bloch, D. A., Lorig, K., Laurent, D., & Holman, H. (1999). Capturing the patient's view of change as a clinical outcome measure. *JAMA*, 282(12), 1157–1162.

Fries, J. F., & Spitz, P. W. (1990). The hierarchy of patient outcomes. In B. Spilker (Ed.), *Quality of life assessments in clinical trials* (pp. 25–35). New York: Raven Press.

Fries, J. F., Spitz, P. W, Kraines, R. G., & Holman, H. R. (1980). Measurement of patient outcomes in arthritis. *Arthritis and Rheumatism*, 23(2), 137–145.

Idler, E. L., & Kasl, S. (1991). Health perceptions and survival: Do global evaluations of health status really predict mortality? *Journal of Gerontology*, 46(2), S55–S65. .

Johnson, J. A., Coons, S. J., Ergo, A., & Szava–Kovats, G. (1998). Valuation of EuroQOL (EQ–5D) health states in an adult US sample. *PharmacoEconomics*, 13(4), 421–433.

Johnson, P. A., Goldman, L., Orav, E. J., Garcia, T., Pearson, S. D., & Lee, T. H. (1995).

Comparison of the Medical Outcomes Study Short–Form 36–item health survey in black patients and white patients with acute chest pain. *Medical Care*, 33(2), 145–160.

Kahn, R. L., Goldfarb, A. I., Pollack, M., & Peck, A. (1960). Brief objective measures for the determination of mental status in the aged. *American Journal of Psychiatry*, 117(4), 326–328.

Kane, R. L., Bershadsky, B., Kane, R. A., Degenholtz, H. B., Liu, J., Giles, K., & Kling, K. C. (2004). Using resident reports of quality of life to distinguish among nursing homes. *The Gerontologist*, 44(5), 624–632.

Kane, R. L., & Kane, R. A. (Eds.). (2000). *Assessing older persons: Measures, meaning, and practical applications*. New York: Oxford University Press.

Kaplan, R. M., & Anderson, J. P. (1988). A general health policy model: Update and applications. *Health Services Research*, 23(2), 203–235.

Kaplan, R. M., Anderson, J. P., Wu, A. W., Mathews, W. C., Kozin, F., & Orenstein, D. (1989). The quality of well–being scale: Applications in AIDS, cystic fibrosis, and arthritis. *Medical Care*, 27(3), S27–S43.

Katz, S., Ford, A. B., Moskowitz, R. W., Jackson B. A., & Jaffee, M. W. (1963). Studies of illness in the aged. The index of ADL: A standardized measure of biological and psychosocial function. *JAMA*, 185(12), 914–919.

Kravitz, R. L., Greenfield, S., Rogers, W., Manning, W. G., Zubkoff, M., Nelson, E. C., . . .Ware, J. E. (1992). Differences in the mix of patients among medical specialties and systems of care: Results from the Medical Outcomes Study. *JAMA*, 267(12), 1617–1623.

Mahoney, F. I., & Barthel, D. W. (1965). Functional evaluation: The Barthel Index. *Maryland State Medical Journal*, 14, 61–65.

MAPI Research Trust. (2009). Patient–reported outcome and quality of life instruments database (PROQOLID). Available at: http://www.proqolid.org/. Accessed April 16, 2010.

McDowell, I. (2006). *Measuring health: A guide to rating scales and questionnaires* (3rd ed.). New York: Oxford University Press.

McNair, D. M., & Lorr, M. (1964). An analysis of mood in neurotics. *The Journal of Abnormal and Social Psychology*, 69(6), 620–627.

Meredith, L. S., & Siu, A. L. (1995). Variation and quality of self–report health data: Asian and Pacific Islanders compared with other ethnic groups. *Medical Care*, 33(11), 1120–1131.

Mossey, J. M., & Shapiro, E. (1982). Self–rated health: A prediction of mortality among the elderly. *American Journal of Public Health*, 72(8), 800–808.

Nelson, E. C., Landgraf, J. M., Hays, R. D., Wasson, J. H., & Kirk, J. W. (1990). The functional status of patients: How can it be measured in physicians' offices? *Medical Care*, 28(12),1111–1126.

Nelson, E. C., Wasson, J. H., Johnson, D. J., & Hays, R. D. (1996). Dartmouth COOP Functional Health Assessment Charts: Brief measures for clinical practice. In B. Spilker (Ed.), *Quality of life and pharmacoeconomics in clinical trials* (2nd ed.). Philadelphia: Lippincott–Raven Publishers.

Nunnally, J. C., & Bernstein, I. H. (1994). *Psychometric theory*. New York: McGraw–Hill.

Ott, C. R., Sivarajan, E. S., Newton, K. M., Almes, M. J., Bruce, R. A., Bergner, M. B., & Gilson, B. S. (1983). A controlled randomized study of early cardiac rehabilitation: The Sickness Impact Profile as an assessment tool. *Heart & Lung: The Journal of Critical Care*, 12(2), 162–170.

Parkerson, G. R., Jr., Hammond, W. E., Michener, J. L., Yarnall, K. S. H., & Johnson, J. L. (2005). Risk classification of adult primary care patients by self–reported quality of life. *Medical Care*, 43(2), 189–193.

Patrick, D. L., & Erickson, P. (1993). Health status and health policy: *Quality of life in health care evaluation and resource allocation*. New York: Oxford University Press.

Pope, G., C., Adamache, K. W., Walsh, E. G., & Khandker, R. K. (1998). Evaluating alternative risk adjusters for Medicare. *Health Care Financing Review*, 20(2), 109–129.

QualityMetric. (2009). Generic health surveys. Available at: http://www.qualitymetric.com/WhatWeDo/GenericHealthSurveys/tabid/184/Default.aspx?gclid=C-

Ma71fHBn54CFQ_xDAodOUiFlg. Accessed April 16, 2010.

Safran, D. G., Tarlov, A. R. & Rogers, W. H. (1994). Primary care performance in fee-for-service and prepaid health care systems: Results from the Medical Outcomes Study. *JAMA*, 271(20), 1579–1586.

Sherbourne, C. D., & Stewart, A. L. (1991). The MOS social support survey. *Social Science and Medicine*, 32(6), 705–714.

Ware, J. E., Jr., Kosinski, M., & Keller, S. D. (1994). *SF-36 physical and mental health summary scales: A user's manual.* Boston: The Health Institute.

Ware, J. E., Jr., & Sherbourne, C. D. (1992). The MOS 36-item Short-Form health survey (SF-36). *Medical Care*, 30(6), 473–483.

Ware, J. E., Jr., Snow, K., K, Kosinski, M., & Gandek, B. (1993). *SF-36 health survey: Manual and interpretation guide.* Boston: The Health Institute, New England Medical Center.

World Health Organization. (1948). *World Health Organization constitution.* Geneva: World Health Organization.

CHAPTER

6

건강 관련 삶의 질

삶의 질이 진료 결과에서 중요한 부분이라는 인식이 점점 강해지고 있다. 삶의 질은 분명히 주관적인 개념이다. 그것은 우리의 삶에 의미를 부여하고 사실상 우리가 누구인지를 정의하는 삶의 요소를 다룬다. 단 몇 분만의 생각만으로도, 건강한 신체가 의심할 여지없이 개인의 삶의 질을 증가시킬 수 있지만, 심각한 질병을 앓고 있는 동안에도 높은 삶의 질을 즐기는 것이 가능할 것이다. 잘 알려진 이론 물리학 교수인 Stephen Hawking이 모델로 자주 사용되는데, 자신 주변에도 유사한 다른 사례가 많을 것이다. 아마 일상생활에서 심각한 장애에도 불구하고 높은 삶의 질을 즐기는 사람을 만나 본 경험이 있을 것이다.

세계보건기구는 건강을 단순히 질병이 없는 것이 아니라 신체적, 정신적, 사회적으로 안녕한 상태로 정의하고, 의료 서비스가 삶의 질에 어떻게 영향을 미칠 수 있는지에 대한 포괄적인 개념의 문을 열었다[10]World Health Organization, 1948. 사실 삶의 질은 일반적으로 의료 서비스에 영향을 받지 않는다. 예컨대, 과도한 의료비가 재정적인 궁핍을 초래할 수 있지만, 일반적으로 의료 자체가 재정적 웰빙에 기여하지는 않는다.

지금까지 삶의 질 범위는 확장될 수 있기 때문에, 의료는 영향을 미칠 수 있는 삶의 질의 측면에 대해서만 책임을 지면서 적용되어 왔다. 따라서 건강 관련 삶의 질health-related quality of life이라는 제한된 개념이 만들어졌다. 건강 관련 삶의 질은 건강 상태의 변화에 의해 크게 영향을 받는, 그 사람에게 중요한 개인 삶의 다양한 측면을 가리킨다Cleary, Wilson, & Fowler, 1994.

건강 관련 삶의 질에 대한 대부분의 개념화에는 신체적 기능, 사회적 기능, 역할 기능, 정신 건강, 일반적인 건강, 활력, 통증 및 인지적 기능과

---

10 당신의 사회적 웰빙에 필요하기 때문에 당신의 의료보험 회사가 당신에게 메르세데스 벤츠를 사 주도록 하는 것은 쉽지 않다.

같은 여러 차원이 포함된다. 최근의 건강 개념특히 세계보건기구의 삶의 질 평가에는 영적 차원이 포함된다. 본질적으로 사람은 의료의 어떤 측면이 영향을 미칠 것으로 예상되는지 물어볼 수 있다. 표 6-1은 건강 관련 삶의 질을 평가할 때 고려할 수 있는 요소들을 보여 준다.

표 6-1 건강 관련 삶의 질 구성 요소

구성 요소
신체적 기능
사회적 기능
정서적 기능
인지적 기능
통증
활력
진반직 웰빙
영성spirituality
사망률

그림 6-1은 치료 요소를 건강 관련 삶의 질에 연결하는 모델을 보여 준다. 실제로 생물학적, 신체적 요인은 증상실제로는 감염과 같은 공격에 대한 신체의 반응을 만드는데, 이것이 차례로 기능에 영향을 미치며 전반적인 건강 상태로 이어진다. 이러한 진행은 각 단계에서 감정 및 기타 심리 사회적 요인에 영향을 받는다.

그림 6-1 건강 관련 삶의 질에서 환자 결과 측정들 간의 관계를 나타내는 개념적 모델

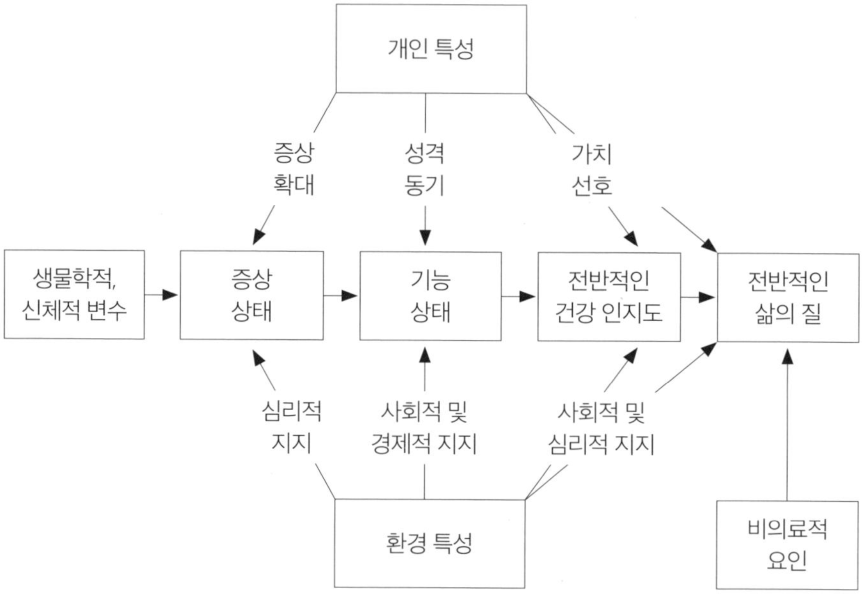

※ **출처**: (Wilson & Cleary, 1995)

건강 관련 삶의 질은 다수의 요인이 기여한 합계로 생각할 수 있다. 건강 상태를 측정하는 것은 종합적인 과정이다. 아마도 가장 쉬운 예는 류마티스 관절염일 것이다. 급성 관절염 치료의 효과를 측정하는 일반적인 방법은 관절 수염증 및 통증이 있는 표적 관절의 수 또는 염증 활성의 침강 속도또는 C-반응성 단백질 검사를 사용하는 것이다. 관절염에 대한 다음 측정 단계는 기능을 검사하는 것이다. 상체를 평가하기 위해 그립 강도를 사용하거나, 또는 하체를 평가하기 위해 시간 간격을 두고 걸을 수 있다. 이러한 기능적 측정은 이전에 언급된 급성 상태의 영향을 받을 수 있지만, 관절 기형 같은 다른 요인에도 민감할 것이다. 급성 악화처럼 증상이 없는 경우에도 기능은 관절 기형의 영향을 받는다. 보다 포괄적인 기능 수준은 일상생활 수행 능

력을 평가하는 것으로 얻을 수 있다. 일상생활 수행 능력은 앞서 언급된 모든 것을 필요로 하지만 동기 부여, 우울증, 심지어 인지 능력의 영향을 받을 수도 있다Spiegel et al., 1988. 건강 관련 삶의 질은 누적된 요인들에 의해 유사하게 영향을 받는다.

우리는 이 진행을 원위–근위 연속체distal-proximal continuum로 볼 수 있다. 기본적으로 어떤 사건이 관심 결과에 가까울수록 효과를 더 쉽게 감지할 수 있다. 요인이 누적되면 관계가 더 복잡해진다. 건강 관련 삶의 질 측정을 위한 이 근위–원위 연속체의 의미는 다음과 같다.

a. 원위부*distal* 결과는 비치료적 요인의 영향을 더 많이 받는다.
b. 근위부*proximal* 결과를 평가하고, 질병의 초기 상태가 더 심각하며, 치료 전 원위부가 높은 손상을 보일 때 더 큰 영향을 확인할 수 있다.
c. 질병-특이적 측정 도구를 포함해야 한다.
d. 질병의 증상이 심각하다면, 선택한 모든 결과 측정 도구는 유용하다.
e. 인구 집단에서 측정과 관련된 사전 경험은 측정 도구 선택의 결정에 영향을 끼친다.
f. 일반적 건강 상태의 가장 강력한 예측 변수는 기준 시점의 건강 상태 및 인구 특성이다.
g. 관심 결과의 시간적 특성은 일반적 또는 질병-특이적 측정 도구를 선택할지 여부를 결정하는 주요 결정 인자이다.
h. 치료 과정에 대한 체계적인 평가는 매우 중요하다*Brenner, Curbowy & Legro, 1995*

건강 관련 삶의 질 측정 도구의 적용

건강 관련 삶의 질 측정 도구는 다양한 상황에서 사용되고 있다. 치료적 개입의 궁극적 효과에 대한 평가가 점점 더 요구되고 있는 새로운 약리학적 제제pharmacological agents와 생의학 기기biomedical devices를 평가하는 임상 시험에서 주된 역할을 맡고 있다. 도구들은 건강 요구의 평가와 더불어 건강 상태와 건강 문제 측정에 대한 자원 배분에서 핵심 부분이다. 아마도 그러한 평가를 둘러싼 정책적 맥락에서 도구들이 어떻게 사용되었는지를 보여 주는 가장 좋은 예는 효과성에 기초하여 의료 서비스를 할당하려는 오래곤 주의 정책이다Kitzhaber, 1993.

건강 관련 삶의 질의 임상 영역에 대한 적용은 다음과 같은 몇 가지 주요 장애물에 직면한다. (1) 임상의가 이러한 측정 도구를 자신들의 치료 활동에 사용하는 것에 대해 확신을 가지지 못한다. (2) 많은 임상의들은 이것을 "소프트 데이터"로 간주한다. (3) 임상의는 건강 관련 삶의 질이 의료 서비스에 영향을 받지 않는다고 믿기 때문에, 건강 관련 삶의 질을 결과로 사용하는 것을 꺼린다. (4) 임상적 의사 결정을 내리기 위해 건강 관련 삶의 질 척도를 사용하는 것의 타당도는 아직 확립되지 않았다. 그러나 환자와 임상의 간에 의사 결정을 공유하는 일이 증가하는 것은 건강 관련 삶의 질에 대한 강력한 근거가 되고 있다. 이는 또한 환자 진료에 대한 의사 결정에서 중요한 부분이다.

질병-특이적 건강 관련 삶의 질

건강 관련 삶의 질은 다양한 건강 상태에 걸쳐 사용되는 일반적 측정 도구지만, 특정 질병에도 사용될 수 있다. FACITFunctional Assessment of Chronic Illness Therapy 측정 도구는 만성 질환 관리를 목표로 하는 삶의 질 설문지이다. FACIT는 1997년에 FACTFunctional Assessment of Cancer Therapy 시리즈 설문지를 다른 만성 질환 및 증상으로 확장하기 위한 측정 도구의 공식 명칭으로 채택됐다. 따라서 FACIT는 보다 광범위하고 포괄적인 용어로서, 그 산하에 FACT 설문지를 포함한다.

1987년부터 FACT–GFunctional Assessment of Cancer Therapy-General라는 설문지가 개발되기 시작했다. FACT–G현재 네 번째 버전는 신체적 웰빙, 사회적/가족적 웰빙, 정서적 웰빙, 기능적 웰빙의 네 가지 기본 삶의 질 영역으로 구성되었으며, 일반적 질문에 대한 27개 문항으로 되어 있다. 다섯 번째 구성 요소는 특정 관심 증상과 관련된 추가 문항을 허용한다. 이것은 모든 형태의 암 환자에게 사용하기에 적합한 것으로 간주되며, 다른 만성 질환예: HIV/AIDS 및 다발성 경화증과 일반 집단약간 수정된 버전 사용에서도 사용되어 그 적합성이 검증되었다.

David Cella와 그의 동료들은 40개의 서로 다른 FACIT 척도와 9개의 증상 지수를 개발했다Bruner et al., 2007; Cella et al., 2007; Garcia et al., 2007; Hahn et al., 2007; Hahn, Rao, Cella, & Choi, 2008; Rao, Debb, Blitz, Choi, & Cella, 2008; Sloan et al., 2006. 표 6–2 와 표 6–3은 기본 측정 도구에서 생성된 척도의 종류를 보여 주고 있다. 질병–특이적 건강 관련 삶의 질 척도의 또 다른 예는 Minnesota Living with Heart Failure QuestionnaireMLHFQ; Rector, Kubo, & Cohn, 1987이다. 이 척도를 위해 환자는 심부전으로 인해 다양한 작업을 수행하거나 활동을 수행하는 데 방해가 되는 정도를 등급화한다. 표 6–4는 MLHFQ를 구성하는 문항의 예이다.

표 6–2 다양한 상태에 대한 건강 관련 삶의 질 FACT 도구

측정 도구	설명
FACT-G	암 치료의 기능적 평가-일반 버전은 모든 하위 척도의 핵심을 구성. FACT-G는 모든 유형의 암 환자에게 적용될 수 있음.
FACT-GP	암 치료의 기능적 평가-일반 집단, 21개의 FACT-G 문항 포함
FANLTC	생명을 위협하지 않는 질병의 기능 평가 (FANLTC는 FACT-G 보다 1개 문항이 적음)
FACT-B	유방암 환자의 경우

FACT-Bl	방광암 환자의 경우
FACT-Br	뇌암 환자의 경우
FACT-C	대장암 환자의 경우
FACT-CNS	중추신경계 암환자의 경우
FACT-Cx	자궁경부암 환자의 경우
FACT-E	식도암 환자의 경우
FACT-En	자궁내막암 환자의 경우
FACT-Ga	위암 환자의 경우
FACT-H & N	두경부암 환자의 경우
FACT-Hep	간담도암(간, 담관, 췌장) 환자의 경우
FACT-L	폐암 환자의 경우
FACT-Leu	백혈병 환자의 경우
FACT-Lym	림프종(비호지킨 림프종) 환자의 경우
FACT-M	흑색종 암 환자의 경우
FACT-O	난소암 환자의 경우
FACT-P	전립선암 환자의 경우
FACT-V	외음부암 환자의 경우
FKSI 19	신장암 환자의 경우
Peds-FACT-BrS	암 치료의 소아 기능 평가- 뇌종양 생존자

표 6-3 암 특이적 증상 지수, 치료 측정 도구 및 비암 특이적 측정 도구에 대한 건강 관련 삶의 질 FACIT 도구

측정 도구	설명
	증상 지수
FAACT	거식증/카켁시아(Cachexia) 치료의 기능적 평가
FACIT-D	설사 환자의 경우

FACIT-F	만성 질환 치료의 기능적 평가-피로
FACIT-Fatigue	만성 질환 치료의 기능적 평가-피로, 13개 문항 FACIT 피로도 척도
FACT-An	빈혈/피로 환자의 경우
FACT-B+4	림프부종 환자의 경우(FACT-B와 함께 사용)
FACT-Bone Pain	뼈 통증이 있는 환자의 경우
FACT-Cog	인지 기능에 문제가 있는 환자의 경우
FACT-ES	내분비 증상이 있는 환자의 경우
FACT-N	혈소판 감소증 환자의 경우
FACT-Th	저혈소 판증 환자의 경우
치료 측정 도구	
FAIT-F	요실금 치료의 기능적 평가 - 대변
FAIT-U	요실금 치료의 기능적 평가 - 소변
Peds-FAACT	거식증/카켁시아의 소아과 기능 평가
FACT-AD	암 치료의 기능적 평가 - 복부 불편
FACT-Liver Transplant	간 이식 환자 대상
비암 특이적 측정 도구	
FACIT-Pal	만성 질환 치료의 기능적 평가 - 완화 의료
FACIT-Sp	만성 질환 치료의 기능적 평가 - 영적 웰빙
FACIT-Sp-12	만성 질환 치료의 기능적 평가 - 영적 웰빙(12개 문항의 영적 웰빙 척도)
FACIT-Sp-Ex	만성 질환 치료의 기능적 평가 - 영적 웰빙, 확장 버전
FACIT-SWiP	약사 만족도 척도
FACIT-TS-G	만성 질환 치료의 기능적 평가 - 전반적 치료 만족도
FACIT-TS-PS	만성 질환 치료의 기능적 평가 - 치료 만족도-환자 만족도
FAHI	HIV 감염의 기능적 평가
FAMS	다발성 경화증의 기능적 평가

표 6-4 Minnesota Living with Heart Failure Questionnaire의 질문 사례

귀하는 심부전으로 인해 지난달에 원하는 대로 생활하지 못하셨습니까? (선택 문항. 6점 척도로 '매우 그렇지 않다'에서 '매우 그렇다'로 등급을 매기고, "아니오"를 추가함.)
발목, 다리 등이 붓습니까?
집을 떠나 다른 곳으로 이동하는 것이 어렵습니까?
비용이 많이 드나요?
당신이 가족이나 친구에게 부담이 된다고 느낍니까?
삶에서 자제력을 상실했다고 느낍니까?
우울감을 느끼게 합니까?

건강 관련 삶의 질 측정 도구의 사례

Karnofsky 척도

건강 관련 삶의 질을 측정하려는 최초의 노력 중 하나 개념이 정의되기 전 는 암 환자의 상태를 평가하기 위해 만들어졌으며, 삶의 질이 진료 결과의 주요 구성 요소로 인식됐다 Karnofsky, Abelmann, Craver, & Burchenal, 1948 . Karnofsky 척도는 초기에 도입되었기 때문에 한계점이 있음에도 불구하고 지속될 수 있었다. 몇 가지 단점들 중 큰 문제는, 환자에게 개별적으로 조사된 것이 아니라 환자 상태에 대한 임상의의 판단을 반영하도록 설계되었다는 점이다. 즉, 이 척도는 건강 관련 삶의 질 같은 환자의 주관적인 생각을 측정하는 도구의 원리에 반하는 것이다. 표 6-5에 표시된 점수 체계는 사이코메트릭 방식이 아니라 직관적으로 개발됐다.

표 6-5 의료인에 의한 Karnofsky 점수 매기기

정의	점수	기준
정상적인 활동과 작업을 수행할 수 있음. 특별한 관리가 필요하지 않음.	100	정상; 불평 없음; 질병의 증거 없음
	90	정상적인 활동을 수행할 수 있음. 질병의 경미한 징후 또는 증상
	80	정상적인 활동을 위해 노력이 필요; 질병의 일부 징후 또는 증상
작업을 할 수 없음. 집에서 생활할 수 있고 대부분의 개인적인 필요를 수행할 수 있음.	70	자기 관리. 정상적인 활동을 할 수 없거나 활동적인 일을 할 수 없음
	60	가끔 도움이 필요하지만 대부분의 개인적 필요를 수행할 수 있음
	50	상당한 도움과 빈번한 임상적 진료가 필요함
자신을 돌볼 수 없으며, 기관 또는 병원과 동등한 수준의 케어가 필요. 질병이 빠르게 진행될 수 있음.	40	장애가 있음; 특별한 주의와 도움이 필요함
	30	심각한 장애; 사망이 임박하지 않았음에도 불구하고 입원이 지시됨
	20	심한 통증; 입원 필요; 적극적인 지지적 치료Supportive treatment가 필요함
	10	빈사 상태; 빠르게 진행되는 치명적인 과정
	0	사망

일차 의료를 위한 COOP 차트

Dartmouth Primary Care Cooperative Information ProjectCOOP는 개원의의 진료실에서 환자의 건강 상태를 측정하기 위한 간단한 방법을 연구했다. 그들은 일련의 제시 글에 동의하거나 동의하지 않음을 나타내는 간단한 표정 사진을 사용하는 반응 차트response charts를 개발했다. 이 차트는 일상적인 진료 현장에서 건강과 기능에 대한 빠른 평가를 제공하도록 설계됐다. 한편, 차트는 반응 범주를 나타내는 간단한 시각적 그림을 기반으로 하기 때문에 환자의 건강 상태를 측정하는 고유한 접근 방식을 나타

낸다. 9개의 건강 상태 영역 각각을 측정하기 위해 단일 문항이 사용되며, 기능, 건강 인식, 증상 및 사회적 지원을 평가한다. COOP 차트는 결과연구에 적합한 연구 도구라기보다는 선별 도구screener로 생각해야 한다.

설문지는 응답자가 직접 작성하거나 면접자가 기입한다. 아울러 국제적으로 사용되거나, 청소년도 사용할 수 있도록 수정되었다. 설문지 개발자는 5분 이내에 설문 작성이 완료될 수 있도록 했다. 연구에 따르면 일반적으로 우수한 조사자 간 신뢰도의사 대 간호사 투여, kappa 0.65 이상 및 재시험 신뢰도1 주 간격, 0.42 ~ 0.88의 상관 계수, Nelson, Landgraf, Hays, Wasson, & Kirk, 1990; Nelson, Wasson, Johnson, & Hays, 1996를 보였다. 결과는 MOS 및 SIPMcHorney, Ware, Rogers, Raczek, & Lu, 1992 척도와 비교하여 적절한 식별력과 낮은 상대적 효율성을 나타낸다. COOP 차트는 현재의 건강 상태 및 선별 검사에 유용한 지표를 제공하지만, 건강 변화의 측정에는 적절하지 않다.

Medical Outcomes Studies Short-Form 측정 도구

건강 상태에 대한 일반적 측정 도구로, 1970년대 RAND Corporation의 의료보험 실험의 일부로 개발되었다. 의료보험 실험에 사용된 측정 도구는 이후 개선되어 만성 질환의 진료 결과를 연구하기 위해 설계된 MOS 설문지의 일부가 되었다Reisenberg & Glass, 1989; Stewart *et al.*, 1989; Tarlov *et al.*, 1989. 36개 문항으로 구성된 SF-36는 245개 문항의 MOS 설문지에서 파생됐다. 이후 자기 기입용, 질문자 인터뷰용 및 음성 응답 시스템용 같은 여러 버전에서 널리 사용되고 있다.

SF-36에는 건강의 8가지 차원과 2개의 요약 척도가 포함된다Ware *et al.*, 1995; Ware, Kosinski, & Keller, 1995; Ware & Sherbourne, 1992. 각 차원은 여러 개의 문항들을 기반으로 한다. 표 6-6에는 8개 차원에 대한 간략한 설명과 각 차원을 구성하는 문항들이 정리되어 있다. 8개 차원의 각 점수는 0에서

100까지이며, 점수가 높을수록 건강하다는 뜻이다. 설문지는 단일 점수를 생성하도록 설계되지 않았지만, 널리 사용되는 두 개의 집계된 하위 척도는 요인 분석 방법을 사용하여 경험적으로 생성되었다. 신체적 구성 요소 요약Physical Component Summary, PCS과 정신적 구성 요소 요약Mental Component Summary, MCS은 전체 SF-36나 SF-12라고 하는 12개 문항으로 구성된 버전을 이용하여 계산할 수 있다.

표 6-6 SF-36 설문지의 차원, 설명 및 문항

차원	설명 및 문항
신체적 기능	다양한 수준의 신체 활동, 걷기, 계단 오르기, 구부리기, 물건 나르기, 자기 관리 활동의 제한(10개 문항)
역할 제한 - 신체적	신체적 건강으로 인해 활동량이 감소하고, 평소보다 낮음(4개 문항)
신체 통증	신체 통증의 중증도 및 통증이 일상생활에 지장을 주는 정도(2개 문항)
전반적 건강	건강 인식 수준 및 건강 체질(5개 문항)
사회적 기능	건강이 정상적인 사회 활동을 방해하는 정도(2개 문항)
활력	에너지 및 피로 수준(4개 문항)
역할 제한 - 감정적	정서적 문제로 인해 정상적인 상태일 때보다 활동량이 감소하고, 평소보다 낮음(3개 문항)
정신 건강	불안, 우울, 행복, 웰빙(5개 문항)

* SF-36의 36번째 문항은 건강 변화에 대한 질문이다. 질문은 환자의 건강이 12개월 전과 어떻게 비교되는지에 대한 것이며, 이 문항은 8가지 차원에 직접적으로 기여하지 않는다.

SF-36은 여러 언어로 번역되어 널리 사용되고 있으며, 사이코메트리적으로 검증되었다. 현재 문항반응이론을 기반으로 한 컴퓨터 버전도 제공된다. 컴퓨터 기반 평가는 각 건강 차원에서 개인을 식별할 수 있는 최소한의 질문지를 사용하여 응답에 대한 부담을 크게 줄였다. SF-36은 널리 사용됨에도 불구하고 천장 효과가 있어 고령자 및 환자에게는 유용하지

않다는 비판을 받아 왔다. 사실상 건강한 사람과 그렇지 않은 사람을 구분하는 데에는 좋지만, 환자와 장애인 등을 구분하는 데에는 유용하지 않다. SF-36은 처음에는 효용 가중치를 포함하지 않았으나, 최근 연구에서 각 SF-36 점수에 효용 가중치를 할당하는 방법을 개발했다Fryback, Lawrence, Martin, Klein, & Klein, 1997.

Sickness Impact ProfileSIP

SIP은 포괄적이면서 유연한 다목적 측정 도구다. 효용 기반의 가중치 체계에 기반하여 합산되거나 개별적으로 사용할 수 있는 12개 범주들로 구성되어 있다. 표 6-7은 SIP의 기본적 차원과 범주를 보여 준다. 모든 범주는 동일한 기준에서 가중치가 부여되었기 때문에 필요에 따라 결합할 수 있다. SIP은 감정과 능력보다는 행위와 성과에 중점을 두며, 질병에 기인한 사람의 행위 변화를 반영한다.

표 6-7 Sickness Impact Profile(SIP)의 차원, 범주 및 문항

차원	범주	관련된 행위를 설명하는 문항	선택 문항
독립적 카테고리	SR	수면과 휴식	나는 하루 중 많은 시간 동안 앉아 있다.
	E	먹기	나는 특별하거나 다른 음식을 먹고 있다.
	W	일	나는 전혀 일하고 있지 않다.
	HM	집 관리	나는 집에서 힘든 일을 하지 않는다.
	RP	레크리에이션 및 오락	나는 유흥을 위해 나간다.
신체적	A	보행	나는 짧은 거리를 걷거나, 자주 멈춰서 휴식을 취한다.
	M	이동성	나는 방 안에 머문다.
	BCM	바디 케어 및 움직임	나는 스스로 목욕하지 못하지만, 다른 사람이 목욕을 도와준다.
심리사회적	SI	사회적 상호 작용	나는 사람들과 함께하는 사회 활동을 적게 한다.
	AB	주의력을 요하는 행동	나는 추론하고 문제를 해결하는 데 어려움이 있다.
	EB	감정적 행위	나는 갑자기 웃거나 운다.
	C	의사소통	나는 글을 쓰거나 타이핑하는 데 문제가 있다.

※출처: McDowell, I., & Newell, C. (1996). *Measuring health: a guide to rating scales and questionnaires* (2nd ed.). New York: Oxford University Press.

SIP은 건강 설문 조사, 프로그램 계획 및 정책 수립, 환자 증상 모니터링에서 결과를 측정하기 위한 것으로, 광범위하게 적용될 수 있다. SIP은 다른 건강 관련 삶의 질 척도와 비교되는 최적 표준gold standard으로 제시된다. SIP은 건강에 대한 포괄적 평가를 제공하며, 이에 따라 의료 서비스의 궁극적 목표인 질병즉, 개인의 질병 경험을 줄이거나 일상생활에 미치는 영향을 감소시킨다. 이러한 접근 방식은, 의료인의 임상적 관찰에 기초한 질환illness의 전문적인 정의를 나타내는 질병disease과는 다르다.

SIP은 평가에서 행위를 측정하는 방식을 사용한다. 그것은 문화적으로 편향될 수 있는 감정보다는 외적 타당도 검증이 가능하고 측정 가능한 활동과 행위에 중점을 둔다. 또한 행위는 관찰을 통해 확인할 수 있고, 환자가 치료를 받고 있는지 여부도 확인할 수 있지만, 임상 보고서는 분명히 치료를 받는 사람으로만 제한된다. SIP은 개인의 역량capacity보다는 행위 변화에 중점을 두는데, 이러한 행위는 개인, 사회 및 의료 관점에서 중요한 것으로 간주된다. 이는 특정 상태, 치료, 개인 특성 또는 예후에 관계없이 보편적 행위의 제한 패턴을 나타내기 위한 것이다.

SIP의 초기 버전은 12개 범주에 136개 문항으로 이루어졌으며, 사람들이 주어진 날짜에 설명하는 질문을 확인하고 응답하는 자기 기입식 설문지로 설계되었다. 문항 가중치는 각 질문에 내포된 제한점의 상대적 중증도를 나타낸다. 전체 SIP 및 각 범주에 대한 점수를 계산할 수 있다. SIP은 면접관이 20~30분 내에 작성하거나 응답자 스스로 작성할 수 있다.

SIP은 써스톤 척도에 기반하며, 다양한 배경을 가진 약 100명의 심사위원이 설문지의 각 문항에 가중치를 할당하는 데 참여했다. SIP의 문항들은 거의 동일한 간격 척도에 가깝다. 136개 문항에 대한 검사-재검사 신뢰도는 지속적으로 높았으며0.88-0.92, 면접관이 작성하는 설문지의 신뢰도는 자기 기입식 버전보다 약간 높았다. 전체 점수의 내적 일관성은 0.97보다 높았으나, 우편으로 수집되는 경우에는 더 낮았다. 검증을 위한 연구에서는 SIP을 다른 주관적 평가 및 임상적 평가와 비교했으며, 대부분의 주요 건강 척도와 비교됐다. SIP은 건강을 측정하는 다른 측정 도구들보다 변화에 대한 반응성에 대해 더 광범위하게 검증되었다. 결론적으로 SIP은 작은 변화에 상대적으로 둔감하지만, 장기간에 걸친 변화를 반영할 수 있다.

SIP은 다른 여러 국가에서도 사용할 수 있도록 수정됐다. 64개 문항으로 구성된 단축 버전은 관절염 환자용으로 설계되었고, 요양원 사용하도록

66개 문항의 버전이 개발되었다. 더 짧은 버전은 SIP에 대한 권리를 소유한 Johns Hopkins University에서 인정되거나 지원되지 않는다. Roland는 요통 환자에게 SIP을 적용했다Roland & Morris, 1983. 요약하면, SIP은 면밀하게 개발되고 검증되었다. 그리고 다양한 연령대와 국가 및 상태에 적용될 수 있다. SIP의 주요 단점은 설문지의 길이이고, 행위에 중점을 두었기 때문에 변화를 감지하는 능력이 제한될 수 있다.

Quality of Well-being QWB 지수

QWB 지수는 개인의 현재 증상과 장애를 하나의 숫자로 요약하여 사회적으로 바람직하지 않은 문제를 표현하며, 이를 질 부정 수명의 관점에서 표현하는 효용 평가 도구다. 지수는 기존 의학적 상태의 예후를 반영하도록 조정할 수 있으며, 모든 인구 집단이나 질병에 사용할 수 있다. 삶의 질을 평가하기 위한 공동지표common metric로 효용 가중치를 활용하는 경제 모델을 지원하기 위해 특별히 개발되었다Kaplan & Anderson, 1988; Kaplan et al., 1989.

QWB는 의료 시스템의 산출물을 계량화하는 방법을 정의하기 위한 건강 정책 모델의 한 부분이다. 이 모델은 감소된 질에 맞게 보정된 수명years of life 측면에서 건강 산출물을 계량화한다. 따라서 1년 동안 장애 및 증상이 없는 사람은 1에 해당하는 반면, 삶의 질이 절반으로 감소한 사람은 0.5 QWB년 상태가 된다. 프로그램 비용을 건강 연수로 나누면 상대적 효율성 또는 비용–효과성이 산출된다.

QWB는 건강의 3가지 요소증상, 기능 및 예후로 구성된 모델을 기반으로 한다.

- 기능 상태는 수행 성과를 기반으로 한다.
- 상대적 선호도를 반영하는 가치 또는 효용은 각 기능 수준과 관련되며, 죽음은 0이 할당된다.
- 건강은 현재의 건강뿐만 아니라 현재 존재하는 질병의 미래 예후를 고려해야 한다는 것을 의미한다. 이를 통해 기능 상태는 동일하지만 예후가 현저하게 다른 사람들을 구별할 수 있다. 예후는 긍정적 건강*건강 증진 및 재활* 또는 부정적 건강*악성*을 반영할 수 있다.

사람을 분류하는 것은 단계적으로 수행된다. 첫째, 기능적 상태는 지난 8일 동안의 증상과 의학적 문제CPX에 대해 묻는 구조화된 인터뷰를 통해 평가된다. 증상 또는 문제에 해당하는 가중치가 있으며, 그 다음 선별 질문은 자세한 질문들로 이어진다. 질문들은 이동성과 간힘Mobility Scale, MOB, 신체 활동Physical Activity Scale, PAC, 사회 활동Social Activity Scale, SAC의 세 가지 측면에서 능력보다는 수행 성과를 다룬다. 또한 인터뷰는 27개의 증상 또는 문제의 존재를 기록한다.

선호도 가중치preference weights는 동일한 간격 척도에서 파생되었으며, 이것은 각 기능과 관련된 사회적 선호도의 상대적 중요도를 반영한다. 연구에 따르면 선호도 가중치는 안정적인 것으로 나타났다. 가중치W, 모집단 및 이후 날짜 간의 상관관계는 0.93 이상으로 나타났다Balaban, Sagi, Goldfarb, & Nettler, 1986. 내용 타당도 검사는 광범위하게 연구되었고, 기준 및 구성 타당도는 포괄적으로 검증되었다. QWB의 변화에 대한 반응성은 다른 건강 측정 도구에 비해 중간 수준으로 나타났다.

$$\text{QWB Score} = 1 - (\text{MOB Step} \times \text{MOB Weight}) - (\text{PAC Step} \times \text{PAC Weight}) - (\text{SAC Step} \times \text{SAC Weight}) - (\text{Symptoms or Problems} \times \text{CPX weight})$$

W는 특정 시점에서 한 사람의 건강 수준을 나타낸다. 질 보정 수명을 나타내기 위해 W 상태에서 보낸 시간을 곱한다. 예를 들어, 한 사람이 65년 동안 건강하게 살고W=1.00, 그후 5년 동안 장애를 가지고 살고W=0.59, 그 다음 3년 동안은 병상에 있었다고W=0.34 가정해 보자. 73세인 그 사람의 QWB 점수는 68.9 건강 연수[(65×1.00) +(5×0.59) +(3×0.34)]일 것이다.

QWB는 수명과 삶의 질을 단일 점수로 결합하는 개념적, 방법론적 문제에 대응하여 만들어진, 최초의 건강 관련 삶의 질 척도 중 하나이다. 일반 인구 집단을 위한 QWB 기준이 있으며, 비용-효과성 연구에 널리 사용되었다. 이 방법론은 오레곤 주의 의료보험 재분배 프로젝트Oregon medical coverage redistribution project;Kaplan, 1994의 일부로 사용되었다.

QWB에 대한 비판은 포함된 문항 및 채점 방법에 초점이 맞춰져 있다. QWB는 신체적 문제를 측정하는 것에 초점을 맞추고 개발되었기 때문에, 정신 건강 문제를 과소평가한다고 비판 받아 왔다. 증상을 포함시키면 QWB의 민감도가 향상되는 것으로 나타난다. 주요 비판은 특정 장애 상태들 간의 비일관성으로 인한 척도 가중치에 초점이 맞춰져 있다. 또 다른 부분은 면접관 교육의 어려움으로, 보통 1~2주가 소요된다. 자기 기입식 설문은 이 문제를 해결할 수 있지만, 설문 문항이 길고 모든 인구 집단에 적합하지 않을 수 있다.

EuroQol

EuroQolEQ-5D는 다양한 문화 간에대부분 유럽에서 건강 관련 삶의 질을 측정하기 위해 사용할 수 있는 요약 점수를 생성하기 위해 개발되었다EuroQol Group, 1990; 표 6-8. 다섯 가지 영역이동성, 자기 관리, 일상 활동, 통증/불편함, 불안/우울을 다루고 있으며, 각 영역에는 세 가지 수준전혀 문제 없음, 약간의 문제 있음, 심각한 문제 있음, 표 6-8이 있다. 0에서 100까지의 총점은 다섯 가지 영역 각각에 대한 응답에서 생성된다. 응답 패턴을 토대로 한 권장 가중치에 대한 대안으로 시각적 상사 척도를 사용하여 응답에 가중치를 부여할 수 있다. 다양한 모집단들을 위한 기준들도 개발되었다. 저작권은 EuroQol Foundation에 있으며, 도구를 사용하려면 등록해야 한다Brooks, Rabin, & Charro, 2003.[11]

표 6-8 EuroQol 영역 및 응답 수준

영역	수준
이동성	나는 걷는 데 문제가 없다.
	나는 걷는 데 약간의 문제가 있다.
	나는 침대에 갇혀 있다.
자기 관리	나는 자기 관리에 문제가 없다.
	나는 스스로 씻거나 옷을 입는 데 약간의 문제가 있다.
	나는 스스로 씻거나 옷을 입을 수 없다.
일상 활동 (예: 작업, 공부, 가사, 가족 또는 여가 활동)	나는 일상 활동을 하는 데 문제가 없다.
	나는 일상 활동을 수행하는 데 약간의 문제가 있다.
	나는 일상 활동을 할 수 없다.
통증/불편함	나는 고통이나 불편함이 없다.
	나는 약간의 통증이나 불편함이 있다.
	나는 극심한 불편함이 있다.
불안/우울	나는 불안하거나 우울하지 않다.
	나는 약간 불안하거나 우울하다.
	나는 매우 불안하고 우울하다.

11 등록 방법은 다음의 사이트에서 사용 가능함.: www.euroqol.org/eq-5d/how-to-obtain-eq-5d.html). Accessed April 17, 2010.

World Health Organization Quality of life-BREF

세계보건기구는 삶의 질을 평가하기 위해 World Health Organization Quality of Life-BREFWHOQOL-BREF를 개발했다. WHOQOL-BREF는 WHOQOL-100의 간소화된 버전으로, 스스로 평가한 건강 수준, 건강 및 자아에 대한 만족도, 삶에 대한 감정, 통증, 집중력, 안전, 물리적 환경, 에너지, 외모, 재정, 여가, 이동성 및 교통, 수면, 일상생활 수행 능력, 작업 능력, 관계, 성, 의료의 접근성 및 기분 등 다양한 분야를 포함한다. 대규모 연구 및 임상 시험의 경우, 앞서 제시된 것들이 연구 관심분야의 개념들이라면 긴 버전이 권장된다.

WHOQOL-BREF에는 (1) 신체적 건강, (2) 심리적 건강, (3) 사회적 관계, 그리고 (4) 환경의 네 가지 영역을 다루는 26개의 문항이 있다. 표 6-9는 26개의 문항과 해당 영역을 제시한다Murphy, Herrman, Hawthorne, Pinzone, & Evert, 2000. 대부분의 질문들은 지난 4주를 기준으로 평가되며, 점수 산출은 리커트 유형 척도를 기반으로 한다.

표 6-9 WHOQOL-BREF의 영역 및 질문

영역	질문
신체적 건강	당신이 해야 할 일을 하는 데 신체적 통증이 어느 정도 방해가 된다고 느끼십니까?
	일상생활을 영위하기 위해 얼마나 많은 의학적 치료가 필요합니까?
	당신은 일상생활에 충분한 에너지가 있습니까?
	당신은 얼마나 잘 돌아다닐 수 있습니까?
	당신은 수면에 대해 얼마나 만족하십니까?
	당신은 일상생활 활동을 수행하는 능력에 얼마나 만족하십니까?
	당신의 업무 능력에 얼마나 만족하십니까?

심리적 건강	당신은 인생을 얼마나 즐기십니까?
	당신은 당신의 삶이 어느 정도 의미가 있다고 느끼십니까?
	당신은 얼마나 잘 집중할 수 있습니까?
	당신은 당신의 외모를 받아들일 수 있습니까?
	당신 자신에 대해 얼마나 만족하십니까?
	우울감, 절망, 불안, 우울 같은 부정적인 감정을 얼마나 자주 느끼십니까?
사회적 관계	대인 관계에 얼마나 만족하십니까?
	성 생활에 얼마나 만족하십니까?
	친구들의 지원에 얼마나 만족하십니까?
환경	당신은 일상생활에서 얼마나 안전하다고 느끼십니까?
	당신의 물리적 환경은 얼마나 건강합니까?
	당신의 필요를 충족시키기에 충분한 돈이 있습니까?
	당신은 일상생활에서 필요한 정보를 얼마나 이용할 수 있습니까?
	당신은 여가 활동을 할 수 있는 기회가 어느 정도 있습니까?
	당신의 주거 환경에 대해 얼마나 만족하십니까?
	당신은 의료 서비스의 접근성에 얼마나 만족하십니까?
	당신은 이동 수단에 얼마나 만족하십니까?
해석에 도움이 되는 일반적인 질문	당신의 삶의 질을 어떻게 평가하시겠습니까?
	당신의 건강에 대해 얼마나 만족하십니까?

Health Utilities Index^HUI

HUI는 캐나다 연구팀이 개발한 일반적 건강 상태 및 건강 관련 삶의 질 척도의 계열이다Feeny, Furlong, Boyle, & Torrance, 1995; Feeny, 2005. 관련 척도에는 Health Utilities Index Mark 1^HUI1, Health Utilities Index Mark 2^HUI2 및 Health Utilities Index Mark 3^HUI3가 포함된다. 각 HUI에는 건강 상태 분류 시스템과 선호도 기반의 점수화 공식이 포함된다. HUI1은 여

전히 사용되고 있지만, HUI2와 HUI3은 임상과 인구 집단의 건강 상태 측정에서 더 자주 사용된다. 본래 1990년 캐나다 온타리오 통계 조사를 위해 개발된 HUI3에는 8가지 속성시각, 청각, 언어, 보행, 손재주, 감정, 인지 및 통증이 있으며, 속성 당 5~6단계가 있다. HUI3에 대한 배수적이면서 다중 속성의 효용 함수와 단일 속성의 효용 함수가 개발되었다Furlong et al., 1998.

삶의 질 범위

표 6-10은 각 건강 관련 삶의 질 척도가 다루는 건강 영역의 범위를 비교한 것이다. SIP의 다양한 삶의 질 영역들이 각 건강 관련 삶의 질 점수에 의해 측정되는 정도가 검토된다. 보다시피, 몇 가지 측정 도구들은 소수의 영역들에서만 적용되는 반면, WHOQOL은 범위가 가장 광범위하다.

표 6-10 건강 관련 삶의 질 측정 도구가 다루는 건강 영역

건강 영역	Karnofsky	COOP	SF-36	EQ-5D	SIP	QWB	WHOQOL	HUI3
신체적 기능	X	X	X	X	X	X	X	X
손상		X	X	X	X	X	X	X
심리적 기능		X	X	X	X	X	X	X
인지 기능					X		X	X
사회적 지원		X			X		X	
사회적 활동		X	X		X	X	X	X
역할 기능			X	X	X	X	X	X
성 기능					X	X	X	X
통증		X	X	X	X	X	X	X
활기/피로			X		X	X	X	X

COOP; Dartmouth Primary Care Cooperative Information Project EQ-5D, EuroQol; HUI3, Health Utility Index 3rd version; SF-36, Short From-36; SIP, Sickness Impact Profile; QWB, Quality of Well-being scale; WHOQOL, World Health Organization Quality of Life.

효용 평가

경제학적 분석은 다양한 수준의 투자 대비 수익률을 비교하려고 한다. 건강의 맥락에서, 건강 결과를 다양한 증상과 인구 집단에 적용할 수 있는 하나의 숫자로 줄일 수 있다면, 분석을 단순화할 수 있다. 건강 상태를 최종적으로 요약된 숫자로 변환하는 방법이 효용 가중치utlity weighting이다. 비용–효용 연구는 결과연구에 대한 표준 지표가 필요하다. 비용–효용 연구에서 의료적 개입의 비용은 질 보정 수명과 관련이 있다. 일반적으로 1 질 보정 수명은 1년의 생활생존에 해당하며, 장애 및 기능적 제한이 없는 상태이다. 질 보정 수명의 개념은 사망률과 이환율 같은 결과를 평가하는 방법을 통합하며, 이환율의 경우에는 일반적으로 전반적 건강 및 신체 장애를 측정하여 평가된다.

이 절차는 본질적으로 경제학자들의 산물로서, 주관적인 정보를 분석 가능한 자료로 변환한다. 이를 위해 다양한 건강 상태들에 대한 가중치 집합들이 결정된다. 모든 조합을 검증할 수 없으므로 다양한 합산 방법 및 보간법interpolation이 만들어졌다.

이러한 효용 가중치를 생성하기 위해 가장 자주 사용되는 두 가지 방법은 표준 도박법Standard Gamble, SG과 시간 교환법Time Trade-off, TTO이다. 첫 번째 접근 방식은 즉시 사망하거나, 남은 인생 동안 완전한 건강 상태를 달성할 수 있는 상태 중 하나를 선택하도록 요구한다. 시간 교환법은 일정한 기간 동안 일정한 건강 상태를 유지하다가 사망하거나, 더 짧은 기간 동안 양호한 건강 상태를 유지하다가 사망하는 대안 중 하나를 선택한다. 이 방법은 개인의 건강 상태가 정해진 기간 동안 지속되는 것으로 가정한다. 특정 치료를 통해 더 짧은 기간 동안 살 수 있지만 그 기간이 끝나면 사망하거나 장애가 발생한다. 당신은 더 짧은 시간 동안 정상적인 건강을 유지하며 생활할 수 있도록 감소한 능력과 시간을 교환해야 한다. 보통의 건강 상태에 드는 비용은 무차별점point of indifference이 발견될 때까지 다양하다. 또 다른 변형은 지불 의사법이며, 이는 주어진 건강 상태를 피하기 위해 얼마를 지불할 것인지를 묻는다.

효용 가중치는 종종 개념적 근거가 부족하고 신뢰도와 타당도를 뒷받침할 수 있는 자료가 부족한, 근거 없는 판단에 의존하는 것으로 비판을 받아 왔다. 효용 가중치 개발을 위해 대표성이 없는 표본이 사용되었으며, 이때 누가 자료를 제공해야 하는지에 대한 근본적인 문제가 존재한다.

질 보정 수명을 사용하는 것은 중요한 의미가 있다. 만약 여러분이 그 전제를 받아들인다면, 장애가 있거나 기대 수명이 더 짧은 사람의 삶은 항상 건강한 사람보다 가치가 낮을 것이다. 일반적으로 응답자 자신들이 평가한 상태에 대해 경험한 적이 없다는 점을 이해하는 것이 중요하다. 어떤 경우에는 상상하기조차 어려울 수 있다Ubel, Loewenstein, Schwarz, & Smith, 2005. 따라서 이러한 평가의 대부분은 가상의 상황에 의존한다. 증거에 따르면 대부분의 사람들이 실제 상태보다 가상의 장애 수준에 훨씬 더 부정적인 가치를 부여한다는 것을 알 수 있다. 이 방법의 지지자들은 이것이 오류를 일으킬 수 있지만 반드시 결과에 편향을 가져오지는 않을 거라고 주장한다. 역사적으로 이러한 자료 수집은 쉽지 않았다. 그들은 숙련된 면접관과 복잡한 집계 알고리즘이 필요했지만, 새로운 접근 방식은 자료 수집을 더 쉽게 하는 컴퓨터화된 방법을 사용한다. 그럼에도 불구하고 응답자들은 여전히 많은 상황에 대응해야 하며, 참여하는 데 시간이 많이 소요될 수 있다.

물론 다른 접근 방식도 사용되었다. 좀 더 직접적인 접근 방식은 크기를 추정하는 것이다. 즉, 평가자에게 다양한 건강 상태 각각에 값을 부여하도록 요청하는 방식을 통해 크기를 추정하는 것이다. George Torrance가 개발한 평정 척도rating scale 접근 방식은 신체 기능, 정서 기능, 감각 기능,

인지 기능, 자기 관리, 통증 등 건강에 중요한 여섯 가지 속성을 제시했다. 환자는 각 속성의 다양한 수준에 대한 만족도를 0점에서 100점까지로 평가한다. 다중 속성 이론multiple attribute theory은 각 건강 상태에 대한 효용 점수를 도출하는 데 사용된다. 표 6-11은 인지된 건강 상태와 활동 제한을 결합한 건강 상태에 값을 할당하는 방법의 예이다.

표 6-11 활동 제한 및 인지된 건강 상태로 정의된 건강 상태 값

	인지된 건강 상태				
활동 제한	훌륭함	매우 좋음	좋음	보통	나쁨
활동 제한 없음	1.00	0.92	0.84	0.63	0.47
활동 제한-기타	0.87	0.79	0.72	0.58	0.38
활동 제한-주요	0.81	0.74	0.67	0.46	0.34
활동 불가-주요	0.68	0.62	0.55	0.38	0.25
수단적 일상생활 수행 능력의 제한	0.57	0.51	0.45	0.29	0.17
일상생활 수행 능력의 제한	0.47	0.41	0.36	0.21	0.10

※ 출처: Erickson, P., Wilson, R., & Shannon, I. (1995, April). Years of healthy life. *Healthy People* 2000. DHHS Publication No. (PHS) 95-12374-1484 (4/95).

질 보정 수명 접근 방식은 건강 보정 기대 수명health-adjusted life expectancy을 평가하는 다양한 접근 방식을 포함하도록 확장되었다. 척도의 선택은 사용 가능한 자료에 영향을 받는다. 질 보정 수명은 두 가지 유형의 장애 보정 기대 수명Disability Adjusted Life Expectancy, DALE로 변형됐다. 하나는 Katz ADL 척도에서 파생된 장애 측정 도구를 사용하여 산출된 장애 보정 기대 수명이다. 때때로 수단적 일상생활 수행 능력Instrumental Activities of Daily Living, IADL를 포함하도록 범위가 확장되고, 건강 수명healthy life expectancy이라는 명칭이 붙는다. 수단적 일상생활 수행 능력은 지역 사회에

서 생활하는 데 필요한 더 높은 수준의 복잡한 작업을 포함한다. 여기에는 집안일, 약 복용, 식료품 쇼핑, 전화 사용, 은행 계좌 관리 같은 활동이 포함된다.

표 6-12는 건강 상태의 가치를 생존 자료survival data와 결합하여 예상 건강 수명에 기초한 수명 표life table를 만드는 방법을 보여 주고 있다. 두 번째 유형의 장애 보정 기대 수명은 진단명을 사용하여 주요 통계가 취약한 개발 도상국을 포함한 많은 국가에서 사용할 수 있는 체계이다. 질병 보정 삶의 질Disease-adjusted Quality of Life 값이라고 한다.

표 6-12 미국인의 건강 수명 계산

연령 구간	출생 10만 명당 시작 연령 구간별 인구수 (I_x)	연령 구간별 정지 인구 ($_nL_x$)	연령 구간별(Q_x) 사람들의 평균 건강 관련 삶의 질	질 보정 정지 인구		남은 건강 수명	남은 수명
$x \sim x+n$세(year)으로 표시된 정확한 두 연령 사이의 기간 (1)	(2)	(3)	(4)	연령 구간별 ($Q_x \cdot {}_nL_x$) (5)	이 기간 및 이후의 모든 연령 구간별 T_x'(6)	(7)	(8)
0-5 세	100,000	495,073	0.94	465,369	6,403,748	64.0	75.4
5-10 세	98,890	494,150	0.93	459,560	5,938,379	60.1	75.1
10-15 세	98,780	493,654	0.93	459,098	5,478,819	55.1	71.2
15-20 세	98,653	492,290	0.92	452,907	5,019,721	50.9	66.3
20-25 세	98,223	489,794	0.91	455,713	4,566,814	46.5	61.3
25-30 세	97,684	486,901	0.91	443,080	4,121,101	42.2	56.6
30-35 세	97,077	483,571	0.90	435,214	3,678,021	37.9	51.9
35-40 세	96,334	479,425	0.89	426,688	3,242,807	33.7	47.2
40-45 세	95,382	474,117	0.88	417,223	2,816,119	29.5	42.6
45-50 세	94,179	456,820	0.86	401,465	2,398,896	25.5	38.0
50-55 세	92,420	455,809	0.83	378,321	1,997,431	21.6	33.4

55-60 세	89,735	439,012	0.81	355,600	1,619,431	18.0	29.0
60-65 세	85,634	143,879	0.77	318,687	1,263,510	14.8	24.8
65-70 세	79,590	378,369	0.76	287,560	944,823	11.9	20.8
70-75 세	71,404	330,846	0.74	244,826	657,263	9.2	17.2
75-80 세	50,577	270,129	0.70	189,090	412,437	6.8	13.9
80-85 세	47,168	197,857	0.63	124,650	223,347	4.7	10.9
85 세 이상	31,892	193,523	0.61	98,697	98,697	3.1	8.3

※ 출처: Erickson, P., Wilson, R., & Shannon, I. (1995, April). Years of healthy life. *Healthy People 2000*. DHHS Publication No. (PHS) 95-12374-1484 (4/95)

REFERENCES

Balaban, D. J., Sagi, P. C., Goldfarb, N. I., & Nettler, S. (1986). Weights for scoring the Quality of Well–Being instrument among rheumatoid arthritics: A comparison to general population weights. *Medical Care*, 24(11), 973–980.

Brenner, M. H., Curbow, B., & Legro, M. W. (1995). The proximal–distal continuum of multiple health outcome measures: The case of cataract surgery. *Medical Care*, 33(4), AS236–AS244.

Brooks, R. , Rabin, R, & Charro, F. (Eds.). (2003). *The measurement and valuation of health status using EQ-5D: A European perspective: Evidence from the EuroQol BIO MED Research Programme*. New York: Springer.

Bruner, D. W., Bryan, C. J., Aaronson, N., Blackmore, C. C., Brundage, Me, Cella, C., . . . Whalen, G. (2007). Issues and challenges with integrating patient–reported outcomes in clinical trials supported by the National Cancer Institute–sponsored clinical trials networks. *Journal of Clinical Oncology*, 25(32), 5051–5057.

Cella, C., Wagner, L., Cashy, J., Hensing, T. A., Yount, S., & Lilenbaum, R. C. (2007). Should health–related quality of life be measured in cancer symptom management clinical trials? Lessons learned using the functional assessment of cancer therapy. *Journal of the National Cancer Institute*. Monographs, 37, 53–60.

Cleary, P. D., Wilson, I. B., & Fowler, F. J. (1994). A theoretical framework for assessing and analyzing health–related quality of life. In G. L. Albrecht & F. Ray (Eds.), *Advances in medical sociology: Quality of life in health care* (p. 311). Greenwich, CT: JAI Press.

EuroQol Group. (1990). EuroQoL–A new facility for the measurement of health–related quality of life. *Health Policy*, 16, 199–208.

Feeny, D. (2005, Spring). The Health Utilities Index: A Tool for Assessing Health Benefits. *PRO Newsletter*, 34, 2–6.

Feeny, D., Furlong, W., Boyle, M., & Torrance, G. W. (1995). Multiattribute health status classification systems: Health Utilities Index. *PharmacoEconomics*, 7(6), 490–502.

DROPFryback, D. G., Lawrence, W. E, Martin, P. A., Klein, R., & Klein, B. E. K. (1997). Predicting quality of well–being scores from the SF–36: Results from the Beaver Dam Health Outcomes Study. *Medical Decision Making*, 17(1), 1–9.

Furlong, W., Feeny, D., Torrance, G. W., Goldsmith, C., DePauw, S., Zhu, Z., . . . Boyle, M. (1998). *Multiplicative multi-attribute utility function for the Health Utilities Index Mark 3 (HUI3) system: A technical report*. London, Ontario: McMaster University Centre for Health Economics and Policy Analysis.

Garcia, S. F., Celia, C., Clauser, S. B., Flynn, K. E., Lad, T., Lai, J.–S., . . . Weinfurt, K. (2007). Standardizing patient–reported outcomes assessment in cancer clinical trials: A patient–reported outcomes measurement information system initiative. *Journal of Clinical Oncology*, 25(32), 5106–5112.

Hahn, E. A., Cella, C., Chassany, O., Fairclough, D. L., Wong, G. Y., & Hays, R. D. (2007). Precision of health–related quality–of–life data compared with other clinical measures. *Mayo Clinical Proceedings*, 82(10), 1244–1254.

Hahn, E. A., Rao, D., Cella, C., & Choi, S. W. (2008). Comparability of interview– and self–administration of the Functional Assessment of Cancer Therapy–General (FACT–G) in English– and Spanish–speaking ambulatory cancer patients. *Medical Care*, 46(4), 423–431.

Kaplan, R. M. (1994). Value judgment in the Oregon Medicaid experiment. *Medical Care*, 32(10), 975–988.

Kaplan, R. M., & Anderson, J. P. (1988). A general health policy model: Update and applications. *Health Services Research*, 23(2), 203–235.

Kaplan, R. M., Anderson, J. P., Wu, A. W., Mathews, W. C., Kohn, E, & Orenstein, D. (1989). The quality of well–being scale: Applications in AIDS, cystic fibrosis, and arthritis. *Medical Care*, 27(3), S27–S43.

Karnofsky, D. A., Abelmann, W., Craver, L. F., & Burchenal, J. H. (1948). The use of the nitrogen mustards in the palliative treatment of carcinoma. *Cancer*, 1(4), 634–638.

Kitzhaber, J. A. (1993). Prioritising health services in an era of limits: The Oregon experience. *British Medical Journal*, 307(6900), 373–377.

McHorney, C. A., ware, J. E. Jr., Rogers, W., Raczek, A. E., & Lu, J. F. (1992). The validity and relative precision of MOS short and long–form health status scales and Dartmouth COOP charts. Results from the Medical Outcomes Study. *Medical Care*, 30(5 Suppl), MS253–MS265.

Murphy, B., Herrman, H., Hawthorne, G., Pinzone, T., & Evert, H. (2000). *Australian WHOQoL instruments: User's manual and interpretation guide*. Melbourne, Australia: Australian WHOQoL Field Study Centre.

Nelson, E. C., Landgraf, J. M., Hays, R. D., Wasson, J. H., & Kirk, J. W. (1990). The functional status of patients: How can it be measured in physicians' offices? *Medical Care*, 28(12), 1111–1126.

Nelson, E. C., Wasson, J. H., Johnson, D. J., & Hays, R. D. (1996). Dartmouth COOP Functional Health Assessment Charts: Brief measures for clinical practice. In B. Spilker (Ed.), *Quality of life and pharmacoeconomics in clinical trials* (2nd ed., pp. 161–168). Philadelphia: Lippincott–Raven.

Rao, D., Debb, S., Blitz, D., Choi, S. W., & Celia, C. (2008). Racial/ethnic differences in the health–related quality of life of cancer patients. *Journal of Pain & Symptom Management*, 36(5), 488–496.

Rector, T. S., Kubo, S. H., & Cohn, J. N. (1987). Patients' self assessment of their congestive heart failure, part 2: Reliability and validity of a new measure, The Minnesota Living with Heart Failure Questionnaire. *Heart Failure*, 3(5), 198–209.

Reisenberg, D., & Glass, R. M. (1989). The Medical Outcomes study. *JAMA*, 262(7), 943.

Roland, M., & Morris, R. (1983). A study of the natural history of back pain, part I: Development of a reliable and sensitive measure of disability in low–back pain. *Spine*, 8(2), 141–150.

Sloan, J. A., Frost, M. H., Berzon, R., Dueck, A., Guyatt, G., Moinpour, C., . . . Cella, D. (2006). The clinical significance of quality of life assessments in oncology: A summary for clinicians. *Supportive Care in Cancer*, 14(10), 988–99

Spiegel, J. S., Leake, B., Spiegel, T. M., Paulus, H. E., Kane, R. L., Ward, N. B., & Ware, J. E., Jr. (1986). What are we measuring? An examination of self–reported functional status measures. *Arthritis and Rheumatism*, 31(6), 721–728.

Stewart, A., Greenfield, S., Hays, R. D., Wells, K. B., Rogers, W. H., Berry, S., . . . Ware, J. E., Jr. (1989). Functional status and well–being of patients with chronic conditions: Results from the Medical Outcomes Study. *JAMA*, 262(7), 907–913.

Tarlov, A. R., Ware, J. E., Jr., Greenfield, S., Nelson, E. C., Perrin, E., & Zubkoff, M. (1989). The Medical Outcomes Study: An application of methods for monitoring the results of medical care. *JAMA*, 262(7), 925–930.

The WHOQOL Group (1993). Study protocol for the World Health Organization project to develop a Quality of Life assessment instrument (WHOQOL). *Quality of Life Research*, 2(2), 153–159.

Ubel, P. A., Loewenstein, G., Schwarz, N., & Smith, D. (2005). Misimagining the unimaginable: The disability paradox and health care decision making. *Health Psycholology*, 24(2), S57–S62.

Ware, J. E., Jr., Kosinski, M., Bayliss, M. S., McHorney, C. A., Rogers, W. H., & Raczek, A. (1995). Comparison of methods for the scoring and statistical analysis of the SF–36 Health Profile and Summary Measures: Summary of results from the Medical Outcomes Study. *Medical Care*, 33(4), AS264–AS279.

Ware, J. E., Jr., Kosinski, M., & Keller, S. D. (1995). SF–12: *How to score the SF-12 Physical and Mental Health Summary Scales*. Boston: The Health Institute, New England Medical Center.

Ware, J. E., Jr., & Sherbourne, C. D. (1992). The MOS 36–Item Short–Form Health Survey (SF–36). *Medical Care*, 30(6), 473–483.

Wilson, I. B., & Cleary, P. D. (1995). Linking clinical variables with health–related quality of life. *JAMA*, 273(1), 59–65.

World Health Organization. (1948). *Constitution of the World Health Organization*. Geneva, Switzerland: Author.

CHAPTER

7

질병-특이적 측정 도구

앞 장에서는 결과 측정에서 포괄적인 건강 상태를 측정하는 측정 도구에 대해 논의했다. 일반적 건강 상태 측정 도구는 다양한 상황에서 결과를 성공적으로 측정할 수 있지만, 일반적으로 광범위한 적용을 위해 측정의 깊이를 희생시킨다. 질병–특이적 측정 도구는 더 예민하기 때문에 건강 상태의 변화에 대하여 민감한 반응성을 보일 가능성이 더 높다.

질병-특이적 측정 도구 vs. 일반적 건강 상태 측정 도구

"질병–특이적 측정 도구는 다양한 질병 및 통증을 대상으로 사용 가능하다. 질병–특이적 건강 상태 측정 도구는 특정 상병을 가진 집단이나 환자집단을 평가하기 위해 고안된 측정 도구로서, 종종 반응성 또는 임상적으로 중요한 변화를 측정하는 목표를 가지고 있다."Patrick & Deyo, 1989, p. S217 이 측정 도구들은 특정 상태와 밀접하게 관련된 기능 측면을 반영하며, 해당 상태의 가장 두드러진 양상의 변화를 측정한다. 본질적으로 질병–특이적 측정 도구에는 (1) 임상적clinical 측정 도구와 (2) 경험적experiential 측정 도구, 두 가지 유형이 있다. 임상적 측정 도구 유형은 주로 징후, 증상 및 검사를 측정하는 반면, 경험적 측정 도구 유형은 질병이나 문제가 환자에게 미치는 영향을 포착한다. 한편, 경험적 측정 도구 유형은 일반적 측정 도구로 사용되는 것과 유사한 방식으로 건강을 평가하지만, 잠재되어 있는 질병의 세부 내용에 맞추어 더 세밀하게 조정된다.

질병–특이적 측정 도구는 작은 치료 효과에 민감하게 반응하도록 설계된 반면, 일반적 측정 도구는 치료와 관련된 작은 변화를 감지하지 못할 수도 있다. 질병–특이적 측정 도구는 특정 질병의 가장 중요한 영역을 측정하도록 설계되었다.

일반적 건강 상태 측정 도구를 사용하지 않는 이유

"일반적 건강 상태 측정 도구는 질병 유형과 중증도, 다양한 치료 또는 건강 개입, 인구 통계적 및 문화적 하위 집단에 이르기까지 광범위하게 적용할 수 있다Patrick & Deyo, 1989, p. S217.

일반적 건강 상태 측정 도구는 건강의 다양한 측면을 측정한다. 예를 들어, 6장에 설명된 SF-36 평가 도구는 광범위한 측면의 건강을 측정한다. 일반적 건강 상태 측정 도구인 SF-36은 기능 및 정신적 웰빙의 8가지 측면을 측정하고Ware, Kosinski, & Keller, 1994; Ware & Sherbourne, 1992; Ware, Snow, Kosinski, & Gandek, 1993, 신체적, 정신적 건강을 측정하는 구성 요소에 대한 요약된 내용을 제공한다Ware et al., 1994; Ware, Kosinski, & Keller, 1996. SF-36 척도의 차이는 광범위한 건강 상태 측정 도구의 강점과 약점을 모두 보여 준다. SF-36은 개입의 여러 차원을 다양한 방식으로 활용한다. 예컨대 특정 약물은 신체 기능을 향상시키나 부작용으로 피로를 유발할 수 있다. 일반적 건강 상태 측정 도구는 두 효과의 합을 요약된 형태로 통합할 수 있지만, 산출된 결과는 임상적으로 중요한 변화를 놓칠 수 있다Patrick & Deyo, 1989. 이 예에서 측정의 넓이와 유연성은 일반적 건강 상태 측정 도구의 약점이 될 수 있다. 가장 관심 있는 차원을 분리하지 않으면 진정한 치료 효과가 가려질 수 있다. 대조적으로, 통증을 평가하기 위해 특별히 고안된 질병-특이적 측정 도구는 요통, 고관절 통증 등과 같은 관심 측면에 직접 초점을 맞춘다. 이는 측정 도구가 측정하고자 하는 넓이와 깊이에 대한 선택이다. 도구의 측정 범위는 관심 영역들의 범위와 더불어, 각 관심 영역 내의 응답 범위를 모두 포함한다. 일반적 측정 도구는 일반적으로 광범위한 범위를 측정하는 반면, 질병-특이적 측정 도구는 특정 상태에 대해 반응하도록 되어 있다.

이러한 초점은 조사 도구의 간결성뿐만 아니라, 건강 상태 측정 도구를 임상적으로 중요한 차이 또는 건강 상태의 변화에 민감하게 반응하도록 하는 데에도 중요하다. 주어진 치료에 효과가 있는지 여부를 결정하려면 추정된 효과가 통계적으로나 임상적으로 유의미해야 한다. 우연히 결과가 발생할 가능성을 나타내는 통계적 유의성은 표본 크기 및 분산 같은 요인에 의해 결정된다. 치료 효과의 임상적 의미는 연구자에 의해 결정되어야 하며, 비교되는 다른 치료 방법의 효과성에 대한 의사 결정을 포함할 수 있다Fletcher & Fletcher, 2005; Haynes, Sackett, Guyatt, & Tugwell, 2006.

일반적 건강 상태 측정 도구는 여러 가지 이유로 임상적으로 의미 있는 치료 효과를 놓칠 수 있다. 첫째, 바닥 또는 천장 효과가 있을 수 있다. 한 척도에 의해 완벽하게 건강하다고 평가된 개인이 다른 척도에서 건강 문제가 있는 것으로 밝혀지면 척도는 천장 효과가 있는 것으로 간주될 수 있다Bombardier et al., 1995. 그 반대는 바닥 효과이다. 예를 들어, SF-36은 일반적으로 질병이 있는 인구 집단과 건강한 인구 집단을 구별하는 데 사용하도록 설계되었지만, 아픈 사람과 매우 아픈 사람들을 구분하는 데에는 유용하지 않다. SF-36 설문지가 노약자 집단에 대한 개입의 효과를 평가하는 데 사용된 경우, 전체 표본이 개입 이전과 이후 모두 척도의 하단에 모여 있기 때문에 실제 치료 효과를 놓칠 수 있는 것이다. 질병-특이적 측정 도구는 적절한 대상 집단을 목표로 사용될 수 있다즉, 천장 및 바닥 효과의 통제.

더욱이 일반적 건강 상태 측정 도구는 반응성이 부족하다Kessler & Mroczek, 1995. 성공적인 치료는 건강 상태 측정 도구의 점수를 증가시키는 변화를 가져와야 한다. 일반적 측정 도구는 이러한 기능을 충족하지 못할 수 있다. 예를 들어, 일반적 건강 상태 측정 도구는 양성 전립선 비대증의 성공적인 치료로 인한 긍정적인 건강의 변화에는 반응하지 않은 반면, 질병-특이적 측정 도구는 건강의 변화를 성공적으로 포착했다Barry et al., 1995.

더 중요한 것은 일반적 건강 상태 측정 도구가 필요한 사항을 측정하지 못할 수도 있다는 것이다. 일례로 고혈압에 대한 성공적인 치료 효과는 SF-36 같은 자기 기입식 설문 방식의 일반적 건강 상태 측정 도구에서는 나타나지 않을 수 있다. 개선된 혈압 조절은 개인의 장기적인 건강에 큰 영향을 미치지만, 환자는 잘 느끼지 못한다.

질병-특이적 건강 상태 측정 도구

질병-특이적 측정 도구는 가장 관심 있는 영역을 성공적으로 측정할 수 있지만, 비용이 발생하며 내재적 단점이 있다. 주어진 상태를 보다 정확하게 측정하기 위해 질병-특이적 측정 도구는 일반적 건강 상태 측정 도구보다 훨씬 좁은 측면을 측정한다. 결과적으로 개입으로 인한 일부 예상하지 못한또는 별도의 영역에서 예상되는 효과를 놓칠 수 있다Bombardier et al., 1995.

질병-특이적 건강 상태 측정 도구와 관련된 두 번째 단점은 한 연구 결과를 다른 연구 결과와 비교하기 어렵다는 것이다. 예를 들어, 당뇨병 치료의 개선은 관절염 증상의 감소와 쉽게 비교할 수 없다.

많은 상황에서 연구자는 치료 효과를 찾는 데 관심이 있을 뿐만 아니라, 다양한 대안들의 치료 효과 크기나 중요성을 평가하는 데에도 관심이 있다. 대부분의 독자들은 숫자로 임상적인 측면을 설명하는 것을 선호한다. Arthritis Impact Measurement ScalesAIMS의 3점 증가는 임상적으로 무엇을 의미하는가Kazis, Anderson, & Meenan, 1989? AIMS가 3점 상승했다면 다른 척도의 개선에 비해 어떻게 해석할 수 있는가? 한 가지 방법은 연구 결과를 이전 연구와 비교하는 것이다. 그러나 대부분의 건강 상태에서는 방대한 척도가 사용될 수 있다. 연구자가 치료 효과를 찾는 것뿐만 아니라 다른 유사한 연구와 치료 효과를 비교하는 데 관심이 있다면 질병-특이적 측정 도구의 사용은 해당 비교를 더 복잡하게 만들 수 있다. 치료 효과의 차이를 계량화하는 한 가지 접근 방식은 "효과 크기" 같은 통계 분석 방법을 사용하는 것이다Guyatt, Feeny, & Patrick, 1993. 효과 크기 추정치는 때때로 질병-특이적 측정 도구에서 사용할 수 없다. 그러나 SF-36과 EQ-5D 같은, 일부 일반적 건강 상태 측정 도구는 다양한 치료 방법, 증상 또는 인구 집단에 대한 비교가 가능할 정도로 널리 사용되고 있다.

질병-특이적 측정 도구는 종종 임상의에게 직관적으로 어필할 수 있는 강점이 있다. 관절염 치료의 영향을 조사하고 싶다면, 상식적인 접근 방식은 관절염의 영향을 받는 건강의 차원을 구체적으로 측정하는 척도를 사용하는 것이다. 결과연구의 궁극적인 목표는 치료의 높은 효율성과 양질의 의료 서비스를 달성하는 데 기여할 수 있는 통찰력을 제공하는 것이다. 실제로 결과연구가 의료 서비스 제공 과정에 영향을 줄 필요가 있으면 이를 위해 연구자는 연구 결과가 단순히 이론적 개념이 아닌 임상 현실을 진정으로 반영하고 있다는 점을 의료 커뮤니티를 대상으로 설득할 수 있어야 한다.

백내장 수술을 받은 환자를 대상으로 한 연구는 측정 도구의 두 가지 유형이 가지는 장점과 한계에 대한 좋은 사례를 제공한다Damiano et al., 1995. 이 연구는 SIP과 시력-특이적 측정 도구VF-14를 사용하여 수술 결과를 평가했다. 연구는 SIP이 백내장 수술로 인한 시력 변화를 측정할 만큼 민감하지 않은 반면에, VF-14는 시력 변화에 민감하게 반응했다는 것을 발견했다. 저자는 백내장 수술에 의한 시력 변화에 대해 SIP는 충분히 민감하거나 반응하지 않았다는 결론을 내렸다. 그러나 SIP은 VF-14만으로는 놓칠 수 있는 흥미로운 통찰력을 제공했다. SIP에서 측정한 몇 가지 행동 중 "나는 짜증이 나고 성급하게 행동했다."처럼 시력과 관련이 있다고 예상되지 않았지만, 수술 전 양호한 안구 시력과 높은 상관관계가 있었다. 이는 시력의 질병-특이적 측정 도구 또는 시력의 임상적 측정 도구에 의해 감지되지 않는 방식으로 건강에 영향을 미칠 수 있음을 시사한다.

거의 모든 합병증 측정 도구는 질병-특이적이다. 개념상 치료의 합병증은 질병 치료와 관련된 예기치 않은 결과이다. 따라서 합병증은 질병에 따라 다르다합병증의 정의는 위험 요인 보정에 관한 11장에서 자세히 설명한다.

생리학적 측정 도구

질병-특이적 측정 도구의 한 유형으로 생리학적 측정 도구가 있다. 생리학적 결과들은 개인의 기능 또는 상태에 대한 임상계측[12]clinimetric적 측정 도구들이다. 대체로 이러한 측정 도구들은 (1) 이학적 소견, (2) 실험실 결과, (3) 생리학적 검사, (4) 진단 방법, (5) 질병의 존재, (6) 사망률의 여섯 가지 영역으로 나뉜다. 표 7-1은 이러한 결과의 유형에 대한 예를 제공한다.

12 임상계측학(Clinimetrics)은 1980년대 Alvan R. Feinstein이 도입한 용어이며, 증상, 신체적 징후 및 기타 임상 현상을 설명하거나 측정하는 데 사용되는 색인(index), 평정 척도(rating scale) 및 기타 표현과 관련된 영역을 나타내기 위해 사용되었다(Fave GA, Tomba E, Sonino N.(2011). Clinimetrics: the science of clinical measurements. Int J Clin Pract. 66(1):11-15).

표 7-1 영역별 생리학적 결과

영역	사례
이학적 소견	혈압: 수축기 및 이완기 혈압 폐음: 수포음(rales), 건성수포음(rhonchi), 쌕쌕거리는 소리(wheezes) 부종: 움푹 들어간 부종 심장음: S1 및 S2, 추가 심장음 S3 및 S4, 잡음 피부: 홍반, 점상 출혈점, 결절, 수포
실험실 결과	헤모글로빈 A1C 흉부 방사선 사진 협착 정도
생리학적 검사	런닝머신 운동 폐 기능 검사
진단 방법	박출률 대장 내시경
질병 유무	의학적 진단 진단 코드
사망률	질병-특이적 사망률 모든 원인으로 인한 사망률

4장에서 사이코메트릭은 건강 상태 및 건강 관련 삶의 질을 측정하는 것과 같은 심리 측정에 대한 연구로 설명되었다. 생리학적 결과의 연구에 대한 보완적인 학문은 임상계측학climetrics이며, Feinstein이 설명했듯이 임상계측은 임상 현상의 측정과 관련이 있다Feinstein, 1987. 여기에는 증상, 징후 및 실험실 검사를 평가하고 요약할 수 있는 척도, 지수 또는 지표를 만드는 과정이 포함된다.

생리학적 측정 도구는 많은 무작위 대조 시험과 역학 연구에서 주요한 역할을 한다. 이러한 측정 도구는 연구의 종료점end point으로서 민감하게 반응하는 경향이 있다. 임상의는 이것을 건강 관련 삶의 질과 동등하거나 일부는 능가하는 의료 효과성을 평가하는 데 중요한 것으로 간주한다. 당뇨병의 경우 장기적인 혈청 포도당 관리 및 당뇨병 관련 합병증망막 병증, 신병증 및 대혈관 질병 등이 주요 관심사이다. 문제는 적절한 생리학적 결과를 선택하는 것이다.

생리학적 측정 도구에는 (1) 중간 또는 대리 측정 도구, (2) 체외in vitro 측정 도구, (3) 질병 상태의 세 가지 유형이 있다. 중간 또는 대리 측정 도구는 관심 결과와 상관관계가 있다. 예를 들어, 혈압은 뇌졸중과 상관관계가 있으며, 그 결과 신체적 기능 및 건강 관련 삶의 질과도 상관관계가 있다. 당뇨병 연구에서 헤모글로빈 A1C 검사는 환자의 지난 120일 동안의 포도당 조절과 관련이 있다. 이것은 진정한 관심사인 당뇨병의 합병증과 관련된 중간 측성이다.

중간 또는 대리 측정 도구는 다른 생리학적 측정 도구들에 비해 이점이 있다. 측정 도구는 자료를 수집하기가 용이하며, 더 쉽게 사용할 수 있다. 이러한 측정 방법의 주요 단점은 신뢰도를 보장할 수 없다는 것이다. 이것은 특히 이학적 소견의 경우에 적용된다. 이학적 소견에 대하여 객관적인 것은 없다. 임상의에 의한 검사는 낮은 일관성과 표준화 때문에 결과연구에 사용되기 어렵다. 게다가 많은 도구의 타당도는 아직 명확하지 않다. 이에 새로운 실험실 검사 방법이 개발되어 왔으며, 이들은 그 타당도를 검사하기 전에 일상적인 활동의 하나가 되었다. 전립선 특이 항원Prostate Specific Antigen, PSA 검사는 높은 비율의 위양성 항원을 생성하는 대표적인 예이다.

반면에 체외 측정 도구는 "현실 세계"와 다른 방식 또는 다른 환경에서 측정된다. 예컨대 런닝머신은 체외 측정 도구로 자주 사용되는데, 검사자는 런닝머신에서 운동 내성을 측정하여 절뚝거리는 환자의 기능적 상태즉, 운동을 하는 다리 종아리의 통증를 측정할 수 있다. 그러나 우리가 "현실 세계"에서 실제 관심이 있는 것은 환자의 걸을 수 있는 능력이다. 생리학적 결과를 수집하는 임상 시험은 임상시험센터Clinical Research Center, CRC 또는 일반 임상시험센터에서 수행된다. 이들은 일반적으로 학술연구센터 내에서 임상 시험을 수행하고 생리학적 지표를 수집하기 위한 통제된 환경을 제공하는 역할이다.

다른 생리학적 측정 도구와 마찬가지로 체외 측정 도구는 임상의에게 받아들여질 수 있으며, 많은 경우 환자의 작은 임상적 변화에 반응한다. 이러한 측정 방법의 주요 단점은 자료 수집과 관련된 타당도와 비용, 그리고 부담감이다. 이때 임상시험센터 내의 자료 수집 비용은 검사 비용과 관련된 간접비와 검사를 수행하는 데 필요한 전문 직원에 의해 결정된다.

마지막으로 질병 상태는 많은 결과연구에서 최종 결과를 나타낸다. 여기에는 모든 원인으로 인한 사망률, 질병–특이적 사망률 및 새로운 질병 발생률이 포함된다. 임상의의 경우 질병 상태 측정 도구는 안면 타당도가 매우 높고, 환자 진료 기록 및 청구 자료 같은 2차 자료를 사용하여 수집할 수 있다. 이러한 자료를 수집하는 데 필요한 시간과 자원은 단점이 될 수 있으며, 유병률이 높은 질병의 경우를 제외하고 부적절한 통계적 검정력은 위협이 될 수 있다. 표준화된 사례 정의가 없기 때문에 질병 상태 측정 도구의 타당도에 의문이 제기될 수도 있다. 역학자들은 질병 상태에 대한 사례 정의의 부정확성이 관심 요인과 결과 사이의 관계를 약화시킨다는 사실을 오랫동안 알고 있었다. 사례 정의는 사람과 장소, 시간의 측면에서 질병 사례를 정의한다. 청구 자료 및 사망 진단서 같은 행정 자료는, 포함inclusion이나 정의에 대한 특정한 기준 없이 임상의가 나열한 진단명을 사용한다.

사례 정의된 질병은 질병과 동일하지 않음

사례의 정의는 상황에 따라 다를 수 있다. 일반적으로 진단은 치료하는 임상의의 기술과 정확성에 달려 있다. 연구에 따라 기준이 다를 수도 있는데, 이 차이가 연구 결과의 불일치를 설명할 수 있다. 예를 들어, 주요 연구에서 허혈성 관상동맥심질환에 대한 사례 정의에는 증상, 징후, 진단 검사 또는 생물학적 표지체biomarker 및 EKG가 포함되어 있다Luepker et al., 2003. 진단 검사를 위해 심근허혈myocardial ischemia 검사가 최소 두 번, 6시간 간격으로 실시되었다.

기타 대안들

질병-특이적 측정 도구와 일반적 측정 도구 사용에 대한 논의가 유용하기는 하지만, 많은 경우 가장 좋은 대안은 두 가지 접근 방식을 조합하여 사용하는 것이다. 일반적 측정 도구의 폭넓은 적용성은 강점이자 약점이다. 일반적 측정 도구는 측정의 폭은 넓지만, 깊이는 깊지 않다. 일반적 측정 도구는 여러 영역들에서 치료 효과를 찾을 수 있으나, 가장 관심 있는 영역에 충분히 집중하지 못할 수 있다. 반대로 질병-특이적 측정 도구는 특정 측면에 대한 깊이 있는 정보는 제공할 수 있지만, 측정 도구가 담고 있는 내용은 넓지 않다.

자원이 허용하는 한, 두 가지 형태의 측정 도구를 조합하여 사용하는 전략은 아마도 최상의 대안이자, 비교적 일반적인 접근 방식이다Fitzpatrick, Davey, Buxton, & Jones, 1998; Guyatt Feeny, & Patrick, 1991; Patrick & Deyo, 1989. 무릎 수술 후 통증과 신체 기능에 대한 연구에서 Bombardier와 동료들은 측정 도구를 조합하여 사용하는 방법을 사용했다Bombardier et al., 1995. 무릎 통증을 보고한 환자 중 일반적 측정 도구SF-36로는 무릎 수술이 필요한 환자를 구별할 수 없으나, 무릎 통증 질병-특이적 측정 도구Western Ontario and McMaster Universities Osteoarthritis Index [WOMAC]로는 가능하다Bellamy,

Buchanan, Goldsmith, Campbell, & Stitt, 1988. 수술 후, 비록 일부 환자는 중증 장애가 있었지만, 환자들은 대체로 WOMAC이 구별할 수 없을 정도로 회복되었다. 반면에 SF-36은 이 환자를 구별할 수 있었다.

어떤 사람들은 설문지가 제공되는 순서예: 일반적 또는 질병-특이적 설문지 중 어떤 것이 먼저 제공되는지 여부에 따라 수집되는 응답이 변경될 수 있다고 우려한다. 이전 연구에서는 질문들이 제공되는 순서가 인터뷰 대상자의 피로, 질문 또는 주제의 관련성 및 학습 효과 같은 요인에 따라 응답을 변경시킬 수 있다는 사실을 발견했다Sudman & Bradburn, 1974. 그러나 일반적 및 질병-특이적 설문지의 조사 순서에 대한 효과를 조사한 연구는 이것이 주요 문제가 아니며, 순서에 따라 응답이 다르지 않음을 시사했다McColl et al., 2003.

하나의 측정 도구를 사용해야만 하는 경우라면, 다음의 접근 방식이 사용될 수 있다. 첫째, 일반적 측정 도구는 특정 증상에 맞게 수정될 수 있다. 일례로 머리 손상에 더 민감하게 만들려고 SIP을 수정했던 시도가 있다Temkin, Dikmen, Machamer, & McLean, 1989. 이때 머리 부상에 적용할 수 없는 문항들은 제거되고, 적용 가능하다고 생각되는 문항들이 추가됐다. 그런 다음, 척도에서 사용된 가중치가 재조정됐다. 이 경우 수정된 SIP이 수정되지 않은 SIP보다 효과적이지 않아 폐기됐다. 이 접근법의 한 가지 단점은 일반적 측정 도구의 장점이기도 한, 동일한 측정 도구를 사용하여 다른 연구와 비교할 수 없게 한다는 것이다. 척도가 수정되고 가중치가 다시 조정되면, 완전히 관련되지 않은 질병-특이적 측정 도구보다 원본과 더 이상 비교할 수 없다. Roland-Morris의 요통장애 설문지low back pain disability questionnaire는 특정 증상에 대한 SIP의 성공적인 적용을 보여 준다Roland & Morris, 1983; Stroud, McKnight, & Jensen, 2004.

둘째, 일반적 측정 도구를 이용한 조사 도구에 질병-특이적 측정 도구를 보충하여 사용할 수 있다. 이 접근법의 목표는 일반적 측정 도구에 포함된 영역과 겹치지 않는 특정 관심 영역으로 확장하는 것이다Patrick & Deyo, 1989. 측정 도구들이 유지되기 때문에 이 접근 방식은 일반적 측정 도구를 이용한 다른 연구와의 비교 가능성을 유지하면서 보충 자료에서 가장 관심 있는 영역을 측정한다.

마지막 대안은 질병-특이적 측정 도구 묶음을 사용하는 것이다. 질병-특이적 측정 도구의 주요 단점 중 하나는 측정 대상이 되는 영역의 협소함과 특수성Kessler & Mroczek, 1995이다. 그러므로 여러 다른 질병-특이적 측정 도구들을 사용하는 것이 선택 사항이 될 수 있다. 이 접근 방식은 측정되는 영역들을 확장한다. 예를 들어, Kjerulff와 Langenberg(1995)는 자궁 적출술을 받은 환자의 피로fatigure를 검사하는 연구에서 네 가지 서로 다른 피로 측정 도구들Symptom Fatigue Scale, Profile of Mood States, 그리고 Medical Outcome Study Short-Form General Health Survey의 측정 도구 2개을 사용했다. 네 가지 도구는 각각 잠재적 변수인 "피로"를 측정했지만, 각각은 자궁 적출술이 피로에 어떻게 영향을 미치는지에 대해 서로 다른 통찰력을 제공했다. 이 전략을 사용하여 피로는 피로의 빈도, 개인에게 문제가 되는 정도, 그리고 피로가 활동에 제한을 주는 정도의 세 가지 구성 요소로 분류되었다. 구성 요소의 상관관계는 높았지만 각각 다른 결과를 예측했다. 예를 들어, 피로가 문제가 되는 수준은 의사의 방문 건수를 가장 잘 예측하는 요인이었다. 각 척도에는 고유한 정보가 포함되어 있으며, 이 연구의 저자는 피로를 완벽하게 분석하려면 세 가지 구성 요소를 모두 측정해야 한다고 제안했다. 표 7-2에는 질병-특이적 측정 도구를 단독 또는 조합하여 사용하기 위한 네 가지 선택 사항이 요약되어 있다.

표 7-2 질병-특이적 측정 도구 사용을 위한 접근 방법

접근방법	토의
질병-특이적 및 일반적 측정 도구의 사용	서로 다른 두 개의 도구 적용. 이것은 잠재적으로 비용이 많이 소요되지만, 최선의 선택이다.
일반적 측정 도구의 수정	수정된 도구는 수정되지 않은 도구와 비교할 수 없다. 일반적 측정 도구의 주요 이점을 잃는다.
일반적 측정 도구에 질병-특이적 측정 도구의 추가 사용	이것은 확실한 옵션이다. 일반적 측정 도구를 사용하여 얻은 비교 가능성을 유지한다. 연구자는 일반적 측정 도구에 보충하여 사용할 도구를 찾거나 개발해야 한다.
복수의 질병-특이적 측정 도구의 사용	연구의 모든 관심 영역들을 측정하는 질병-특이적 측정 도구를 선택한다. 일반적 및 질병-특이적 측정 도구를 사용하는 것이 더 쉽고, 저렴하며, 더 철저할 수 있다. 복수의 질병-특이적 측정 도구는 일반적 측정 도구의 간편한 비교 가능성을 유지하지 않는다.

질병-특이적 측정 도구의 선택

개념적 모델

통계적 관점에 집중하여 대상 질병에 사용할 수 있는 "최상의best" 측정 도구를 선택하는 것은 부적절하다. 특정 질병-특이적 측정 도구의 선택은 통계적 가이드라인보다는, 질병-특이적 측정 도구가 측정해야 하는 내용에 대한 연구자의 개념화에 의해 강력하게 결정되어야 한다. 측정 도구를 선택하는 첫 번째 단계는 질병의 자연사를 이해하고, 개입이 증상에 미치는 영향과 자연사 과정에서 측정이 이루어져야 하는 시기에 대한 정확한 이론을 구성하는 것이다. 해당 모델을 사용하면 사용 가능한 질병-특이적 측정 도구를 평가하여 개입이 영향을 미칠 것으로 예상되는 시기 및 장소와 함께 정확한 영역domain을 측정하는 측정 도구를 찾을 수 있다.

질병은 개인의 삶에 다양한 방법으로 영향을 끼칠 수 있으며, 하나의

질병은 개인 생활의 여러 영역들에 영향을 줄 수 있다. 영역을 선택하는 것은 어려운 작업이지만, 적절한 영역을 선택하는 것은 적절한 질병-특이적 건강 상태 측정 도구를 선택하는 데 핵심적이다.

> 결과 측정 도구를 선택할 때 직면하는 첫 번째 문제는 적절한 영역에 관한 것이다. 연구자는 일반적으로 소사 중인 의학적 개입에 의해 영향을 받을 수 있는 모든 영역들을 측정하기 원하기 때문에 이것은 상대적으로 어렵지 않은 문제이다. 그러나 개입 효과가 복잡할 수 있기 때문에 이러한 영역들 중에서 실제로 측정할 수 있는 것들이 무엇인지 결정하는 것은 훨씬 더 어렵다*Kessler & Mroczek, 1995, p.AS109*.

이 문제를 개념화하는 한 가지 방법은 질병의 특성에 대해 연구 참가자로부터 얻을 수 있는 정보의 유형을 고려하는 것이다. 건강 상태 측정 도구는 증상, 징후, 검사 또는 기능을 평가하는 것으로 생각할 수 있다표 7-3. 증상은 환자가 보고하지만 다른 "과학적" 수단에 의해 확인되지 않는 것이다. 증상은 일반적으로 측정하기 가장 쉽고, 비용이 가장 적게 들며, 환자에게 물어보기만 하면 된다Sherbourne & Meredith, 1992. 한편, 통증pain과 같은 일부 영역들은 다른 방법으로 측정하기가 매우 어렵다.

표 7-3 질병-특이적 측정 도구의 유형

	정의	사례
증상(symptoms)	보고되었지만, 다른 방법으로 확인되지 않음	통증, 숨가쁨
징후(signs)	의료인에 의해 보고된 결과	심장 잡음
검사(test)	의료인에 의해 수집된 객관적이고, 재현 가능한 결과	혈압, 혈당 수치
기능 검사(function test)	질병 자체는 아니지만, 질병과 관련된 문항 측정	환자가 계단을 걷는 능력 검사

증상은 개인이 느끼는 방식을 반영하기 때문에 본질적으로 주관적이다. 주관적인 환자 의견을 사용하는 것에 대한 편견이 있으며, 환자의 의견은 숙련된 의료인의 의견만큼 과학적인 것으로 간주되지 않는다. 증상 사용의 가장 큰 어려움은 타당도를 확립하는 것이다. 예를 들어, 다양한 건강 관련 설문지에서는 환자에게 자신의 통증 수준을 평가하도록 요청한다. 이것은 정확히 무엇을 측정할까? 상상할 수 있는 최악의 고통과 비교될까? 지금까지 개인이 느낀 최악의 고통은? 최근에 느꼈던 최악의 고통은? 개인이 일반적으로 느끼는 고통의 정도는? 자가 보고식 건강 측정은 민족성 Meredith & Siu, 1995 및 사회 계층 Koos, 1954 같은 요인에 크게 영향을 받는다. 이에 대한 한 가지 예로 문화와 통증 사이의 관계에 대한 고전적 연구가 있는데, 통증에 대한 개별 반응은 사회, 가족 및 문화에 영향을 받는다는 것을 보여 준다 Zborowski, 1952. 환자 간 비교를 가능하게 하기 위해 통증 보고를 표준화하는 방법이 개발되었다 Kane et al., 2005.

그러나 실제로 환자가 보고한 증상이 다른 유형의 측정 도구보다 신뢰도가 떨어진다는 것은 분명하지 않다. 증상은 고유한 안면 타당도를 가지며, 환자와 관련이 있다. 또한, 환자의 감정은 독특한 통찰력을 제공할 수 있다. 예를 들어, 자가 보고 건강이 사망률을 가장 잘 예측할 수 있는 요인 중 하나라고 제시된 바가 있다 Idler & Kasl, 1991. 문제는 실제 타당성이 낮다는 문제보다 인지된 타당성이 낮다는 문제가 더 클 수 있다.

징후는 의료인이 환자를 직접 검사한 후 보고한 결과이다. 다시 말해, 징후는 의료인이 제공한 의견 또는 보고이다. 예컨대 환자의 심장 소리를 들은 후 의사가 심장 잡음을 들었다고 보고할 수 있다. 징후는 일반적으로 증상보다 더 타당한 것으로 간주되지만, 경험적 진실보다는 전문적인 편견에 영향을 받을 수 있다. 전문적 의견의 타당도와 신뢰도는 전문가의 훈련, 측정 도구의 품질, 주제의 모호성 수준 같은 요소에 따라 달라진다 Feinstein,

1987. 임상의는 임상 관찰에 높은 신뢰를 가지고 있지만, 이러한 관찰 활동의 신뢰도와 타당도에 대해 검사할 필요가 있다.

검사는 진단 검사처럼 의료 전문가에 의해 산출된 객관적 산출물이다. 검사는 일반적으로 더 나은 타당도로 인해 증상 및 징후보다 우수한 것으로 간주된다. 예를 들어, 인구 집단의 질병에 대해 분석 할 때 인구 집단의 모든 구성원들에 대해 똑같은 절차와 기준을 적용할 수 있다. 인구 집단의 모든 구성원은 동일한 크기의 혈액 샘플을 제공할 수 있으며, 모든 혈액 샘플은 동일한 방식으로 처리될 수 있다. 그때마다 정확히 동일한 항체 임계값을 사용할 수 있다. 이렇게 검사를 통해 높은 정밀도와 표준화를 달성할 수 있다.

대부분의 검사 결과는 임상의의 해석이 필요하다. 예컨대 심장 초음파 검사에서 검사가 완료된 후 의사 또는 의료 기사는 모니터에 그림자로 표시되는 초음파 기록을 해석하고, 잠재적인 이상 징후가 있는지 판단해야 한다. 따라서 검사의 질, 신뢰도, 그리고 타당도는 이미지의 품질과 평가자 해석의 신뢰도 및 타당도에 전적으로 의존한다.

방사선 전문의들은 비정상적 결과를 나타내는 이상 소견에 대해 일치하지 않을 수 있다. 방사선학적 소견의 정확성에 대한 연구에서, 암 환자의 유방 촬영술의 정확한 해석 비율은 74~96%였다Elmore et al., 1994. 암이 없는 환자의 정확한 해석률은 11~65%였다. 이러한 연구 결과는 검사가 증상이나 징후만큼 오류가 있을 수 있음을 강력히 시사한다.

직접적인 생리학적 측정을 결과로 사용할 수 있다고 확신할 수 있다 해도, 가장 간단한 측정 결과조차 예기치 않은 문제와 측정 편향의 가능성이 있다. 예를 들어, 혈압이 간단한 변수처럼 보이고, 아무리 측정이 간단하더라도 결과는 다양한 방식으로 표시될 수 있다. 또한 표준화되지 않을 수도 있다Pickering et al., 2005. 변수가 정의되는 방식은 결과뿐만 아니라, 해석에도 큰 영향을 미칠 수 있다. 한 분석에 따르면, 혈압이 사용된 방식예: 최근의 이완기 혈압≥90, 1년 동안의 평균 이완기 혈압이 평가 결과에 영향을 준 것으로 나타났다Berlowitz et al., 1997. 혈압 측정이 결과연구에서 표준화되지 않은 경우, 연구자는 연구하고자 하는 치료와 결과 간의 관계를 확인하지 못할 위험을 감수해야 한다Pickering et al., 2005.

마지막으로, 기능 검사는 증상, 징후 및 검사처럼 질병이 가지는 영향을 직접 측정하려고 시도하지 않고, 오히려 일상생활에서의 영향을 측정한다. 많은 일반적 건강 상태 측정 도구는 기능 수준에서 작동하지만, 대부분은 기능을 직접 검사하기보다는 보고된 기능 정보를 사용한다. 기능 검사는 단일관절예: 운동 범위 또는 하지 및 상지 끝단예: 걷기 또는 그립 강도에 적용될 수 있다.

기능 검사를 활용하는 측정 도구를 사용하는 데에는 주의를 기울여야 한다. 예를 들어, 지정된 거리를 걷는 환자의 능력을 평가하는 검사는 환자가 지정된 거리를 걷는 능력을 측정한다. 이 점은 매우 명확해 보일 수 있지만, 가끔 간과되는 점이 있다. 연구자들은 종종 잠재적인 질병 상태를 측정하기 위해 기능 검사를 사용한다. 예컨대 관절염이 보행 능력을 제한한다면, 사람의 보행 능력 검사가 관절염을 측정할까? 그렇다고 대답하는 것은 맹신과 다름없다또한 논리적 오류이기도 하다. 이러한 행위는 강력한 개념적 모델이 있는 경우에만 이루어져야 한다. 이와 같은 접근법이 야기하는 실수의 유형 사례는 다음과 같다. 연구자는 개입과 관절염 사이의 관계를 보행 거리를 이용한 기능 검사를 이용하여 평가할 수 있다. 개입은 운동이다. 관절염은 변함이 없지만 실험군은 운동의 결과로 체력 수준을 높일 수 있었기 때문에 환자는 더 멀리 걸을 수 있다. 체력 수준의 변화로 인해 기능 검사에서 증가된 점수는 관절염의 개선으로 잘못 해석된다.

측정 체계

각 검사의 유형에는 내재된 단점이 있으며, 질병이 환자에게 끼친 영향을 측정하는 다양한 영역을 활용한다. 서로 다른 검사 방법을 사용하여 다양한 영역에 미친 영향을 측정할 수도 있다. 예를 들어, 건강의 측정 도구는 기능 검사예: ADL 또는 환자가 보고 한 증상자가 보고 건강 일 수 있다.

류마티스 관절염이 측정 도구의 체계에 대한 예가 될 수 있다. Spiegel과 그녀의 동료1986는 류마티스 관절염에 대해 이용 가능한 질병-특이적 측정 도구들 중 일부를 조사하여, 각 검사 도구가 어떤 영역을 다루었는지 알아보았다. 첫째, 환자는 아침의 뻣뻣함과 통증 같은 증상을 보고했다. 다음으로 신체 검사를 통해 징후를 발견할 수 있었다. 압통, 관절 부종, 관절 기형, 염증성 질환의 존재 여부에 대한 검사는 엑스레이 및 진단 검사와 같은 방법을 통하여 가능했다. 일련의 검사, 특히 그립 검사 및 보행 시간 검사를 사용할 수 있다. 마지막으로 일상생활 수행 능력 같은 일반적 건강 상태 측정 도구는 기능 상태를 측정할 수 있다. 이러한 방법들 중 사용하기에 올바른 검사는 무엇일까?

류마티스 관절염은 관절의 활액 내층에 영향을 미치는 만성 대칭성 관절염이다. 처음에 환자는 일반적으로 영향을 받은 관절의 부기와 압통을 경험한 후 통증과 경직을 경험한다. 결국 관절의 운동 범위가 제한되고, 관절이 변형되고, 낭종이 형성될 수 있다. 류마티스 관절염과 관련된 다른 문제로는 불쾌감과 빈혈이 있다. 다른 합병증은 흔하지 않지만 류마티스 관절염은 심장과 폐를 포함한 거의 모든 기관에 영향을 미칠 수 있다. 이것은 주로 신체의 다른 부위에서 합병증이 있는 근골격계와 관련된 질병의 예이다질병-특이적 측정 도구와 함께 일반적 건강 상태 측정 도구를 포함하는 것을 주장한다.

류마티스 관절염에 대한 치료법은 없다. 개입에는 운동과 더불어 가동 범위를 늘리기 위해 수면 중에 착용하는 부목이 포함된다극심한 경우에는 수술도 가능하다. 대증적 약물 요법은 염증과 통증을 줄일 수 있다. 류마티스 관절염은 치명적이지는 않지만 통증, 고통 및 손상이 극심할 수 있다. 최대 15%의 환자가 정상적인 생활이 어렵게 된다Fishman, 1985.

이러한 배경하에서 사용할 검사에 대한 질문을 다시 할 수 있다. 어떤 것이 적절한 측정 도구인지는 전적으로 연구 질문에 달려 있다. 급격한 악화에 대한 치료를 다루는 측정 도구는 수행 능력을 다루는 측정 도구와 매우 다를 수 있다. 급성기 측정 도구는 관절 수 및 침강률 같은 염증 반응의 증거나 효과에 중점을 둔다. 걷는 시간 및 그립 강도 같은 측정 도구를 사용하여 급성의 변화를 감지하려면 관절 기형과 밀접한 관련이 있음을 고려해야 한다. 사람의 급성 상태에 관계없이, 광범위한 관절 기형은 수행 능력을 극적으로 저하시킬 수 있다. 대조적으로, 의사와 환자의 질병 활성도와 통증에 대한 임상적 평가는 질병 활성도와 밀접한 관련이 있는 것처럼 보이지만, 기능 상태와는 밀접한 관련이 없는 것으로 나타났다. 전반적인 기능 상태는 사람의 정신 상태에 의해 영향을 받을 수 있다. 우울하거나 낙담한 환자는 감정에 의해 손상되지 않은 사람들과 동일한 수준의 질병 활성도에서 사회적 역할의 수행이 떨어지고는 한다. 류마티스 관절염에 대한 적절한 결과 측정 도구 선택은 개입의 예상 효과 및 측정 도구와 기타 임상적으로 중요한 요인과의 관계에 대한 지식에 전적으로 의존한다.

특정 질병-특이적 측정 도구를 선택할 때, 연구자는 중요한 영역들의 파악을 용이하게 하는 개념적 모델을 구축해야 한다. 이 류마티스 관절염의 예에서 질병-특이적 측정 도구를 선택하기 전에 질병의 자연사와 개입에서 예상되는 영향을 이해할 필요가 있다. 결론은 적절한 질병-특이적 측정 도구를 선택하기 위해서 연구자는 무엇을 측정하려고 하는지에 대해 잘 알고 있어야 한다는 것이다.

질병-특이적 측정 도구 vs. 일반적 측정 도구의 역할

일반적 및 질병-특이적 측정 도구는 서로를 보완할 수 있다. 질병-특이적 측정 도구로 측정된 영역은 일반적 측정 도구로 측정된 영역과 유사할 수 있지만, 다르게 취급된다. 연구자가 질병-특이적 측정 도구를 선택하는 이유는 일반적으로 일반적 측정 도구로 측정하는 것보다 해당 영역을 더 깊게 측정하기 위해서이다. 앞에서 언급한 백내장 안구 수술 연구는 이러한 목표 중 한 가지를 제공한다Damiano et al., 1995. 질병-특이적 측정 도구와 일반적 측정 도구를 모두 사용하기로 결정했다면, 연구자는 두 유형의 측정 도구를 연구에 포함하는 이유를 명확히 해야 한다. 종종 일반적 측정 도구가 안전망safetynet으로 사용되며, 개입의 예상하지 못한 결과를 모으기 위해 적용된다. 이 전략은 통계적 트롤링trolling과 관련이 있으며, 돌이켜 보면 흥미로운 것이 증명될 것이라는 희망으로 기본 모델 없이 시도하는 것과 비슷하다. 이 전략은 때때로 새로운 치료법의 연구 초기에 사용된다. 첫 번째 장에서 언급했듯이, 가설에 기반한 연구는 더 강력한 결론을 이끌어 낼 수 있으며, 우연한 발견에 기초하여 잘못된 관찰을 하는 것을 피할 수 있다.

t 검정과 같은 일반적인 통계 분석 방법은 가설을 증명하기 위해 적용된다. 95% 유의 수준을 사용하여 가설을 검정하면 제1종 오류귀무가설이 참일 때 귀무가설을 기각함가 5%의 확률에서 발생한다. 따라서 20개의 검사에서 하나의 검사는 단순히 우연으로 인해 통계적으로 유의미할 것으로 예상된다. 기초적인 개념적 모델 없이 문제에 일련의 검사를 수행하는 것만으로도 잘못된 결론이 나올 수 있다.

그 대신, 특정 가설을 검사하기 위해 일반적 측정 도구를 포함시켜야 할 것이다. 개입의 주요 영향은 하나의 영역에 있을 수 있지만, 개입은 여러 다른 영역들에 2차적인 영향을 끼칠 수 있다. 예를 들어, 무릎 수술은 이동성뿐만 아니라 정신 건강 같은 다른 영역에도 영향을 미칠 수 있다이동성이 증가하여 고립으로 인한 우울증이 감소된 경우. 더 큰 일반적 효과는 일반적으로 좀 더 복잡한 상호 작용의 결과라는 점을 명심해야 한다.

일반적 측정 도구를 연구에 통합하는 또 다른 이유는, 일반적 건강 상태 측정 도구에 의해 측정된 전반적인 건강 수준은 개입이 핵심질병-특이적 결과 측정 도구에 미치는 영향에 차별적인 영향을 줄 수 있다는 것이다. 예를 들어, 허리 통증이 있는 환자를 위한 개입에는 허리 수술이 있으며, 목적은 통증을 줄이는 것이다. Roland–Morris의 요통 및 장애 등급 척도Low Back Pain and disability Rating Scale;Roland & Morris, 1983 같은 질병–특이적 측정 도구를 사용하여 개입 전후의 통증 수준을 측정할 수도 있다. 개입의 성공 여부는 전반적인 건강 상태에 따라 달라질 수 있다. 많은 질병을 앓고 있는 사람들은 수술이 완벽하더라도 큰 증상 완화를 얻지 못할 수 있다. 그러나 이 결과가 개입이 실패했음을 의미하지는 않는다. 오히려 수술의 성공 여부는 전반적인 건강 상태에 달려 있음을 의미한다. 질병–특이적 측정 도구는 성공적인 수술 결과를 가져올 수 있으며, 이는 수술의 일부 측면에 대한 평가 정보이다. 일반적 측정 도구는 일부 환자에서 수술이 환자의 전반적인 웰빙에 긍정적인 영향을 미치지 않았다는 것을 보여 줄 수 있다. 후자의 정보는 예컨대 치료의 비용–효과성을 평가하는 데 필요하거나, 치료로부터 이익을 얻을 가능성이 있는 집단에 대한 치료 대상을 지정하는 데 사용될 수 있다.

Dowie2002는 일반적 및 질병–특이적 측정 도구를 함께 사용해야 한다는 개념을 비판했다. 그는 이것이 투명하고 명시적으로 일관된 선호도 및 증거에 기초한 절차를 통하여 부족한 의료 자원 할당에 대한 결정을 내리는 목표와 일치하지 않았다. Dowie는 일반적 및 질병–특이적 측정 도구가 일치하지 않는 상황에서 어떤 측정 도구를 확정적으로 받아들일지 선택하기 위해서는 사전에 투명하게 결정된 규칙이 있어야 한다고 주장했다[2022]. 그러나 의사 결정자가 선호하는 측정 도구와 일치하지 않는 경우에 측정 도구일반적 또는 질병-특이적를 무시하기로 이미 결정했다면, 이 둘을 다 사용하는 목적은 무엇일까? 한편, 질병–특이적 측정 도구가 작지만 중요한 차이점을 찾을 수 있다는 주장도 비판되고 있다. 변화가 전반적인 건강에 영향을 미치기에 너무 미미하다면, 변화를 더 크게 보이게 만드는 목적은 무엇일까? 이것은 두 도시가 더 멀리 떨어져 있는 것처럼 보이게 하려고 더 큰 지도를 선택하는 것과 비슷한데, 사실 도시 간의 거리는 지도의 크기에 관계없이 동일하다. 마찬가지로, 건강 상태의 변화가 전체 건강에 영향을 미치기에 너무 작다면, 관련 없는 차이를 감지할 수 있을 만큼 민감한 측정 도구를 사용하는 목적은 무엇일까?

그러나 이 주장은 의미 있는 차이의 정의에 대한 합의가 있다는 것을 전제로 한다. 일반적 측정 도구는 일반적으로 건강 관련 삶의 질에서 변화 수준을 찾는다. 대조적으로, 질병–특이적 측정 도구는 종종 임상적 측정 도구와 더 유사하며, 임상적으로 관련된 차이점을 더 쉽게 찾을 수 있다. 그러나 건강 관련 삶의 질에 영향이 없는 상황에서, 사람의 건강에 임상적인 변화를 주는 목적은 무엇일까? 임상의와 의사 결정 분석가는 종종 이 질문에 동의하지 않는다. 임상의와 의사 결정 분석가들은 치료가 증상이 아닌 사람에게 초점이 맞춰져야 한다고 주장하며, 이는 사람들에 대한 영향을 조사하는 일반적 측정 도구가 한 질병에 집중하는 질병–특이적 측정 도구보다 낫다는 결론으로 이어진다. 그러나 대부분의 측정 도구에는 다양한 건강 상태의 상대적 가치를 결정하는, 일련의 환자 선호도가 암묵적으로 포함되어 있다. 일반적 측정 도구는 종종 지역 사회의 선호도를 반영하는 반면, 질병–특이적 측정 도구는 해당 증상을 가진 특정 인구 집단의 선호도를 반영할 수 있다Guyatt, 2002. 많은 질병-특이적 측정 도구는 일반적 측정 도구와 마찬가지로 여러 영역을 포함하며, 건강 관련 삶의 질을 측정할 수 있다. 주요 차이점은 질병-특이적 측정 도구에 포함된 선호 가중치가 목표 집단의 선호도를 더 정확하게 반영한다는 것이다.

일반적 측정 도구가 개인의 건강 관련 삶의 질에서 중요한 차이를 발견할 것이라는 주장이 있으면, 이는 일반적 측정 도구가 의미 있는 차이의 최종 판단자라는 가정을 전제하고 있다. 그러나 이것은 이전 장에서 자세히 설명한 것처럼 널리 생성되고 있는 일반적 측정 도구의 질문 수, 가능한 응답 수준 및 포함된 영역들에서 큰 차이를 고려할 때 다루기 힘든 주장이다. 예를 들어, 0–1 척도에서 EQ–5D의 완벽한 건강과 특정 질병 수준 간의 차이는 0.12점이다1점에서 0.88점까지; Brazier & Fitzpatrick, 2002. 예를 들어, EQ–5D는 완전한 건강에서 0.95 건강 수준으로의 건강 감소를 감지할 수 없는 반면, SF–36과 같은 다른 측정 도구는 이러한 변화를 감지할 수 있다. 개인의 건강 관련 삶의 질에 대한 치료 또는 증상의 영향에 대해 서로 다른 일반적 측정 도구들이 일치하지 않는 경우, 어떻게 하나의 특정 일반적 측정 도구를 결정적인 것으로 간주될 수 있겠는가?

측정 도구의 선택

연구를 위한 최선의 질병-특이적 건강 상태 측정 도구를 선택하는 것은 어려울 수 있다. 연구자는 새로운 측정 도구를 만들거나, 이미 개발된 측정 도구를 사용할 수 있다. 맞춤형 측정 도구의 매력에도 불구하고 관련된 작업량은 상당하다. 더욱이 연구 결과의 수용은 측정 도구의 수용도에 달려 있을 수 있다. 선구적인 연구자들은 연구의 실질적인 결과를 논의하기 전에, 먼저 자신의 측정 도구가 신뢰할 수 있고, 내부적으로 일관성이 있으며, 유효하다는 강력하고 설득력 있는 증거를 제공해야 한다. 또한 새로운 측정 도구를 사용한 연구 결과는 이전 연구 결과와의 비교가 어려울 것이다. 새로운 측정 도구는 시간 및 비용 등의 결점들로 인해 개발이 어렵다.

더 나은 방안은 다른 연구자들이 개발하고 검증한 질병-특이적 측정 도구를 사용하는 것이다. 많은 질병들에 대한 다양한 질병-특이적 측정 도구들이 있다예를 들어, 관절염 측정의 경우 최소 5개의 표준화된 질병-특이적 측정 도구가 사용가능하다; Patrick & Deyo, 1989. Measuring Health: A Guide to Rating Scales and QuestionnairesMcDowell, 2006라는 책은 통증, 정신 상태, 우울증 및 신체 장애 같은 일반 증상에 대한 약 100가지 측정 도구를 제공한다. Measuring Disease: *A Review of Disease Specific Quality of Life Measurement Scale*은 질병-특이적 측정 도구에 대한, 포괄적이지만 덜 철저한 논의를 제공한다Bowling, 2001. Ovid 데이터베이스는 논문 및 측정 도구에 대한 15,000개 이상의 참고 문헌을 포함하는 건강 및 심리 사회적 도구 데이터베이스에 대한 액세스를 제공한다. MAPI Research Trust는 Patient Reported Outcome and Quality of Life Instruments DatabasePROQLID; MAPI Research Trust, 2009에 자가 보고된 질병-특이적 측정 도구의 광범위한 목록을 보유하고 있다. MAPI 작업의 대부분은 다양한 문화에서의 사용과 측정 도구의 번역에 중점을 두었다Acquadro, Joyce, Patrick, Ware, & Wu, 2004. 측정 도구와 관련된 저작권이 없는 한, 질병-특이적 측정 도구는 자유롭게 무료로 사용할 수 있다.

사용 가능한 측정 도구들에서 특정 질병-특이적 측정 도구를 선택하는 것은 통계적, 이론적, 현실적 기준에 따라야 한다. 통계적으로 연구자는 효과가 예상되는 범위에서 신뢰할 수 있고, 타당하며, 반응성이 좋고, 편향이 없으며, 효과가 예상되는 구간 내에서 정확하고, 구현하기 쉬운 측정 도구를 찾아야 한다Kessler & Mroczek, 1995. 이론적으로 측정 도구는 가장 관심있는 영역을 포함해야 한다. 영역 결정은 질병 또는 증상의 이론 모델 및 치료와 상호작용하는 방식에 따라 이루어져야 한다.

현실적인 사항 역시 고려되어야 한다. 측정 도구의 적용 방식은 연구의 전체 설계와 일치해야 한다. 예를 들어, 전화 설문을 통하여 정보를 모으는 측정 도구를 연구 참가자 스스로가 작성하는 것은 부적절하다. 이전에 유사한 연구에서 사용된 측정 도구는, 비록 자주 사용되지 않거나 또는 새로운 측정 도구가 효과에 대한 중요한 정보를 포착하는 것처럼 보이더라도 우선되어야 할 것이다. 널리 사용되는 측정 도구는 연구 결과를 이전 연구 결과와의 비교를 용이하게 한다.

연구자는 또한 연구 집단에서 예상되는 점수의 분포를 고려해야 한다. 바닥 또는 천장 효과의 가능성을 최소화하는 측정 도구를 선택해야 한다. 예를 들어, 연구 집단이 허약한 노인으로 구성된 경우에는 건강한 집단을 위해 설계된 측정 도구를 가능한 한 피해야 한다.

일부 측정 도구는 복잡한 점수 알고리즘을 사용하고 있다. 일부는 사용하기 불편하거나 복잡하다. 다른 조건들이 동일하다면, 측정 도구는 간단하고 짧을수록 좋다.

측정 도구의 시간 범위도 다양하다. 예컨대 SF-36은 지난 4주에 대해 질문하고, 어떤 측정 도구는 지난 6개월에 대해 질문하거나 현재 상태에 대해 질문할 수 있다. 개입 및 증상에 적합한 시간 프레임을 고려하여 측정 도구를 선택해야 한다.

연구는 어떤 분석 방법을 사용할지 고려해야 하며, 분석 방법은 연구 시작 전에 정해져야 한다. 연구자는 이를 통해 적절한 통계 분석 방법을 선택하여 검정력 분석power analysis을 수행하고, 필요한 표본 크기를 결정할 수 있다.

결론

적절한 결과 측정 도구의 선택은 성공적인 결과연구의 핵심이다. 측정 도구를 선택하는 가장 좋은 방법은 먼저 측정하고자 하는 질병의 자연사에 대한 이해를 한 후, 개입이 질병에 미치는 영향에 대한 이론을 개발하는 것이다. 이를 통해 개입이 영향을 미칠 것으로 예상되는 영역을 발견할 수 있다. 질병-특이적 측정 도구는 가장 관심 있는 영역을 깊이 파고들 수 있는 집중적이고, 정확한 도구이다. 질병-특이적 측정 도구는 적절한 일반적 측정 도구와 협력하여 개입이 질병에 미치는 좁은 영향뿐만 아니라, 여러 영역들에 걸친 전반적인 건강에 끼치는 영향에 대해서도 평가할 수 있어야 한다. 이를 통해 연구자는 다른 경쟁 인구 집단 및 치료의 결과를 더 큰 맥락에서 분석할 수 있다.

질병-특이적 측정 도구는 진료 결과를 평가하는 데 중심적인 역할을 한다. 일반적 측정 도구에 비교된 질병-특이적 측정 도구의 상대적 장점을 토론하기보다는, 질병-특이적 측정 도구가 일반적 측정 도구의 보완재로써 가장 잘 평가된다. 많은 질병-특이적 측정 도구는 임상 현장에 기초를 두고 있으며, 결과적으로 임상의의 수용 가능성이 높다. 진료 현장에서 직접 도출된 측정 도구의 신뢰도를 과하게 확신하지 않도록 주의를 기울여야 한다.

REFERENCES

Acquadro, C., Joyce, C. R. B., Patrick, D. L., Ware, J. E., & Wu, A. W. (2004). *Linguistic validation manual for patient-reported outcomes (PRO) instruments*. Lyon, France: MAPI Research Trust.

Barry, M. J., Fowler, F., O'Leary, M. J., Bruskewitz, R. C., Holtgrewe, H. L., & Mebust, W. K. (1995). Measuring disease specific health status in men with benign prostatic hyperplasia. *Medical Care*, 33(4 Supplement), AS145–AS155.

Bellamy, N., Buchanan, W. W., Goldsmith, C. H., Campbell, J., & Stitt, L. W. (1988). Validation study of WOMAC: A health status instrument for measuring clinically important patient relevant outcomes to antirheumatic drug therapy in patients with osteoarthritis of the hip or knee. *Journal of Rheumatology*, 15(12), 1833–1840.

Berlowitz, D. R., Ash, A. S., Hickey, E. C., Friedman, R. H., Kader, B., & Moskowitz, M. A. (1997). Outcomes of hypertension care: Simple measures are not that simple. *Medical Care*, 35(7), 742–746.

Bombardier, C., Melfi, C., Paul, J., Green, R., Hawker, G., Wright, J., Coyte, P. (1995). Comparison of a generic and a disease specific measure of pain and physical function after knee replacement surgery. *Medical Care*, 33(4 Supplement), AS131–AS144.

Bowling, A. (2001). *Measuring disease: A review of disease-specific quality of life measurement scales* (2nd ed.). Buckingham, UK: Open University Press.

Brazier, J., & Fitzpatrick, R. (2002). Measures of health–related quality of life in an imperfect world: A comment on Dowie. *Health Economics*, 11(1), 17–19.

Damiano, A., Steinberg, E., Cassard, S., Bass, E., Diener–West, M., Legro, M., . . .Kolb, M. (1995). Comparison of generic versus disease specific measures of functional impairment in patients with cataract. *Medical Care*, 33(4 Supplement), AS120–AS130.

Dowie, J. (2002). Decision validity should determine whether a generic or condition specific HRQOL measure is used in health care decisions. *Health Economics*, 11(1), 1–8.

Elmore, J., Wells, C., Lee, C., Howard, D., & Feinstein, A. (1994). Variability in radiologists' interpretations of mammograms. *New England Journal of Medicine*, 331(22), 1493–1499.

Feinstein, A. R. (1987). *Clinimetrics*. New Haven, CT: Yale University Press.

Fishman, R. A. (1985). Normal–pressure hydrocephalus and arthritis. *New England Journal of Medicine*, 312(19), 1255–1256.

Fitzpatrick, R., Davey, C., Buxton, M., & Jones, D. (1998). Evaluating patient–based outcome measures for use in clinical trials. *Health Technology Assessment*, 2(14), 1–74.

Fletcher, R. H., & Fletcher, S. W. (2005). *Clinical epidemiology: The essentials* (4th ed.). Philadelphia: Lippincott Williams and Wilkins.

Guyatt, G. (2002). Commentary on Jack Dowie, "Decision validity should determine whether a generic or condition–specific HRQOL measure is used in health care decisions." *Health Economics*, 11(1), 13–16.

Guyatt, G. H., Feeny, D. H., & Patrick, D. L. (1991). Issues in quality–of–life measurement in clinical trials. *Controlled Clinical Trials*, 12(Supplement), 81S–91S.

Guyatt, G. H., Feeny, D. H., & Patrick, D. L. (1993). Measuring health related quality of life. *Annals of Internal Medicine*, 118, 622–629.

Haynes, R. B., Sackett, D. L., Guyatt, G. H., & Tugwell, P. (2006). *Clinical epidemiology: How to do clinical practice research* (3rd ed.). Philadelphia: Lippincott Williams and Wilkins.

Idler, E. L., & Kasl, S. (1991). Health perceptions and survival: Do global evaluations of health status really predict mortality? *Journal of Gerontology*, 46(2), S55–S65.

Kane, R. L., Bershadsky, B., Rockwood, T., Saleh, K., & Islam, N. C. (2005). Visual Analog Scale pain reporting was standardized. *Journal of Clinical Epidemiology*, 58(6), 618–623.

Kazis, L. E., Anderson, J. J., & Meenan, R. F. (1989). Effect sizes for interpreting changes in health status. *Medical Care*, 27(3 Supplement), S178–S189.

Kessler, R., & Mroczek, D. (1995). Measuring the effects of medical interventions. *Medical Care*, 33(4 Supplement), AS109–AS119.

Kjerulff, K., & Langenberg, P. (1995). A comparison of alternative ways of measuring fatigue among patients having hysterectomy. *Medical Care*, 33(4 Supplement), AS156–AS163.

Koos, E. L. (1954). *The health of regionville*. New York: Columbia University Press.

Luepker, R. V., Apple, F. S., Christenson, R. H., Crow, R. S., Fortmann, S. P., Goff, D., . . .Tunstall–Pedoe, H. (2003). Case definitions for acute coronary heart disease in epidemiology and clinical research studies: A statement from the AHA Council on Epidemiology and Prevention; AHA Statistics Committee; World Heart Federation Council on Epidemiology and Prevention; the European Society of Cardiology Working Group on Epidemiology and Prevention; Centers for Disease Control and Prevention; and the National Heart, Lung, and Blood Institute. *Circulation*, 108(20), 2543–2549.

MAPI Research Trust. (2009). PROQOLID Patient Reported Outcome and Quality of Life Instruments Database. Available at: http://www.proqolid.org/. Accessed April 17, 2010.

McColl, E., Eccles, M. P., Rousseau, N. S., Steen, I. N., Parkin, D. We, & Grimshaw, J. M. (2003). From the generic to the condition–specific? Instrument order effects in quality of life assessment. *Medical Care*, 41(7), 777–790.

McDowell, I. (2006). *Measuring health: A guide to rating scales and questionnaires* (3rd ed.). New York: Oxford University Press.

Meredith, L. S., & Siu, A. L. (1995). Variation and quality of self–report health data: Asian and Pacific Islanders compared with other ethnic groups. *Medical Care*, 33(11), 1120–1131.

Patrick, D. L., & Deyo, R. A. (1989). Generic and disease–specific measures in assessing health status and quality of life. *Medical care*, 27(3), S217–S232.

Pickering, T. G., Hall, J. E., Appel, L. J., Falkner, B. E., Graves, J., Hill, M. N., . . . Roccella, E. J. (2005). Recommendations for blood pressure measurement in human beings and experimental animals: Part 1: Blood pressure measurement in humans: A statement for professionals from the subcommittee of professional and public education of the American Heart Association Council on High Blood Pressure Research. *Hypertension*, 45, 142–161.

Roland, M. O., & Morris, R. W. (1983). A study of the natural history of back pain: Part 1: Development of a reliable and sensitive measure of disability in low back pain. *Spine*, 8, 141–144.

Sherbourne, C., & Meredith, L. (1992). Quality of self–report data: A comparison of older and younger chronically ill patients. *Journal of Gerontology*, 47(4), S204–S211.

Spiegel, J. S., Leakes, B., Spiegel, T. M., Paulus, H. E., Kane, R. L., Ward, N. B., & Ware, J. E. Jr. (1986). What are we measuring? An examination of self–reported functional status measures. *Arthritis and Rheumatism*, 31(6), 721–728.

Stroud, M. W., McKnight, P. E., & Jensen, M. P. (2004). Assessment of self–reported physical activity in patients with chronic pain: development of an abbreviated Roland–Morris disability scale. *Journal of Pain*, 5(5), 257–263.

Sudman, S., & Bradburn, N. (1974). *Response effects in surveys*. Chicago: Aldine Publishing.

Temkin, N. R., Dikmen, S., Machamer, J., & McLean, A. (1989). General versus disease–specific measures: Further work on the Sickness Impact Profile for head injury. *Medical Care*, 27(3), S44–S53.

Ware, J. E., Kosinski, M., & Keller, S. D. (1994). *SF-36 Physical and Mental Health Summary Scales: A user's manual*. Boston: The Health Institute.

Ware, J. E., Kosinski, M., & Keller, S. D. (1996). A 12–item Short–Form Health Survey: Construction of scales and preliminary tests of reliability and validity. *Medical Care*, 34(3), 220–233.

Ware, J. E., & Sherbourne, C. D. (1992). The MOS 36–Item Short–Form Health Survey (SF–36). *Medical Care*, 30(6), 473–483.

Ware, J. E., Snow, K., K, Kosinski, M., & Gandek, B. (1993). *SF-36 Health Survey: Manual and interpretation guide*. Boston: The Health Institute, New England Medical Center.

Zborowski, M. (1952). Cultural components in response to pain. *Journal of Social Issues*, 8, 16–30.

CHAPTER

8

의료 서비스의 만족도[13]

- 환자 만족도의 중요성
- 만족도의 이론 모델
- 문헌 고찰
- 요약
- REFERENCES

13 이 장의 많은 부분은 Maureen Smith, Chris Schu:ssler Fiorenza, 그리고 Todd Rockwood의 이전 버전(2006)에서 발췌했다.

환자 만족도의 중요성

환자 만족도는 의료의 중요한 결과이며, 전통적으로 사용되어 온 임상적 측정 도구를 보완하는 것으로 볼 수 있지만, 삶의 질을 측정하는 것과는 별개의 개념이다. 환자 만족도는 의료 서비스 제공 과정이나 결과에 대한 만족을 나타낼 수 있으며, 이는 본질적으로 진료 경험에 대한 환자들의 반응을 나타낸다Pascoe, 1983. 그러나 환자는 변덕스럽고, 진료 경험에 대한 단편적인 기억을 가지고 있을 수 있다. 의료와 관련된 요소의 상대적 중요도는 시간과 후속 경험에 따라 달라질 수 있다.

의료가 경제적 상품으로 간주되면서 환자 만족도는 더욱 중요하게 여겨졌다. 초기 환자 만족도에 대한 관심은 사회학적 연구에서 비롯되었으며, 환자 만족도는 의료의 또 다른 측면을 제공하는 단서로 간주됐다. 예를 들어, 환자 만족도의 증가는 진료 예약의 준수, 약물 사용 및 치료 권장사항에 대한 순응도 향상과 관련이 있다Williams, 1994. 의료 서비스에 만족한 환자는 의료 과실에 기인한 소송을 제기할 확률이 낮아진다Hickson et al., 1994.

그러나 환자 만족도는 그 자체로도 가치가 있는 목표가 되었다. 수년 전 Donabedian(1966)은 "특정 사회 또는 하위 문화 집단에 소속된 개별 구성원에 대해 정의된 바와 같이, 건강과 만족을 달성하고 생산하는 것이 의료의 질을 최종적으로 확인하는 것"이라고 주장했다.

의료 산업에 시장 모델이 도입되면서 환자 만족도는 직접적인 목표가 되었다Cleary & McNeil, 1988. 지금은 환자의 적극적인 역할이 주목을 받으면서 환자 중심의 의료에 관심이 커졌고, 환자의 관점이 더욱 중요해졌다Mead & Bower, 2000. 진료 과정에서 적극적인 환자의 참여는 더 나은 건강 결과를 촉진하는 것으로 알려졌다Greenfield, Kaplan, & Ware, 1985.

소비자 중심주의의 증가와 의료 산업에 소비자 모델을 적용하려는 시도는 환자현재 "고객"으로 알려짐가 의료 서비스를 이용하기 위해 의료 쇼핑을 하고, 의료 서비스에 대한 정보를 기반으로 통찰력 있는 결정을 내리는 시장중심적 사고방식을 반영한다Hudak, McKeever, & Wright, 2003. 의료 기관들은 환자 만족도 조사결과를 마케팅 도구로 사용할 수도 있다.

근거기반의학의 대두는 환자 만족도를 포함한 의료 질 평가를 강조하고 있다. 평가 활동에서의 정보는 직접 활용되거나, 양질의 의료를 정의할 때 환자의 관점과 가치를 사용하여 결과에 가중치를 부여할 수 있다Cleary & McNeil, 1988. 환자 만족도 조사는 현재 국가 인증과 연계된 의료 질 측정 도구로 쓰이고 있으며, 의료 서비스 공급자에 대한 진료비 보상과도 연계되고 있다.

만족도의 이론 모델

보편적으로 받아들여지고 있는 환자 만족도에 대한 이론 모델은 없지만, 대부분의 개념들은 충족되거나 충족되지 않은 기대의 변이를 측정하는 방법을 기반으로 한다. 기대-불일치 모델expectancy-disconfirmation model은 고객 서비스 관련 문헌에서 인용되었는데, 이때 고객은 자신의 기대를 서비스 이용 결과와 비교한다. 서비스 이용 결과가 기대를 상회하면 고객은 만족하지만, 반면에 기대를 충족시키지 못하면 고객은 만족하지 못한다. 이 모델을 수정한 것으로 인지-정서 모델cognitive-affect model이 있다. 여기서 서비스 성과에 대한 인식은 인지 평가, 정서 반응 및 만족에 대한 직접적인 영향을 포함한다Oliver, 1993. 정서적 반응은 인과성의 속성과 형평성에 대한 인식 수준에 의해 완화되거나 강화될 수 있고, 이는 의료에 있어서 핵심적인 요소 일 수 있다. 만족도는 환자 만족의 수준이 후속 행동에 영향을 미치는 피드백 회로loop를 만들 수 있으며, 메시지가 명확하고 올바르게 해석된다는 가정하에 서비스 공급자에게 메시지를 보낸다Crow et al., 2002; Strasser, Aharony, & Greenberger, 1993. 환자의 특성, 가치, 신념 및 경험은 환자의 기대와 속성에 영향을 준다. 의료 서비스 공급자는 치료와 결과에 대한 정보를 통해 환자의 기대를 형성할 수 있다.

만족도 점수의 해석

기대와 심리 사회적 결정 요인

기대-불일치 모델이 자주 연구되고 있으나, 한 연구는 환자 만족도 논문의 20% 정도만이 연구에 기대를 포함했음을 밝혀냈다Crow et al., 2002. 특히 미국의 몇몇 연구에서 기대와 만족도 사이의 긍정적인 연관성을 발견했지만, 기대에 의해 설명되는 만족도의 차이는 여전히 낮아서 20%를 거의 넘지 않으며, 때때로 이보다도 훨씬 낮은 수치를 보였다Thompson & Sunol, 1995. 이에 대한 몇 가지 이론적인 메커니즘이 있다. 사람들은 불일치가 크지 않을 경우 기대를 조정할 수 있으며, 극단적인 경우에서만 불만을 표현한다는 것이다Thompson & Sunol, 1995. 만족도는 예상하지 못했던 좋은 성과를 반영할 수 있을 뿐만 아니라, 예상하지 못한 일이 발생하지 않은 경우에도 만족할 수 있다. 따라서 불만족은 현저히 예상하지 못한 부정적인 결과에서만 나타날 수 있다는 것이다Williams et al., 1996. 사람들의 기대-불일치로 인한 불만족의 수용 가능한 범위는 비교적 넓으며, 그 범위 안에 속하는 모든 성과에 대해서 만족한다. 소비자의 선택권이 적을수록 그들의 수용 가능한 범위는 넓어진다Edwards, Staniszweska, & Crichton, 2004.

기대에 대한 또 다른 비판은, 많은 환자들이 구체화되지 않은 기대를 가지고 있다는 것이다. 이는 미국보다 영국에서 더 자주 발생하는데, 기대와 만족도 간에 긍정적인 관계가 있는 것으로 알려진 미국과는 달리 영국에서는 상관관계가 발견되지 않은 이유로 제시된다Crow et al., 2002.

만족도 개념에는 다양한 차원들이 내재되어 있다. 환자는 제공된 의료서비스 또는 달성된 결과에 만족할 수 있다. 제공되는 의료 서비스에는 기술적 질과 대인 관계 기술이 포함될 수 있다. 대인 관계 기술을 대부분의 환자가 평가하기 쉽고, 기술적 질에 대한 판단에 영향을 미칠 수 있다 Davies & Ware, 1988. 그러나 각종 검사와 치료, 그리고 결과에 대한 구체적인 기대가 없는 환자도 방문 중에 얻은 대인 관계 상호 작용과 정보를 토대로 기대를 가지게 될 수 있다. 더하여, 의료 서비스 이용 경험과 그 결과가 환자에게 피드백을 제공하여 미래의 기대와 평가에 어떻게 영향을 미칠지에 대해서는 불분명하다. 진료 상황에 있어서 중요한 구성 요소는 환자에게 치료, 합병증, 기간 및 결과에 대한 진단 정보와 기대를 제공하는 것이기 때문에 의료와 관련된 기대는 더 복잡할 수 있다. 따라서 구체화되지 않은 기대를 가지고 치료를 시작하는 환자는 의료 서비스와 결과에 대한 기대를 형성할 수 있고, 의사가 선호하는 치료 과정과 차이가 있는 의료 서비스에 대한 구체화된 기대를 가지는 환자는 의사의 설득력 있는 설명에 직면하여 자신의 기대를 변경할 수 있다. 이와 같은 새로운 기대가 치료 및 결과에 대한 만족도와 어떻게 연관되는지는 아직 많이 연구되지 않았다. 그러나 기대한 정보를 얻은 환자는 만족도가 증가하고Crow et al., 2002; Krupat, Fancey, & Cleary, 2000, 정보 부족에 대한 불만은 의사를 바꾸려는 시도로 나타날 수 있다Keating et al., 2002.

기대 수준과 만족도는 사회 규범에 영향을 받으며, 사람들은 시간이 지나면서 낮은 기대에 익숙해질 수 있다. 적절한 의료 서비스를 받지 못한 사람들은 양질의 서비스를 받은 것이 아니라 기대를 낮췄기 때문에 만족하는 것이다. 만족도 조사를 무비판적으로 사용하게 되면, 환자/소비자의 권익을 발전시키는 대신, 의료 질이 부적절하더라도 현상 유지를 위해 높은 만족도가 인용될 수 있다Crow et al., 2002; Weithman, 1995. 따라서 환자의 이상적인 기대 수준을 조사할 필요가 있다. 특히 환자의 욕구가 일반적인 경우와 다를 때에는 더욱 필요하다.

귀속attribution은 개념적 모델의 중요한 구성 요소다. 환자 만족도를 평가할 때, 의료 서비스 공급자의 의무와 진료에 대한 책임 여부가 고려될 수 있다Williams, Coyle, & Healy, 1998. 좋지 않은 진료 경험을 가지고 있는 환자이지만 서비스 공급자가 부적절한 진료에 대한 책임이 없다고 판단하거나, 제공 받은 서비스가 공급자의 의무를 벗어난 것이라고 판단될 경우, 환자 만족도 평가에서 환자는 여전히 만족하는 것으로 나타날 수 있다. 서비스 이용에 있어서의 형평성 여부에 대한 판단은 부정적인 정서적 경험에 대한 만족도 역시 변경시킬 수 있는데, 이는 국가보건서비스National Health Service를 제공하는 국가들에서 특히 두드러질 수 있다Thompson & Sunol, 1995. 모델에서 귀속의 개념은 공급자들에 대한 신뢰와 보살핌의 근거들이 어떤 이유로 만족도와 높은 관련이 있는가를 설명할 수 있다Joffe, Manocchia, Weeks, & Cleary, 2003. 공급자는 최선을 다했으며 부정적인 결과는 의료 서비스 공급자의 통제 범위를 벗어났다고 믿는 경우에 환자는 여전히 높은 만족도를 가질 수 있다.

모든 환자가 적극적인 소비자 역할을 받아들이는 것은 아니다. 소비자 모델은 환자가 자신의 의견이 합리적이라고 생각하고, 자신의 의견을 기꺼이 표현하는 것을 가정한다Williams, 1994. 고령 환자들의 높은 만족도는 의료적 권위와 관련하여 좀 더 수동적이기 때문이라고 여겨졌지만, 직접적인 방법으로 연구된 적은 없다Crow et al., 2002; Sitzia & Wood, 1998. 또한 심리 사회적 압력은 환자의 부정적인 반응을 긍정적인 평가로 바꾸는 데 효과적일 수 있다. 보다 적극적인 역할을 받아들이는 환자조차도 의료 시스템에서 여전히 의존적 위치에 있다. 의료 시스템과의 긍정적 관계를 유지하려는 환자의 필요성은 자신의 진료 결과에 대한 긍정적인 기대를 유지하기 위해 치료에 대한 긍정적인 심리적 자극을 제공한다고 볼 수 있다Edwards et al., 2004. 이는 환자가 사용한 자신의 시간과 노력, 그리고 불편함을 정당화할 필요가 있는 인지일관성 이론cognitive consistency theory과 일치하며, 따라서 자신들은 만족한다고 보고한다Sitzia & Wood, 1997.

만족도의 차원

환자 만족도는 일차원적이면서 동시에 다차원적 구성 개념으로 평가된다. 의료 서비스의 전반적 경험에 대한 환자의 정리된 판단은 만족도가 포괄적인 측정 도구로서 적절할 수 있음을 시사한다Aharony & Strasser, 1993. 그러나 만족도가 다차원이라는 다수의 근거들이 있다Abramowitz, Cote, & Berry, 1987; Meterko, Nelson, & Rubin, 1990. 만족도를 상세한 구성 요소들로 분류하면 특정 구성 요소에 대해 불만족해한다는 더 큰 증거가 드러난다Sitzia & Wood, 1997. 급성기 진료 환경의 검토 대상에는 대인 관계 방식, 기술적 의료 질, 접근성/편의성, 재정, 효능/진료 결과, 물리적 환경이 있으며, 더불어 만족도의 핵심 차원으로서 이용 가능성이 있다Ware, Snyder, Wright, & Davies, 1983.

만족도의 차원에 대해 널리 받아들여지는 개념적 프레임워크의 부족으로 인해 연구들 간에 만족도 차원에 상당한 차이가 있을 뿐만 아니라, 특정 차원이 누락될 수도 있다Hall & Dornan, 1988; Wensing, Grol, & Smits, 1994. 만족도는 치료의 다양한 요소를 다룰 수 있다. 표 8-1에는 이러한 잠재적 차원들이 나열되어 있다. 만족도를 결과로 사용할 때에는 다뤄지는 차원들이 개입에 의해 영향을 받을 가능성이 있는 차원인지 확인하는 것이 중요하다.

표 8-1 만족도 차원

의료에 대한 접근성	통합 진료	진료에의 참여
매너	존중	행동 의도
기술적 질	정보	경청
사례에 대한 접근성	신체적 편안함	신뢰 수준
진료의 연속성	정서적 지지	행정적 부담
재원 조달/서비스 비용	격려	이용 가능성
공유된 의사 결정		

환자가 가지는 만족도의 다양한 차원에 대한 상대적 중요도와 관련된 정보는 거의 없지만Sitzia & Wood, 1998, 의료 환경 전반에 걸친 공통 주제에는 대인 관계, 의사 소통, 신뢰, 그리고 존중받는 것이 포함된다. 이러한 차원들은 환자가 자신의 경험을 어떻게 평가하는지에 대한 측면에서 만족도의 전반적인 개념적 모델과 관련이 있을 수 있다.

의료 질 평가를 위한 Donabedian의 프레임워크구조, 과정 및 결과는 만족도 차원에 대한 좋은 기초를 제공한다Donabedian, 1988. 이 모델은 의료 서비스의 접근성 및 비용 요소를 만족도의 구조 측면에 포함시키고, 의료 서비스 질은 과정 측면에 포함시켰다. 의료 환경의 차이에 따라 건강 구성 요소의 우선 순위가 다를 수 있다. 예를 들어, 사회적 환경이 요양원의 만족도에서 중요한 반면에, 의료 서비스 측면은 외래 및 입원 진료에서 더 중요할 수 있으며, 또는 물리적 환경은 요양원 및 병원 진료에 관련될 수 있다.

이 모델에서, 만족도의 구조 측면에는 의료 서비스의 물리적, 사회적접근성/비용 측면과 관련된 접근성과 비용, 물리적 환경 요인이 포함된다. 만족도의 과정 측면에 포함되는 것으로는 신체적때로는 정신적 건강에 중점을 둔 기술적 질, 대인 관계/의사소통, 그리고 의료의 사회적 측면 및 심리 사회적 웰빙과 치료의 통합/연속성이 있다. 결과 측면에는 신체적, 정신적및 아마도 사회적 건강에 대한 만족도가 포함되어 있다그림 8-1.

그림 8-1 만족도의 차원

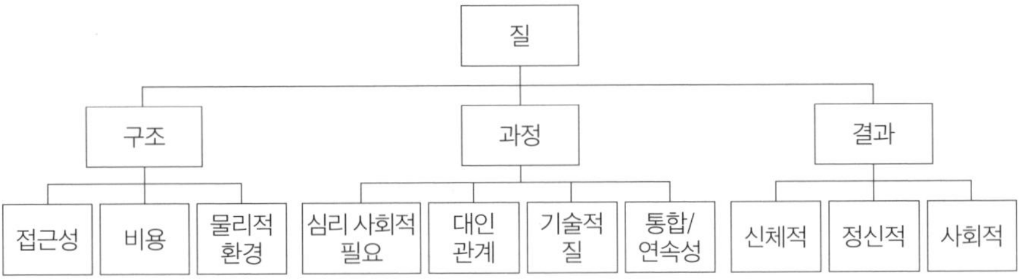

우선 순위는 환경에 따라 다르다. 의료보험의 경우 의료 서비스 질의 구조 측면접근성, 비용 및 기술과 같은 물리적 환경이 높게 평가되는 반면Crow et al., 2002, 입원 환자 치료의 경우에는 물리적 생활 환경 및 대인 관계가 중요하다고 평가된다Crow et al., 2002; Rubin, 1990. 환자의 상태도 만족도에 영향을 끼칠 수 있다. 예를 들어, 외래에서 급성의 신체적 문제가 있는 환자는 결과에 우선 순위를 둘 수 있는 반면, 만성 질환이 있는 환자는 과정 차원의 만족도에 우선 순위를 둘 수 있다.

진료 과정과 만족도

의료 서비스 제공 과정의 만족도는 여러 분야들을 포함하고 있다. 환자는 서비스의 기술적 질을 제대로 판단하기 어려울 수 있으며, 대신 그들은 의료 서비스가 제공되는 방식에 집중한다. 예약을 위해 오랫동안 기다렸습니까? 사람들이 친절했나요? 의사가 서두르는 것처럼 보였습니까? 이밖에 병원에서 환자가 간호사를 호출했을 때 신속하게 대응했는지에 대해서도 평가할 수 있다.

만족도의 흥미로운 측면은 시간의 역할이다. 병원에서 방금 퇴원한 사람또는 병원 안에 있는 사람과 이야기하면 그들은 여러분에게 음식과 간호 서비스에 대한 모든 것을 알려 줄 것이다. 그러나 시간이 지나면서 이러한 측면의 경외감은 사라지고, 자신들이 받은 치료와 관련된 경험의 다른 요소를 기억한다. 오랜 시간을 거치면서, 자신들이 받은 서비스에 대한 판단의 대부분은 달성된 진료 결과에 의해 흐려질 수 있다.

진료 결과와 만족도

비록 환자 만족도는 종종 진료의 결과로 받아들여지지만, 이것은 또한 진료 결과에 영향을 받는다. 만족도의 한 모델에서 건강 문제가 있는 환자들의 주요 목표는 만족이 아니라 건강 문제 해결이라고 주장한다Sitzia & Wood, 1997. 이렇게 중요한 통찰에도 불구하고 오직 몇몇 연구들만이 진료 결과가 환자 만족도에 끼친 영향을 연구했다Hall & Dornan, 1988; Wensing et al., 1994. 그러나 진료 결과가 만족도에 영향을 미친다는 증거가 있지만, 환자가 좋지 않은 진료 결과를 경험하더라도 의료 서비스에 만족할 수도 있다.

이러한 모순적인 현상을 이해하려면 만족도 형성에 영향을 미치는 피드백 루프feedback loops에 대한 조사가 필요하다. 한 연구에 따르면 급성기 질병의 치료를 위해 의료 기관을 방문한 직후의 만족도는, 충족되지 않은 기대 수준, 증상의 원인과 예상되는 치료 기간에 대해 설명을 받는 것 등과 가장 관련이 있는 반면, 2주와 3개월에서의 만족도는 기저 증상의 개선과 관련이 있었다Jackson, Chamberlin, & Kroenke, 2001. 절대증상장애absolute symptom impairment는 만족도와 상관관계가 있다고 제시되었다Kane, Maciejewski, & Finch, 1997. 결과에 대한 환자의 만족도는 얼마나 개선되었는지에 대한 평가보다는 현재 상태에 더 많이 기초하는 것으로 나타났다. 이러한 결과에 대한 한 가지 해석은, 추후 일정 시간이 흐른 뒤에는 만족도가 "실제로 개별 의사에 대한 만족도보다는 환자의 건강 결과에 대한 만족도를 측정하는 것"이라는 것이다Jackson et al., 2001. 또 다른 해석은 환자결과의 기대에 대해 질문하지 않은가 증상의 완전한 해결을 기대했기 때문에 해결되지 않고 남아있는 증상이 불만의 원인이 될 수 있었다는 것이다. 환자 기대수준의 미충족에 대해 조사한 또 다른 연구에서는 환자의 절반이 중증도보다는 증상의 지속 시간에 초점을 맞추었고, 이 환자들은 난치성 증상을 의사의 진료 능력으로 해석했다Kravitz et al., 1996. 신체적 결과 외에도 질병이 기능적, 정서적 웰빙에 영향을 미치는 방식은 환자에게 매우 중요하지만, 의사는 간과할 수 있다Kravitz et al., 1996. 특정 질병 상태의 경우 환자의 신체 부위와의 관계, 진료 결과에 부여된 의미, 그리고 장애가 직업 및 사회적 기능에 미치는 영향은 만족도에 큰 영향을 끼칠 수 있다Hudak, McKeever, & Wright, 2004.

만족도 측정 방법론

측정 방법

다양한 사회 조사 방법들이 만족도를 측정할 수 있다. 예컨대 기록 연구archival, 문화 기술지ethnography, 포커스 그룹focus groups 및 설문 조사survey research들이 그 예이다. 이 방법들 중 처음 두 가지 방법은 만족도 연구에서 거의 주목을 받지 못했지만, 유용한 정보를 제공할 수 있다. 기존에 확보된 자료예: 환자 불만 기록는 환자가 의료 기관이나 의료인에게 불만을 제시한 영역을 식별하는 수단을 제공할 수 있다. 환자와의 개방형 인터뷰는 환자 관점에서 의료 서비스 제공 과정에 대한 자세한 이해를 제공할 수 있으며, 특히 많이 연구되지 않은 주제의 초기 단계에서 가설을 탐색하거나 생성하는 데 유용할 수 있다. 포커스 그룹에는 몇 가지 장점이 있지만, 기록 연구 및 문화 기술지 방법에서도 발견되는 일반화 문제를 가지고 있다. 포커스 그룹 인터뷰는 양적 자료뿐만 아니라 질적 자료도 제공할 수 있다. 즉, 특정 사건에 대한 상세한 탐색을 허용하고, 즉각적인 정보를 수집할 수 있는 기회를 제공한다. 만족도를 평가하는 가장 일반적인 방법은 설문 조사다. 비공개 응답 형식의 설문 조사는 모든 응답자가 동일한 질문을 받은 뒤 동일한 방식으로 응답하도록 제한한 표준화된 방법으로 측정한다. 이를 통해 모집단의 표본을 연구한 후 결과를 전체 모집단으로 일반화할 수 있다.

동일한 주제는 여러 방법으로 접근할 수 있다.

- 환자가 특정 의료 서비스에 얼마나 만족하는지 조사할 수 있다.
- 특정 의료 서비스가 얼마나 잘 제공되었는지 조사할 수 있다.
- 환자가 의료 서비스에 대한 가치 또는 평가 등급에 얼마나 동의하는지 조사할 수 있다.

만족도를 측정하는 한 가지 방법은 정반대의 차원을 이용하여 측정 도구를 차별화하는 것이다. 그림 8-2는 만족도 측정을 위해 4개의 축을 사용하여 설명하며Hudak et al., 2004, 의사 예약에 대한 만족도를 측정하기 위해 제안된 몇 가지 가능한 질문 유형들이다. 인식perception 수준을 강조하는 한 가지 접근 방식은 다음의 내용을 조사한다.

1에서 10까지의 척도에서 1은 매우 낮음을 의미하고, 10은 매우 높음을 의미합니다. 환자가 원할 때 의사의 진료를 받을 수 있는 수준을 어떻게 평가하시겠습니까?

대안적인 접근 방식은 의사와의 진료 예약에서 행위나 좀더 관찰 가능한 측면을 강조하는 것이다.

의사와 진료 예약을 잡기까지 며칠을 기다렸습니까?

어느 질문이든 의사와 진료 예약을 하는 것에 대한 만족도를 측정하는데 적절할 수 있다. 질문은 상황에 따라 달라질 것이다.

그림 8-2 만족도 측정을 위한 축

포괄적	◀——▶	다차원적
케어	◀——▶	결과
일반적	◀——▶	질병-특이적
행동	◀——▶	인식

방법론적 쟁점들

선택 편향selection bias은 만족도 조사에서 중요한 문제가 될 수 있다. 우편으로 발송된 만족도 설문 조사의 응답률은 50% 미만이며, 설문 조사 결과의 대표성에 대한 질문으로 이어진다. 일반적으로 불만족한 환자는 치료가 완료되기 전에 치료를 중단할 가능성이 높고, 따라서 우편 설문 조사가 완료되지 않을 가능성이 있다. 반응 편향response bias에 대한 우려는 곧 결과를 매우 신중하게 해석해야 함을 의미한다. 대개 환자의 하위 집단을 대상으로 하여 환자를 부지런히 조사하는 것이 많은 환자를 대상으로 조사하지만 반응률이 낮은 것보다 더 낫다고 알려졌다.

만족도 측정에서 저평가되는 문제로 환자 반응의 내재된 편향inherent bias이 있다. 묵인 반응 편향acquiescence response bias은 "내용에 관계없이 의견 진술에 동의하는 경향"을 일컫는다Ware, Davies-Avery, & Stewart, 1978. 호감이 가도록 표현된 문항들과 질문들은 만족도를 과대평가하고, 나쁘게 표현된 문항들은 만족도를 과소평가하는 경향이 있다. 그러나 묵인 반응 편향이 작동하는 정도를 추정하는 구체적인 방법은 없다. 이러한 제한은 외형적으로 높은 수준의 만족도를 유발하고, 비교 집단비뚤어진 분포 및 군집 분포과의 식별을 어렵게 할 수 있다. 만족도 조사에서 발생할 수 있는 결과 중 하나는 의료 서비스의 여러 측면들에 대한 만족도 평가 등급에서 높은 비율90% 이상로 만족한다는 결과가 나올 수 있다는 것이다. 이러한 방법론상의 제한은 의료 질 개선 활동과 비교 집단 간의 식별을 어렵게 한다.

묵인 반응 편향을 관리하기 위해 여러 가지 방법들이 제안되었으며, 다음은 간단한 접근 방식 목록이다.

- 균형 잡힌 측정 도구들을 이용한다. 즉, 긍정적이고 부정적인 단어를 적절히 사용한 문항들의 활용이다. 이 기술은 응답자가 문구에 세심한 주의를 기울이지 않거나, 문구가 혼동되기 쉬운 경우에는 문제를 일으킬 수 있다.
- 문항에서 중립적인 표현을 사용한다.
- 치료의 다양한 측면을 평가하기 위한 응답 범주들을 사용한다. 평정 척도*예: 나쁨, 보통, 좋음, 매우 좋음, 훌륭함*의 경우 응답 문항의 최고점에 있는 응답 범주의 수는 치료의 매우 좋은 측면과 훌륭한 측면을 더 잘 구분할 수 있다. 문제는 이것이 더 이상 만족도를 평가하지 않는다는 것이다.
- 복수 문항 척도는 단일 문항 척도에 비해 환자 집단들을 식별하는 데 더 유용하다.
- 응답자가 치료의 다양한 측면에 대해 가장 좋은 것부터 나쁜 것까지 순위를 매기도록 한다.
- 고령 환자와 병약한 환자는 반응 편향에 노출되어 있음을 명심해야 한다.

*사회적 바람직함*은 개인 인터뷰를 통해 자료를 수집할 때 가장 문제가 된다. 응답자의 대답이 면접관의 기대 수준에 영향을 받는다는 증거가 있다. 이것은 자료 수집 환경의 프라이버시와 결합되어 인터뷰에서 일반적으로 높은 평가를 받는 것과 연관이 있을 수 있다. 관련된 잠재적 편향은 보복에 대한 두려움이다. 이는 만족도 설문지를 작성하는 환자와 평가 대상자 간에 지위 차이가 있을 때 발생할 수 있는 잠재적인 편향이다. 이와 같은 문제 때문에 응답의 익명성과 기밀성을 보장하는 것이 중요하다. 이러한 각 편향은 (1) 수집된 자료의 기밀성 및 프라이버시 보장, (2) 평가를 위

한 외부 집단을 사용, (3) 자료 수집 과정에서 서비스를 평가하기 위한 장소에 설치된 보안이 보장된 제출 박스와 주소가 표기된 우편물 사용 같은 중립적인 장소 또는 방법을 사용하여 줄일 수 있다.

사이코메트릭 검사

신뢰도 및 *타당도*. 만족도 측정 도구의 신뢰도와 타당도는 과거에는 자주 평가 또는 보고되지 않았지만, 매우 중요하다. 한 리뷰 기사에 따르면 만족도 측정 도구의 6%만이 최소한의 신뢰도 및 타당도 검사 기준을 충족한 것으로 보고됐다Sitzia & Wood, 1998. 문제가 되는 주요 신뢰도 유형은 문항 간 신뢰도inter-item reliability, 복수 문항 척도의 내적 일관성 신뢰도internal consistency reliability, 예: Cronbach의 계수 알파, 검사–재검사 신뢰도test-retest reliability 및 전화 또는 대면 인터뷰로 관리되는 측정 도구에 대한 관찰자 간 신뢰도interobserver reliability이다. 검사–재검사 신뢰도는 내적 일관성 신뢰도보다 낮은 빈도로 보고되며, 시간이 지남에 따라 인식 수준이 변하거나 기억력이 좋지 않은 경우 어떻게 영향을 받았는지 식별하기 어려울 수 있다.

설문 조사는 내적 및 외적 타당도 기준에 대해 검사해야 한다. 측정 도구는 종종 내적 판별 타당도internal discriminant validity처럼 환자가 의료 서비스의 다양한 특징을 판별하는 능력을 평가하지만, 외적 판별 타당도external discriminant validity 또는 환자의 평가가 외부의 독립적인 평가와 비교되는지에 대해서는 거의 평가되지 않았다Aharony & Strasser, 1993. 외적 타당도 검증 방식에는 환자의 평가 등급과, 다른 출처에서 확보된 등급과의 비교, 또는 이론적으로 환자 만족도와 관련된 다른 변수들을 이용하여 산출된 등급과의 비교가 포함된다Rubin, 1990. 환자 만족도와 기술적 측면에서의 의료 질 등급에 대한 외적 타당도 검증이 특히 중요하다. 환자 만족도 측정 도구가 의료보험, 병원 및 임상의의 평가에 사용되기 위해서는 최소한의 안면 타당도가 필요하다BenSira, 1976; Davies & Ware, 1988; DiMatteo & Hays, 1980. 마지막으로, 만족도 측정 도구는 둘 이상의 인구 집단이나 치료 환경에서 검증되어야 한다. 문화적 차이가 치료에 대한 인식에 영향을 끼칠 수도 있다. 만족도에 대한 동일한 구성 개념도 다른 치료 환경에서는 그 중요도에 차이가 있을 수 있다. 기존의 많은 만족도 측정 도구는 이러한 방식으로 검증되지 않았으며, 따라서 이 분야에 대한 지속적인 연구가 중요하다.

개별 문항에 대한 응답 형식은 신뢰도와 타당도에 영향을 준다. 동의–동의하지 않음의 응답 형식을 가지는 5점 리커트 척도는 타당도를 확보하기 위해 차원별로 더 많은 문항들을 필요로 하며, 묵인 반응 편향에 취약할 수 있다. Ware and Hayes1988는 훌륭함–나쁨excellent-poor 형식이 매우 만족–매우 불만족very satisfied-very dissatisfied으로 구성된 6점 척도에 비교하여 한쪽으로 덜 치우치고, 변동성이 크며, 타당도 검사에서 좋은 결과를 보인다는 것을 밝혀냈다. 다만, 최근 연구에서는 유사한 연구 결과가 제시되지 않았다Hendriks, Vrielink, Smets, van Es, & De Haes, 2001. Hendriks와 그의 동료들은 설문 문항에서 답변을 체크하는 것보다는 단어로 구성된 응답word response에 동그라미를 하도록 한 것에서 누락된 문항 수가 더 적다는 것을 발견했다2001. 별도의 하위 집단은 특정한 응답 형식에 더 잘 응답할 수 있다. 예를 들어, 한 연구에 따르면 노인은 시각적 아날로그 형식visual analog form으로 된 10개 문항을 선호했으며, 이 버전은 더 큰 반응 가변성response variability을 가졌다Castle & Engberg, 2004. 환자 경험 평가Consumer Assessment of Healthcare Providers and Systems, CAHPS 프로그램은 인지 검사 및 사이코메트릭 자료 분석을 수행한 후 0–10점 척도를 선택하였는데, 이러한 방법은 전화 조사에서 사용하기 편하며, 5점 척도와 비교하여 응답 분포가 더 컸다Harris-Kojetin, Fowler, Brown, Schnaier, & Sweeny, 1999.

편향. 무응답 편향, 묵인 반응 편향, 사회 심리학적 요인 같은 여러 편향들은 설문에 영향을 끼칠 수 있다. 특히 일상에서 수행되는 많은 만족도 조사는 응답률이 50% 미만으로, 낮은 응답률로 인해 어려움을 겪는다Aharony & Strasser, 1993; Barkley & Furse, 1996; Sitzia & Wood, 1998. 병원 같은 대규모 기관은 매달 퇴원한 모든 환자에게 수천 건의 만족도 설문지를 보내지만분명히 사망한 환자는 응답할 수 없음 그 회수 비율은 낮다. 기관들은 수천 명을 대상으로 설문지를 보내고, 수백 명의 설문지를 회수할 수 있다. 그들은 오직 많은 응답 수에 자부심을 가질 뿐, 응답률에 대해서는 생각하지 않는다. 이에 반해, 역학 문헌에서는 응답률이 80% 미만인 것은 표준 이하인 것으로 간주한다. 무응답 편향은 결과의 타당도에 큰 영향을 미칠 수 있다. 인구 특성, 의료 서비스 이용 패턴 및 건강 상태는 응답자와 비응답자 간에 차이가 있다Fowler, Gallagher, Stringfellow, Zaslavsky, Thompson, & Cleary, 2002; Lasek, Barkley, Harper, & Rosenthal, 1997; Mazor, Clauser, Field, Yood, & Gurwitz, 2002; Zaslavsky, Zaborski, & Cleary, 2002. 만족도가 낮은 환자는 응답할 가능성이 낮기 때문에, 만족도 비율이 80% 미만인 연구 결과를 해석 할 때에는 주의해야 한다Eisen & Grob, 1979; Ley, Bradshaw, Kincey, & Atherton, 1976; Mazor et al ., 2002.

묵인 반응 편향은 실제 내용에 관계없이 질문에 동의하는 경향이다. 설문 조사에서 긍정 및 부정적 표현의 문항을 다양하게 하면 이러한 편향을 줄일 수 있다. 그러나 이 전략에는 위험이 따르는데, 특히 인지적 또는 언어적 능력이 제한적인 사람들에게는 작성하는 데 어려움이 있을 수 있다. 한편, 역단어reverse wording로 구성된 문항의 사용은 혼란을 초래할 수 있으며, 응답자들은 미묘한 차이를 구별하지 못할 수 있다. 이러한 사회 심리학적인 요인은 만족도 조사의 응답이 보복에 대한 두려움이나 사회적 바람직성에 어떻게 영향을 받을 수 있는지를 나타낸다. 사회적 바람직성은 응답자가 면접관이 가지고 있다고 생각하는 가치와 일치하는 답변을 제공하려는 경향이다Groves, 1989; Groves et al., 1988; Locander, Sudman, & Bradburn, 1976. 응답자가 규범적 기대에 부합하는 답변을 제공하도록 압력을 가하는, 이러한 사회적 영향은 설문 조사 관리 방식과 질문의 실질적인 내용 모두에 영향을 줄 수 있으며, 인터뷰에서는 더 큰 문제가 될 수 있다. 익명성을 보장함으로써 줄일 수는 있지만, 제거할 수는 없다Singer, Von Thurn, & Miller, 1995.

의료 서비스 이용 패턴, 설문 조사 시점, 그리고 준거 집단

설문 조사 결과는 의료 서비스 이용 패턴에 따라 다르게 영향을 받을 수 있다. 즉 이용이 적거나 비이용자 집단 간에 조사 결과는 다를 수 있다. 따라서 의료 서비스 이용 패턴에 따른 만족도 조사 결과를 구별할 수 있는 설문 조사는 좀 더 타당성 있는 결과를 제시하고, 아울러 의료 서비스 이용 시간과 만족도가 다를 수 있는 취약 집단에 대한 분석을 가능하게 할 수 있다. 치료에 대해 환자가 인식한 만족도는 시간이 지남에 따라 변할 수 있기 때문에, 설문 조사 시행 시기도 결과에 영향을 미칠 수 있다Aharony & Strasser, 1993; Jackson et al., 2001. 이러한 변화의 원인 중 하나는 시간이 지나면서 개선된 증상에 있을 수 있다Jackson et al., 2001.

만족도 측정 도구의 기준 관점도 중요하다. 일반 기준general reference은 환자에게 일반 사람들에게 제공된 의료 서비스를 평가하도록 요청하는 반면, 개인 기준personal reference은 환자들에게 자신이 이용한 의료 서비스에 대해 얼마나 만족하는지 묻는다. 개인 기준은 평정 척도로, 더 구체적이고 유용한 것으로 밝혀졌다. 그러나 사람들은 일반 기준을 사용할 때보다 자신이 받은 의료 서비스에 대해 만족도를 더 높게 평가하는 경향이 있음을 유의해야 한다Pascoe, 1983; Ware et al., 1983. 개인 기준의 관점을 가지는 만족도 측정 도구의 왜곡된 반응 분포가, 사회적으로 바람직한 반응을 제공하려는 경향, 공급자의 비판을 꺼리는 경향, 보복에 대한 두려움 같은 심리 사회적인 요인에 의해 일부 영향을 받을 수 있는지 여부는 불분명하다Hays & Ware, 1986. 다른 가능한 설명으로는, 의사와 의료 전반에 대한 편향 때문에 일반 기준을 더 부정적으로 평가하거나, 반대로 자신들이 다른 사람보다 낫다고 생각하는 경향이 있기 때문에 자신들이 받은 의료 서비스를 더 높게 평가하는 긍정적인 편향이 포함된다Hall & Dornan, 1988.

보고 대 평가

환자 경험 평가는 환자에게 의료보험에 대한 만족도를 직접 평가하기보다는 환자 만족도에 중요하다고 생각되는 의료보험의 다양한 속성에 대한 경험을 보고하도록 설계되었다. 예를 들어, 이 평가에는 환자에게 의사를 만나기 전의 대기 시간에 대한 만족도를 평가하도록 요구하는 대신에 환자가 얼마나 기다려야 하는지 묻는 설문 문항이 있다. 이것은 환자에 따라 치료에 대해 서로 다른 기대를 가질 수 있다는 문제와, 평가와 관련된 주관성을 피할 수 있다. 이와 더불어 환자 경험 평가는 전반적인 만족도를 평가하는 문항을 포함하고 있다. 이 접근 방식의 장점은 치료의 세부 사항에 대한 환자의 경험에 관하여 보다 객관적인 정보를 제공하고, 질 개선 프로젝트를 촉진한다는 것이다. 더하여, 의료보험의 미래 고객은 이러한 보고서를 기반으로 치료의 다양한 측면에 대한 가치 판단을 내릴 수 있다. 이 접근법의 단점은 환자 만족도의 종합적 평가 등급과 더불어 소비자에게 영향을 미치는 의료보험의 다양한 속성에 대한 상대적 중요도와 관련된 정보가 적다는 것이다.

만족도 요소의 중요성

가중치가 적용된 점수를 생성할 때, 각 만족도 요소의 상대적 중요도를 반영하는 점수 시스템을 설계할 수 있다. 표 8–2는 이러한 방법의 예를 보여 주고 있다. 여기에서는 계산 방식을 설명하기 위해 세 가지 수준의 만족도와 세 가지의 중요도가 사용되었다. 낮은 만족도또는 불만족에는 음의 가중치가 부여되었고, 따라서 중요한 요인에 대한 높은 만족도는 +9점을 받고 중요한 요인에 대한 높은 불만족은 −9점을 부여받게 된다. 중요도가 낮은 요인의 범위는 +3 ~ −3이다.

표 8–2 중요도에 따른 만족도 가중치의 사례

	만족도 수준		
중요도	높음(3)	중간(1)	낮음(-3)
높음(3)	9	3	-9
중간(2)	6	2	-6
낮음(1)	3	1	-3

기존 만족도 측정 도구

의료보험

의료보험에 대한 환자 만족도의 주요 차원은 접근성, 비용, 의사의 질 및 보험의 행정적 측면이다표 8-3. 의료보험의 만족도를 평가할 때 가장 불만족한 가입자는 보험을 해지할 수 있기 때문에, 더 이상 등록하지 않은 사람들을 조사하여 보다 정확한 만족도 평가를 수행하는 것이 중요하다Bender, Lance, & Guess, 2003.

표 8-3 의료보험 만족도 측정 도구

도구명칭	출처	문항/소요시간	영역	신뢰도	평가된 타당도	비고
Consumer Assessment of Health Plans Study (CHAPS 2.0)	Hargarves, 2003	46문항/20분		의료보험 수준 신뢰도 / 급내 상관계수	구성	우편, 전화
			신속하게 치료 받기	0.94/α= 0.58		보충 문항
			의사와의 소통	0.88/α=0.86		
			정중하고 도움이 되는 사무실 직원	0.90/α=0.75		확인적 요인 분석
			고객이 필요로 하는 케어	0.95/α=0.62		
			고객 서비스	0.94/α=0.51		
			전체 평가 :			
			주치의 또는 간호사	0.88/na		
			전문의	0.82/na		
			의료 질	0.93/na		
			의료보험	0.96/na		
Consumer Satisfaction Survey (CSS)	Davies, 1991	47문항	접근성 재정 기술적 질 의사소통 선택과 연속성 대인 진료 급여 서비스 정보 문서 작업 진료 비용 전반적 만족도 전반적 돌봄 소요된 시간 결과 전반적 질 전반적 의료보험 의료보험 만족도	하위 척도 α=0.80-0.97	내용 주장된 예측된	자기 기입, 전화, 대면

na: not applicable

의료보험의 질과 환자 만족도 평가에서 추가 연구가 필요한 또 다른 쟁점은 의료 서비스 공급자의 만족도와 환자 만족도 간의 관계이다. 환자 만족도는 공급자 만족도와 관련이 있는 것으로 밝혀졌지만Haas et al., 2000, 메커니즘은 완전히 밝혀지지 않았다. 한 연구에 따르면, 공급자 불만의 원인은 병원 선택의 제한, 관리 의료가 진료 현장에 미치는 강력한 영향, 재정적 인센티브 유형과 관련이 있었다Landon et al., 2002. 이러한 문제는 환자가 관심을 가지지만 제공되지 않는 선택 사항을 항상 알 수 있는 것은 아니기 때문에 직접 경험하지 못할 수 있는 문제이다. 환자 만족도 조사의 목표가 의료보험의 질을 평가하고 소비자에게 선택의 기초 정보를 제공하는 것이라면, 환자와 공급자 만족도 간의 관계를 이해하거나 공급자 만족도를 직접 평가하는 것은 의료 질 평가에 유용한 보조 도구일 수 있다.

환자 경험 평가. 1995년 의료 정책 및 연구 관리국Agency for Health Care Policy and Research, AHCPR; 현재 Agency for Healthcare Research and Quality, AHRQ는 Research Triangle Institute, RAND, 그리고 Harvard Medical School이 이끄는 주요 협력 활동을 후원하여 소비자의 의료보험 이용 경험을 평가하기 위한 표준화된 도구를 개발했다. 이 프로그램은 여전히 사용되고 있으며, 의료 서비스 제공 과정의 몇 가지 측면들을 다루고 있다. 본래 의료보험의 소비자 평가 연구Consumer Assessment of Health Plans Study로 불렸던 이 설문 조사는 더 넓은 범위를 반영하도록 변경되었다https://www.cahps.ahrq.gov/default.asp. 표 8–4에는 환자 경험 평가 관련 설문지들이 나열되어 있다. CAHPS 2.0현재 CAHPS 4.0은 환자의 의료보험 경험을 평가하기 위해 가장 널리 사용되는 설문 도구가 되었으며Hargraves, Hays, & Cleary, 2003, 치료의 다양한 측면에 대한 만족도 탐색 도구로 사용되었다. 처음 소개된 이후 광범위하게 다섯 차례의 수정 과정을 거쳤다. 환자 경험 평가는 의료보험 구매자가 아닌 소비자에게 정보를 제공하도록 설계되었다AHCPR, 1996. 문항은 인지 검사 및 포커스 그룹 인터뷰를 통해 개발되었으며, 그 결과 접근성, 대인 관계 기술 및 의사소통과 관련된 문항이 강조되었고, 공급자의 기술적 측면에 대한 문항들은 축소되었다. 병원, 의사, 외래 진료 경험, 요양원 간호 경험, 문화적 비교 가능성 연구를 위한 평가 도구가 개발되고, 의료 질 개선을 위한 환

자 경험 평가의 결과 사용을 위한 추가 연구가 진행되었다AHRQ, 2003a.

표 8-4 환자 경험 평가 설문지의 다양한 종류

• 환자 경험 평가 의료보험 설문지
• 환자 경험 평가 집단 및 개인 의사 설문지
• ECHO 설문지(행동 건강 서비스에 대한 환자 경험 평가 설문 조사)
• 환자 경험 평가 병원 설문지
• 환자 경험 평가 병원 내 혈액 투석 설문지
• 환자 경험 평가 요양원 설문지
• 환자 경험 평가 이동 장애가 있는 사람들 설문지

ECHO: Experience of Care and Health Outcomes

소비자 만족도 조사Consumer Satisfaction Survey, CSS. 소비자 만족도 조사는 1988년 미국 Group Health Association of AmericaGHAA; Davies & Ware, 1991에 의해 개발되었으며, 고용주와 비즈니스 연합business coalition이 의료보험 및 기타 직원의 건강 혜택 옵션employee health benefit options에 대한 만족도를 비교할 수 있도록 했다. 도구는 의료보험과 고용주의 의견을 반영하여 개발되었고, 환자 만족도 설문지Patient Satisfaction Questionnaire-Ill, PSQ-Ill의 여러 문항들도 사용되었다. 일부 연구들에 따르면 우수한 사이코메트릭 특성이 있다고 평가되는 훌륭함excellent에서 나쁨poor의 응답 척도를 활용했다Ware & Hays, 1988. 소비자 만족도 조사의 두 번째 버전은 1991년에 발표되었는데, 보장되는 서비스의 범위, 정보의 가용성, 서류작업 및 비용 같은 의료보험의 더 많은 고유한 특성을 포함하여 확장되었다. 소비자 만족도 조사는 우편과 전화를 통해 광범위하게 다루어져 왔으며, 지금은 여러 문항들에 대한 국가 표준들이 이용 가능하다.

소비자 만족도 조사는 National Committee on Quality AssuranceKippen, Strasser, & Joshi, 1997; NCQA, 1995에서 개발한 연간 회원 의료 설문 조사Annual Member Health Care Survey, AMHCS에 크게 기여했다. 환자 경험 평가CAHPS 1.0이 개발된 후, NCQA는 AHCPR 및 환자 경험 평가 컨소시엄과 협력하여 환자 경험 평가 설문 조사와 AMHCS를 합병해 새로운 핵심 문항들을 작성하였고, 개정된 환자 경험 평가 핵심 문항을 보완하는 의료보험 고용주 자료 및 정보 세트Health Plan Employer Data and Information Set, HEDIS를 개발했다. 이 새로운 도구는 CAHPS 2.0이라고 불리었으며, 1999년부터 HEDIS와 함께 NCQA 인증에 사용되어 왔다AHRQ 2003a.

병원

Rubin1990과 Crow와 동료2002들은 문헌 고찰을 수행한 결과 간호, 의사, 대인 관계 및 의사소통이 병원 환경에서 환자 만족도에 중요한 역할을 한다는 것을 발견했다표 8-5. 물리적 환경이나 병동 분위기 또한 중요하다. 여러 연구들에서 의료 질에 대한 환자와 의료진의 평가는 전반적인 간호의 질, 의료 질 및 병동 분위기에 대한 평가와 관련이 있음이 밝혀졌다Rubin, 1990.

표 8-5 병원 만족도 도구

도구 명칭	출처	문항/ 소요시간	영역	신뢰도	평가된 타당도	비고
Patient Judge-ments on Hospital Quality (PJHQ)	Meterko, 1990	106문항	입원 간호 및 일상적 돌봄 의료 서비스 병원 환경 징보 제공	하위 척도에서 α=0.87-0.95	주장된내용 구성, 수렴, 판별, 예측	우편 또는 전화 설문
H-CAHPS (draft)	CAHPS II AHRQ	32문항	환자에 대한 우려 의사 의사소통 약물 간호 서비스 퇴원 정보 통증 관리 물리적 환경 전반적 평가 (병원 진료, 의사 진료, 간호)	A=0.51-0.89 종합	구성 타당도	2004년 Pilot Study, 2005년 전화 설문

*병원 환자 경험 평가*Hospital CAHPS. 병원 환자 경험 평가H-CAHPS는 광범위한 문헌 고찰과 소비자 포커스 그룹 인터뷰, 그리고 이전에 환자 경험 평가에서 다루었던 영역과 더불어 사전 조사에서 신뢰도와 타당도 측면에서 성과가 양호하여 선택된 8개의 영역을 포함했다. 병원 환자 경험 평가 개발자가 포함하지 않기로 한 영역은 진료비 청구, 응급실/진료 부서, 정서적 지원, 가족, 음식, 기술적 능력 및 편의성이다. 병원 환자 경험 평가는 또한 병원이 내부 목적으로 사용하는 설문 조사와 결합될 수 있으며, 이는 핵심 문항에 대한 병원들 간의 결과를 비교할 수 있다는 장점과 더불어, 개별 병원의 특정한 문제를 평가하도록 설문 조사를 재구성할 수 있다. 내적 일관성 신뢰도, 병원 수준의 신뢰도 및 구성 타당도는 예비 연구 중에 검증되었다. 한편, 이 연구는 환자 구성의 차이와 잠재적 반응 편향도 조사하였다AHRQ 2003b.

병원 서비스의 질에 대한 환자의 판단Patient Judgments on Hospital Quality, PJHQ. 병원 서비스의 질에 대한 환자의 판단은 환자 만족에만 두지 않고, 환자가 병원 서비스 질의 주요 속성을 어떻게 판단하는지를 살펴본다 Nelson, Hays, Larson, & Batalden, 1989. 설문지 문항들은 문헌 고찰, 기존 설문지, 환자로 구성된 포커스 그룹 인터뷰, 병원 관리자, 의사 및 간호사와의 인터뷰를 통해 구축되었다. 설문지 개발 과정은 Medical Care 학술지에 실린 8개의 논문 보충 자료에 상세히 설명되었다Meterko et al., 1990. 표준 양식 외에도 69개 문항을 포함하는 짧은 버전도 개발되었다Hays, Larson, Nelson, & Batalden, 1991. PJHQ 시스템은 소아 환자의 부모뿐만 아니라, 저소득층이 아닌 성인 환자 집단에까지 광범위하게 사용되었다McGee, Goldfield, Riley, & Morton, 1997. 정신과적 또는 기질성 뇌증후군 진단을 받은 입원 환자나 가난한 인구 집단에서 사용된 정보는 많지 않다.

외래 진료Ambulatory Care

외래 진료는 예방 진료, 급성기 진료, 만성병 진료를 포함한 다양한 진료를 망라하며표 8-6, 공급자와의 관계, 접근성 및 대기 시간, 치료의 연속성 문제가 중요하다. 진료 결과의 중요성은 문제 유형들에 따라 다를 수 있지만, 결과는 급성 신체적 문제들이 있는 환자의 만족도에 명확히 영향을 미친다 Jackson et al., 2001; Marple, Kroenke, Lucey, Wilder, & Lucas, 1997. 일차 의료 의사에 대한 질문을 할 때, 여성은 산부인과 전문의 또는 내과 의사를 정기적으로 만나는 경우가 있으므로, 단 한 명의 일차 의료 의사를 가정하여 조사하는 설문 조사에 대하여 여성은 추가적인 어려움을 가질 수 있다. 이를테면 정기적으로 방문하는 의사를 평가하는 문항과 혼동할 수 있다. 이에 여성의 일차 의료 의사에 대한 만족도 조사는 이러한 문제를 반영하고, 여성들에게 영향을 미치는 일차 의료 의사의 속성에 좀 더 초점을 맞추도록 설계되었다Scholle,

Weisman, Anderson, & Camacho, 2004.

표 8-6 외래 만족도 도구

도구 명칭	출처	문항수/시간	측정영역	신뢰도	평가된 타당도	비고
Patient Satisfaction Questionnaire-Form III (PSQ III)	Marshall, et al., 1993	50문항/9~12분	대인 관계 태도 의사소통 기술적 역량 의사와 함께 보낸 시간 비용적 측면 서비스에 대한 접근성 전반적인 만족도	α=0.82-0.89	구성 타당도	
Visit-Specific Satisfaction Questionnaire	Ware, 1988	7문항	전반적인 만족도 서비스의 기술적 측면 대인 돌봄 대기 시간	하위 척도 α=0.82-0.94	구성 타당도	
A-CAHPS	Consumer Assessment of Healthcare Providers and Systems, 2004b		접근성 의사와의 의사소통 사무실 직원의 예의, 도움, 존경 상의된 의사 결정 조정/통합 건강 증진, 교육 고객 서비스			개발중

외래 환자 경험 평가Ambulatory CAHPS, A-CAHPS. 외래 환자 경험 평가는 외래 환자의 경험과 만족도를 평가하기 위해 개발된 설문지다. 환자 경험 평가의 목표는 진료 현장 및 임상의를 포함하여, 의료 시스템의 다양한 분야에서 환자 만족도를 평가할 수 있는 도구를 개발하는 것이다. 외래 환자 경험 평가 개발자는 외래 진료의 중요한 기능 영역으로서 접근성, 의사와의 의사소통, 통합 의료, 의사 결정 공유, 사무실 직원의 자세, 도움과 존중, 문화적 민감성, 고객 서비스, 건강 증진 및 교육을 파악했다. 의료 시스템의 다양한 분야에 있어서는 설문 응답자 간의 결과를 비교할 수 있는 핵심 문항들로 구성된 설문지를 계획하는 것이다. 또한 의료 시스템의 특

정 기능이나 응답자의 특정 속성에 더 집중하여 측정 가능한 추가 문항들을 포함시킬 것이다. 이에 더해, 설문지는 환자의 전반적 평가와 응답자의 특성에 대한 정보를 수집할 것이다. 비록 설문지를 위한 많은 문항들이 개발되고 평가되었지만, 환자 경험 평가 개발팀은 각 기능에 대한 추가 문항들과 더불어 각각의 기능들이 의료 시스템의 다양한 분야에 어떻게 들어맞게 할지에 대해 이해관계자로부터 의견을 구하는 과정에 있다Health and Human Services/Agency for Healthcare Research and Quality, 2004b. 환자 경험 평가 설문지의 의료보험과 병원 버전은 환자 만족도 평가의 표준을 설정하였으며, 외래 환자 경험 평가는 외래 진료 분야에서 동일한 목표를 달성할 수 있을 것으로 본다.

방문–특이적 만족도 도구Visit-Specific Satisfaction Instrument, VSQ. 방문–특이적 만족도 도구는 특정 의료 기관 방문 시 이용한 특정 서비스에 대한 만족도를 측정하는 도구이다Ware & Hays, 1988. 기존의 방문–특이적 만족도 측정 도구를 기반으로 설계되었다. 방문–특이적 만족도 측정 도구를 사용하여 다양한 응답 형식들이 평가되어, 훌륭함–나쁨excellent-poor 형식이 최종적으로 선택되었다Ware & Hays, 1988. 51개 문항들로 구성된 버전과 7개 문항들로 구성된 버전 모두 사이코메트릭 평가를 거쳤다. MOS 척도에 사용하기 위해 9개 문항들로 된 버전이 개발되었으며, 여전히 사용 가능하다Davies & Ware, 1991.

Patient Satisfaction Questionnaire-III PSQ-III. 최초의 PSQ는 1970년대에 Ware에 의해 개발됐으며, 문헌 고찰, 포커스 그룹 인터뷰, 탈퇴 이유에 대한 분석 및 개방형 질문 분석을 통해 수집된 대규모의 문항 목록에서 선택한 80개의 문항들을 포함한다. 이것은 환자 만족도를 측정하기 위해 가장 일반적으로 사용되는 도구 중 하나이다 Ware & Karmos, 1976; Ware, Snyder, & Wright, 1976; Ware et al., 1983; Ware & Young, 1976. 현재 버전은

Medical Outcomes Study Marshall, Hays, Sherbourne, & Wells, 1993 에서 사용하기 위해 개발된 5점 리커트 척도 매우 동의에서 매우 동의하지 않음 를 사용하는 50개 문항들로 구성된 설문지이다. 완성하는 데 3~4분 정도 걸리는, 간단한 형식인 PSQ-18도 있는데, 이것의 하위 척도는 PSQ-III의 하위 척도와 관련이 있다 Marshall et al., 1993 .

장기 요양 서비스

환자 만족도는 장기 요양 서비스의 주요 목표이며, 필수 영역은 웰빙과 삶의 질에 필요한 요소에 중점을 둔다표 8-7. 장기 요양 서비스는 전통적으로 의료의 지원을 받지 않기 때문에 요양원은 의료 모델이 적합하지 않다. 대신에 치료에 있어서 심리 사회적 및 환경적 측면이 강조된다. 16개 요양원 설문지에 대한 문헌 고찰 결과 요양원 만족도 조사의 필수적 영역은 활동과 케어, 서비스, 간병인, 환경, 식사, 그리고 웰빙인 것으로 밝혀졌다Robinson, Lucas, Castle, Lowe, & Crystal, 2004. 연구자들은 단지 설문지들의 25%만이 개발 과정에서 요양원 거주자들의 의견을 참고했다고 보고했다. 연구 저자들은 또한 뉴저지 요양원 3곳에 거주하는 거주자들로 구성된 표본을 인터뷰했다. 그들은 필수 영역을 확인하였고, 이 영역의 25%가 뉴저지 주민들에 의해 확인이 되었으나, 설문은 그렇지 않다는 것을 발견했다. 공개된 설문 조사에는 없지만 이 요양원 거주자들이 중요하다고 확인한 문항들에는 야외 활동 가능성, 직원의 일관성, 양호한 개인 관리/몸 단장, 성인으로의 대우, 가족 및 친구와의 인접성, 걱정과 문제를 논의할 수 있는 기회가 포함되었다Robinson et al., 2004. 요양원 및 장기 요양 설문지는 다른 유형예: 병원, 외래에 대한 설문지와 중요한 차이가 있다. 이 도구는 더 많은 심리 사회적 요소에 영향을 받을 수 있는 인터뷰에 더 의존하는 경향이 있다. 인지 장애가 있는 사람들에게 적합한 도구가 있다면 도움이 될 것이다. 종종, 가족 구성원 또는 보호자가 설문지를 작성하거나 답변하는 데 도움을 줄 수 있다. 가족 구성원과 간병인도 때때로 대리인으로서 도움을 줄 수 있지만, 일반 방문자는 요양원 거주자보다 요양원 간호 서비스에 대해 더 좋게 평가하는 경향이 있다는 연구 결과가 있기 때문에, 이들로부터 수집된 설문 조사 결과가 섞이지 않도록 주의가 필요하다Gasquet, Dehe, Gaudebout, & Falissard, 2003. 마지막으로, 가족 구성원/간병인 자신에 대한 걱정과 만족은 장기 요양 서비스 및 임종 간호를 평가하는 데 중요할 수 있다Atherly, Kane, & Smith, 2004.

표 8-7 장기 요양 서비스 만족도 도구

도구 명칭	출처	문항/ 소요 시간	차원	신뢰도	평가된 타당도	비고
NH-CAHPS	AHRQ					
Nursing Home Resident Satisfaction Scale (NHRS)	Zinn, 1993	11문항	의사 서비스 간호 서비스 환경 전반적 만족도	하위 척도별 α=0.69-74	보고되지 않음	직접 대면
American Health Care Association Satisfaction Assess-ment Question-naires (SAQs)	Case, 1996	87-113 문항	연구 대상이 되는 인구 집단에 따른 영역의 차이	없음	없음	직접 대면, 전화
Home Care Satisfaction Measure (HCSM)	Geron, 1997	61문항	주부	하위 척도: α=0.46-0.87	요인 분석 및 피어슨 상관관계에 의한 구성	직접 대면
			가정 건강 보조원	α=0.26-0.83		
			사례 관리	α=0.54-0.88		
			음식	α=0.58-0.88		
			잡화	α=0.49-0.79		
Home Care and Ter-minal Care Satisfaction Scale (HCTC)	McCusker, 1984	58문항 (가정 간호); 34 문항 (임종 간호)	전반적인 만족도 서비스의 가용성 치료의 연속성 의사 가용성 의사 능력 의사의 개인적 자질 의사와의 의사소통 치료 결정에 환자와 가족의 참여 통증으로부터의 자유 통증 조절	가정 간호 하위 척도: α=0.10-0.75	안면 타당도	환자 및 간병인 만족
				간병인 하위 척도: α=0.50-0.85	몇몇 하위 척도에 대한 수렴 타당도	환자(가정 간호)/ 유족(임종 간호) 대면 인터뷰
				임종 간호 하위 척도: α=0.59-0.90	몇몇 하위 척도에 대한 판별 타당도	자기 기입; 간병인

https://www.ahrq.gov/cahps/index.html

*요양원 환자 경험 평가*CAHPS Nursing Home, NH-CAHPS. Centers for Medicare and Medicaid ServicesCMS와 AHRQ는 단기 및 장기 요양원 거

주자의 경험에 관한 정보를 제공할 수 있는 설문지를 개발하기 위해 협력했다. 설문지 초안을 이용하여 전국적인 현장 평가를 수행했으며, 최소 데이터 세트Minimum Data Set를 사용하여 국가 연구를 위한 몇 가지 요소들을 개발했다. 요양원 환자 경험 평가 팀NH-CAHPS은 또한 요양원 거주자의 가족 구성원을 대상으로 요양원에 대한 경험 조사의 가능성을 모색했다Consumer Assessment of Healthcare Providers and Systems, 2004a.

요양원 거주자 만족도 척도Nursing Home Resident Satisfaction Scale, NHRSS. 요양원 거주자 만족도 척도는 요양원 서비스의 질을 나타내는 측정 도구로 사용되고, 요양원 관리자에게 피드백을 제공하기 위해 설계되었다Zinn, Lavizzo-Mourey, & Taylor, 1993. 이 척도는 문헌 고찰을 기반으로 문항들을 선택한 다음, 예비 연구를 통하여 평가되고 개선됐다. 요양원 거주자 만족도 척도의 장점은 인터뷰가 짧고 관리하기 용이하며, 가벼운 수준의 인지 장애에 영향을 받지 않는다는 것이다. 그러나 설문지의 타당도는 알려져 있지 않다. 또한 예비 연구에서 사용된 작은 표본 크기는 다른 집단에 대한 도구의 일반화 가능성과, 기관 간 식별을 위한 도구의 민감도에 대해 제공할 수 있는 정보의 양이 제한적이다.

*American Health Care Association*AHCA *설문지*. AHCA는 요양원 거주자 및 그 가족의 만족도를 측정하기 위해 일련의 만족도 평가 설문지Satisfaction Assessment Questionnaires, SAQ를 개발했다. 인지 장애가 없는 거주자, 재활 거주자, 복합 상병 거주자, 인지 장애가 없거나 인지 장애가 있는 거주자의 가족 구성원, 생활 보조 시설assisted living facilities 거주자에 대한 별도의 만족도 설문지가 있다. 장기 요양 서비스 산업에 적합하다고 인정된 여섯 가지 핵심 원칙Case, 1996에 따라 AHCA는 위스콘신 대학에서 실시한 대면 및 전화 인터뷰와 Gallup 협회American Health Care Association, 1999에 의해 전국적인 고객 설문 조사를 포함하는 개발 과정을 거쳤다. 설문지

는 많은 영역들을 포괄하는데, 예를 들어, 인지적으로 온전한 거주자에 대한 SAQ는 전반적인 만족도, 가족 및 지역 사회 참여, 독립성 및 존중, 프로그램, 시설 환경, 식사 및 만찬, 의료 서비스, 의사 진료, 직원, 안전 및 보안, 룸메이트 및 거주자, 전입/전출을 조사했다. 설문 조사는 5점 척도로 구성된 훌륭함–나쁨excellent-poor 평정 척도를 사용한다. 만족도 설문지는 비록 널리 사용되기는 했지만, 도구의 사이코메트릭 검사가 수행되지 않았고, 신뢰도와 타당도 자료가 없어 결과를 해석하는 방법을 알기 어렵다는 중요한 단점이 있다.

가정 간호 만족도 척도Home Care Satisfaction Measure, HCSM. 가정 간호 만족도 척도는 집안일, 가정 간호 보조원, 가정 배달 식사, 식료품 및 사례 관리 서비스, 이 다섯 가지 일반적인 가정 간호 서비스에 대한 노인의 만족도를 평가하는 데 사용되었다Geron, 1997. 설문 조사는 다른 유형의 의료 서비스에 대한 기존 만족도 측정 도구와 더불어 소수 인종을 포함하는 포커스 그룹 인터뷰를 사용하여 개발되었으며, 추가적인 테스트와 개선 과정을 거쳤다. 소수 인종의 관점을 포함한 서비스 수혜자의 관점을 통합하는 것은 가정 간호 만족도 척도의 장점이다. 특정 서비스에 대한 만족도를 파악할 수 있고, 이를 통해 도구를 질 개선 프로젝트의 가이드로 사용할 수 있는데, 이는 가정 간호 만족도 척도의 또 다른 장점이다. 그러나 설문지에서 인지 장애로 인해 구조화된 인터뷰가 불가능한 노인들이 제외되거나, 표본 추출된 모든 참가자들이 사례 관리 서비스를 받았기 때문에 일반화 가능성이 제한될 수 있다. 특히 기억력과 인지 장애가 큰 노인 인구의 하위 집단에서 제한적일 수 있다. 아울러 일부 하위 척도의 신뢰도가 낮기 때문에 결과에 대한 신중한 해석이 필요하다.

가정 간호 및 임종 간호 만족도 척도Home Care and Terminal Care Satisfaction Scale, HCTC Satisfaction Scale. 가정 간호 및 임종 간호 만족도 척도는

가정 간호에 대한 만성 및 말기 환자와 그 가족의 만족도와 더불어 치료 장소에 대한 선호도를 측정하기 위해 개발되었다McCusker, 1984. 세 가지 측정 도구가 개발되었는데, 첫 번째는 환자의 만족도를 측정하고, 두 번째는 환자 간병인의 만족도를 측정하며, 세 번째는 환자가 사망한 후 간병인에게 실시되도록 설계되었다. 도구는 이전의 급성기 치료에 대한 만족도 측정 설문지의 문항들을 적용하였으며, 프로젝트 연구자와 스탭이 제안한 문항들을 추가했다. 측정 도구들은 검증 및 수정 과정을 거쳤으나, 일부 하위척도는 적절하지 않아 추천되지 않는다. 또한 인터뷰 진행 시기는 사별 이후 버전의 경우에 더욱 중요할 수 있다.

문헌 고찰

특정 의료 환경에서 검토된 환자 만족도에 대해 이미 논의된 것 외에도, 의료 서비스의 만족도 측정에 대한 주요 문헌 고찰이 National Health ServiceNHS의 기술 평가 프로그램의 일부로 Crow와 그의 동료들2002에 의해 수행되었다. 검토 목표는 방법론 연구들의 분석 결과 및 다양한 환경에서 의료서비스 만족도의 결정 요인들을 검토 및 요약하고, 향후 연구를 수행하기 위해 기존 지식에서 격차가 어디에 있는지 확인하는 것이다. 방법론적 문제들에 대해서는 설문 방법, 응답률, 그리고 설문지의 설계 문제들을 살펴보았다. 만족도를 결정하는 요인에는 기대, 건강 상태, 사회 경제적 및 인구 통계적 특성 같은 환자 관련 결정 요인과 의료 서비스 관련 결정요인들을 조사한 연구를 검토했다. 이들은 일반의/일차 의료, 입원 환자 만족도, 외래 환자 진료뿐만 아니라, 환자와 의사의 관계를 조사한 연구를 대상으로 하여 의료 서비스 관련 결정 요인들을 조사했다Crow et al., 2002.

요약

환자 경험 평가 설문지 개발은 환자의 의료 서비스 경험과 전반적인 만족도의 엄격한 평가에 관심과 노력을 필요로 한다. 이 작업은 의료 성과와 질을 평가하는 데 중요하지만, 환자 만족도 연구에는 여전히 연구가 필요한 영역이 많이 남아 있다. 오늘날의 환자들은 미디어, 인터넷, 제약회사 광고 및 다양한 출처에서 만들어지는 건강 정보에 둘러싸여 있기 때문에 환자가 어떠한 생각들을 가지게 되는지, 그리고 의료와의 만남을 통해 이러한 생각들이 어떻게 변화되는지에 대한 더 많은 연구가 필요하다. 환자의 치료 선호도와 만족도에 영향을 미치는 의료가 가지는 속성의 순위도 여전히 추가적인 연구가 필요하다. 현재의 환자 만족도 연구는 결과를 배제하고 거의 치료 과정에만 전적으로 초점을 맞추고 있다. 결과에 대한 연구는 공급자가 신체적 결과만 평가하기 때문에 중요하지만, 기능적, 심리적, 사회적 결과가 환자 만족도에 더 큰 역할을 할 수 있다. 결과를 의료 질의 척도로 사용하는 것에 대한 한 가지 비판은, 과정은 질적으로 우수하나 나쁜 결과를 가질 수 있다는 것이다. 환자 만족도 평가는 그 격차를 어느 정도 해소할 수 있을 것으로 보인다. 그 이유는 환자가 비록 결과가 좋지 않더라도 과정이 좋았고, 공급자가 통제할 수 있는 범위를 벗어났다고 인식한다면 전반적인 의료 서비스에 만족할 수 있기 때문이다. 의료 질을 나타내는 대리 척도로서 환자 만족도 사용이 증가함에 따라, 의료 서비스 제공 과정과 결과가 가지는 질 간의 관계에 대한 환자들의 인식 수준을 이해하는 것이 중요하다.

REFERENCES

Abramowitz, S., Cote, A. A., & Berry, E. (1987). Analyzing patient satisfaction: A multianalytic approach. *Quality Review Bulletin*, 13(4), 122–130.

Agency for Health Care Policy and Research. (1996). *Technical overview of Consumer Assessment of Health Plans (CAHPS)* (AHCPR Pub. No. 97–R013). Rockville, MD:, Author.

Agency for Healthcare Research and Quality. (2003a). CAHPS® and the National CAHPS® Benchmarking Database: Fact sheet. Available at: https://www.cahps.ahrq.gov/. Accessed March 1, 2010.

Agency for Healthcare Research and Quality. (2003b, February 2003). Update on Hospital CAHPS (HCAHPS). Available at: http://www.ahrq.gov/qual/cahps/hcahpsupdate.htm. Accessed January 24, 2005.

Aharony, L., & Strasser, S. (1993). Patient satisfaction: What we know about and what we still need to explore. *Medical Care Review*, 50(1), 49–79.

American Health Care Association (AHCA). (1999). SAQ of the cognitively intact resident. Available at: http://www.ahcancal.org/research_data/quality/Documents/2006SatisfactionSurvey.pdf. Accessed June 29, 2010.

Atherly, A., Kane, R. L., & Smith, M. A. (2004). Older adults' satisfaction with integrated capitated health and long–term care. *Gerontologist*, 44(3), 348–357.

Barkley, W. M., & Furse, D. H. (1996). Changing priorities for improvement: The impact of low response rates in patient satisfaction. *The Joint Commission Journal on Quality Improvement*, 22(6), 427–433.

Ben–Sira, Z. (1976). The function of the professional's affective behavior in client satisfaction: a revised approach to social interaction theory. *Journal of Health & Social Behavior*, 17(1), 3–11.

Bender, R. H., Lance, T. X., & Guess, L. L. (2003). Including disenrollees in CAHPS managed care health plan assessment reporting. *Health Care Finance Review*, 25(1), 67–79.

Case, T. (1996). A quality assessment and improvement system for long–term care. *Quality Management in Health Care*, 4(3), 15–21.

Castle, N. G., & Engberg, J. (2004). Response formats and satisfaction surveys for elders. *Gerontologist*, 44(3), 358–367.

Cleary, P. D., & McNeil, B. J. (1988). Patient satisfaction as an indicator of quality care. *Inquiry*, 25(1), 25–36.

Crow, R., Gage, H., Hampson, S., Hart, J., Kimber, A., Storey, L., Thomas, H. (2002). The measurement of satisfaction with healthcare: Implications for practice from a systematic review of the literature. *Health Technology Assessment*, 6(32), 1–244.

Davies, A. R., & Ware, J. E. Jr. (1988). Involving consumers in quality of care assessment. *Health Affairs*, 7(1), 33–48.

Davies, A. R., & Ware, J. E. Jr. (1991). *GHAA's consumer satisfaction survey and user's manual* (2nd ed.). Washington, DC: Group Health Association of America.

DiMatteo, M. R., & Hays, R. (1980). The significance of patients' perceptions of physician conduct: A study of patient satisfaction in a family practice center. *Journal of Community Health*, 6(1), 18–34.

Donabedian, A. (1966). Evaluating the quality of medical care. *Millbank Memorial Fund Quarterly*, 40(3), 166–206.

Donabedian, A. (1988). The quality of care. How can it be assessed? *Journal of the American Medical Association*, 260(12), 1743–1748.

Edwards, C., Staniszweska, S., & Crichton, N. (2004). Investigation of the ways in which patients' reports of their satisfaction with healthcare are constructed. *Sociology of Health & Illness*, 26(2), 159–183.

Eisen, S. V., & Grob, M. C. (1979). Assessing consumer satisfaction from letters to the hospital. *Hospital & Community Psychiatry*, 30(5), 344–347.

Fowler, F. J., Jr., Gallagher, P. M., Stringfellow, V. L., Zaslavsky, A. M., Thompson, J. W., & Cleary, P. D. (2002). Using telephone interviews to reduce nonresponse bias to mail surveys of health plan members. *Medical Care*, 40(3), 190–200.

Gasquet, I., Dehe, S., Gaudebout, P., & Falissard, B. (2003). Regular visitors are not good substitutes for assessment of elderly patient satisfaction with nursing home care and services. *Journal of Gerontology: Biological Sciences and Medical Sciences*, 58(11), 1036–1041.

Geron, S. M. (1997). *The Home Care Satisfaction Measures (HCSM): Study design and initial results of item analyses*. Boston: Boston University School of Social Work.

Greenfield, S., Kaplan, S., & Ware, J. E., Jr. (1985). Expanding patient involvement in care. Effects on patient outcomes. *Annals of Internal Medicine*, 102(4), 520–528.

Groves, R. M. (1989). *Survey errors and survey costs*. New York: Wiley.

Groves, R. M., Bierner, P. P., Lyberg, L. E., Massey, J. T., Nicholls, W. L., & Waksberg, J. (Eds.). (1988). *Telephone survey methodology*. New York: Wiley.

Haas, J. S., Cook, E. E., Puopolo, A. L., Burstin, H. R., Cleary, P. D., & Brennan, T. A. (2000). Is the professional satisfaction of general internists associated with patient satisfaction? *Journal of General Internal Medicine*, 15(2), 122–128.

Hall, J. A., & Dornan, M. C. (1988). Meta–analysis of satisfaction with medical care: Description of research domain and analysis of overall satisfaction levels. *Social Science and Medicine*, 27(6), 637–644.

Hargraves, J. L., Hays, R. D., & Cleary, P. D. (2003). Psychometric properties of the Consumer Assessment of Health Plans Study (CAHPS) 2.0 adult core survey. *Health Services Research*, 38(6 Pt 1), 1509–1527.

Harris–Kojetin, L. D., Fowler, F. J., Jr., Brown, J. A., Schnaier, J. A., & Sweeny, S. F. (1999). The use of cognitive testing to develop and evaluate CAHPS 1.0 core survey items. Consumer Assessment of Health Plans Study. *Medical Care*, 37(3 Suppl), MS10–MS21.

Hays, R. D., Larson, C., Nelson, E. C., & Batalden, P. B. (1991). Hospital quality trends: A short–form patient–based measure. *Medical Care*, 29(7), 661–668.

Hays, R. D., & Ware, J. E., Jr. (1986). My medical care is better than yours: Social desirability and patient satisfaction ratings. *Medical care*, 24(6), 519–524.

Hendriks, A. A., Vrielink, M. R., Smets, E. M., van Es, S. Q., & De Haes, J. C. (2001). Improving the assessment of (in)patients' satisfaction with hospital care.

Medical Care, 39(3), 270–283.

Hickson, G. B., Clayton, E. W., Entman, S. S., Miller, C. S., Githens, P. B., Whetten–Goldstein, K., Sloan, F. A. (1994). Obstetricians' prior malpractice experience and patients' satisfaction with care. *Journal of the American Medical Association*, 272(20), 1583–1587.

Hudak, P. L., McKeever, P., & Wright, J. G. (2003). The metaphor of patients as customers: Implications for measuring satisfaction. *Journal of Clinical Epidemiology*, 56(2), 103–108.

Hudak, P. L., McKeever, P. D., & Wright, J. G. (2004). Understanding the meaning of satisfaction with treatment outcome. *Medical Care*, 42(8), 718–725.

Jackson, J. L., Chamberlin, J., & Kroenke, K. (2001). Predictors of patient satisfaction. *Social Science and Medicine*, 52(4), 609–620.

Joffe, S., Manocchia, M., Weeks, J. C., & Cleary, P. D. (2003). What do patients value in their hospital care? An empirical perspective on autonomy centred bioethics. *Journal of Medical Ethics*, 29(2), 103–108.

Kane, R. L., Maciejewski, M., & Finch, M. (1997). The relationship of patient satisfaction with care and clinical outcomes. *Medical care*, 35(7), 714–730.

Keating, N. L., Green, D. C., Kao, A. C., Gazmararian, J. A., Wu, V. Y., & Cleary, P. D. (2002). How are patients' specific ambulatory care experiences related to trust, satisfaction, and considering changing physicians? *Journal of General Internal Medicine*, 17(1), 29–39.

Kippen, L. S., Strasser, S., & Joshi, M. (1997). Improving the quality of the NCQA (National Committee for Quality Assurance) Annual Member Health Care Survey Version 1.0. *American Journal of Managed Care*, 3(5), 719–730.

Kravitz, R. L., Callahan, E. J., Paterniti, D., Antonius, D., Dunham, M., & Lewis, C. E. (1996). Prevalence and sources of patients' unmet expectations for care. *Annals of Internal Medicine*, 125(9), 730–737.

Krupat, E., Fancey, M., & Cleary, P. D. (2000). Information and its impact on satisfaction among surgical patients. *Social Sciences Medicine*, 51(12), 1817–1825.

Landon, B. E., Aseltine, R., Jr., Shaul, J. A., Miller, Y., Auerbach, B. A., & Cleary, P. D.

(2002). Evolving dissatisfaction among primary care physicians. *American Journal of Managed Care*, 8(10), 890–901.

Lasek, R. J., Barkley, W., Harper, D. L., & Rosenthal, G. E. (1997). An evaluation of the impact of nonresponse bias on patient satisfaction surveys. *Medical Care*, 35(6), 646–652.

Ley, P., Bradshaw, P. W., Kincey, J. A., & Atherton, S. T. (1976). Increasing patients' satisfaction with communications. *British Journal of Social & Clinical Psychology*, 15(4), 403–413.

Locander, W., Sudman, S., & Bradburn, N. (1976). An investigation of interview method, threat and response distortion. *Journal of the American Statistical Associations*, 71(354), 269–275.

Marple, R. L, Kroenke, K., Lucy, C. R., Wilder, J., & Lucas, C. A. (1997). Concerns and expectations in patients presenting with physical complaints: Frequency, physician perceptions and actions, and 2–week outcome. *Archives of Internal Medicine*, 157(13), 1482–1488.

Marshall, G. N., Hays, R. D., Sherbourne, C. D., & wells, K. B. (1993). The structure of patient satisfaction with outpatient medical care. *Psychological Assessment*, 5(4), 477–483.

Mazor, K. M., Clauser, B. E., Field, T., Yood, R. A., & Gurwitz, J. H. (2002). A demonstration of the impact of response bias on the results of patient satisfaction surveys. *Health Services Research*, 37(5), 1403–1417.

McCusker, J. (1984). Development of scales to measure satisfaction and preferences regarding long–term and terminal care. *Medical care*, 22(5), 476–493.

McGee, J., Goldfield, N., Riley, K., & Morton, J. (1997). *Collecting information from health care consumers: A resource manual of tested questionnaires and practical advice*. Gaithersburg, MD: Aspen Publishers, Inc.

Mead, N., & Bower, P. (2000). Patient–centredness: A conceptual framework and review of the empirical literature. *Social Sciences Medicine*, 51(7), 1087–1110.

Meterko, M., Nelson, E. C., & Rubin, H. R. (1990). Patient judgments of hospital quality: report of a pilot study. *Medical Care*, 28(9 Suppl), S1–S56.

National Committee for Quality Assurance. (1995). *Annual Member Health Care Survey Manual, Version 1.0.* Washington, DC: Author.

Nelson, E. C., Hays, R. D., Larson, C., & Batalden, P. B. (1989). The patient judgment system: Reliability and validity. *Quality Review Bulletin*, 15(6), 185–191.

Oliver, R. L. (1993). Cognitive, affective, and attribute bases of the satisfaction response. *Journal of Consumer Research*, 20(3), 418–430.

Pascoe, G. C. (1983). Patient satisfaction in primary health care: A literature review and analysis. *Evaluation & Program Planning*, 6(3–4), 185–210.

Robinson, J. P., Lucas, J. A., Castle, N. G., Lowe, T. J., & Crystal, S. (2004). Consumer satisfaction in nursing homes: Current practices and residence priorities. *Research on Aging*, 26(4), 454–481.

Rubin, H. R. (1990). Can patients evaluate the quality of hospital care? *Medical Care Review*, 47(3), 267–326.

Scholle, S. H., Weisman, C. S., Anderson, R. T., & Camacho, F. (2004). The development and validation of the primary care satisfaction survey for women. *Womens Health Issues*, 14(2), 35–50.

Singer, E., Von Thurn, D. R., & Miller, E. R. (1995). Confidentiality assurances and response: A qualitative review of the experimental literature. *Public Opinion Quarterly*, 59(1), 66–77.

Sitzia, J., & Wood, N. (1997). Patient satisfaction: A review of issues and concepts. *Social Science & Medicine*, 45(12), 1829–1843.

Sitzia, J., & Wood, N. (1998). Response rate in patient satisfaction research: An analysis of 210 published studies. *International Journal for Quality in Health Care*, 10(4), 311–317.

Smith, M. A., Shussler-Fiorenza, C., & Rockwood, T. (2005). Satisfaction with care. In R. L. Kane (Ed.), *Understanding healthcare outcomes research* (pp. 185–216). Sudbury, MA: Jones and Bartlett Publishers.

Strasser, S., Aharony, L., & Greenberger, D. (1993). The patient satisfaction process: Moving toward a comprehensive model. *Medical Care Review*, 50(2), 219–248.

Thompson, A. G., & Sunol, R. (1995). Expectations as determinants of patient satisfaction: Concepts, theory and evidence. *International Journal for Quality in Health Care*, 7(2), 127–141.

US Department of Health and Human Services, Agency for Health Care Policy and Research. (2004a, March 31). The CAHPS Nursing Home Survey. Available at: http://www.cahps-sun.org/Products/NHCAHPS/NHCAHPSIntro.asp. Accessed January 2005.

US Department of Health and Human Services, Agency for Health Care Policy and Research. (2004b). *An introduction to ambulatory CAHPS*. Rockville, MD: Author.

Ware, J. E. Jr., Davies-Avery, A., & Stewart, A. L. (1978). The measurement and meaning of patient satisfaction. *Health and Medical Care Review*, 1, 1–15.

Ware, J. E. Jr., & Hays, R. D, (1988). Methods for measuring patient satisfaction with specific medical encounters. *Medical Care*, 26(4), 393–402.

Ware, J. E. Jr., & Karmos, A. H. (1976). *Development and validation of scales to measure patient satisfaction with health care services: Volume 11. Perceived health and patient role propensity* (Final rept. 30 Jun 72– 31 Mar 76, Vol. 274). Carbondale, IL: Southern Illinois University.

Ware, J. E. Jr., Snyder, M. K., & Wright, W. R. (1976). *Development and validation of scales to measure patient satisfaction with health care services: Volume I. Part B. Results of scales constructed from the patient satisfaction questionnaire and other health care perceptions* (Final rept. 30 Jun 72–31 Mar 76, Vol. 447). Carbondale, IL: Southern Illinois University.

Ware, J. E. Jr., Snyder, M. K., Wright, W. R., & Davies, A. R. (1983). Defining and measuring patient satisfaction with medical care. *Evaluation & Program Planning*, 6(3–4), 247–263.

Ware, J. E. Jr., & Young, J. (1976). *Development and validation of scales to measure patient satisfaction with health care services: Volume III. Conceptualization and measurement of health as a value.* (Final rept. 30 Jun 72–31 Mar 76, Vol. 203). Carbondale, IL: Southern Illinois University.

Weithman, P. J. (1995). Contractualist liberalism and deliberative democracy. *Phi-*

losophy and Public Affairs, 24(4), 314–343.

Wensing, M., Grol, R., & Smits, A. (1994). Quality judgements by patients on general practice care: A literature analysis. *Social Science & Medicine*, 38(1), 45–53.

Williams, B. (1994). Patient satisfaction: A valid concept? *Social Science & Medicine*, 38(4), 509–516.

Williams, B., Coyle, J., & Healy, D. (1998). The meaning of patient satisfaction: an explanation of high reported levels. *Social Science & Medicine*, 47(9), 1351–1359.

Williams, S., Pauly, M. V., Rosenbaum, P. R., Ross, R. , Schwartz, J. S., Shpilsky, A., & Silber, J. H. (1996). Ranking hospitals by the quality of care for medical conditions: The role of complications. *Transactions of the American Clinical & Climatological Association*, 107, 263–273.

Zaslavsky, A. M., Zaborski, L. B., & Cleary, P. D. (2002). Factors affecting response rates to the Consumer Assessment of Health Plans Study survey. *Medical Care*, 40(6), 485–499.

Zinn, J. S., Lavizzo–Mourey, R., & Taylor, L. (1993). Measuring satisfaction with care in the nursing home setting: The nursing home resident satisfaction scale. *The Journal of Applied Gerontology*, 12(4), 452–465.

CHAPTER

9

인구 통계적, 심리적, 사회적 요인[14]

- 인구 통계적 요인
- 심리적 요인
- 요약
- REFERENCES

14 이 장은 Todd Rockwood와 Melissa Constantine(2005)의 기존 연구의 내용을 기반으로 한다.

거의 모든 연구 설계가 인구 통계적 요인을 포함하게 될 것이다. 적어도 나이와 성별에 대한 정보를 포함하지 않은 연구는 상상하기 어렵다. 이러한 요인들이 연구 결과에 영향을 미칠 것이라는 명확한 이유가 없는 경우에도 포함되는 경우가 많다. 이 요인들을 포함하지 않고 후회하는 것보다는 연구에 변수를 포함시키는 것이 낫다고 할 수 있다.

다른 극단적인 관점에서는 인구 통계적 요인이 개입의 결과에 큰 영향을 미친다는 것이 알려져 있다또는 많이 의심된다. 문화적 가치 및 신념과 함께 재산, 보험의 적용 범위와 교육 수준은 사람들이 치료를 받을 가능성과 치료에 순응하는 정도에 영향을 미친다. 문화적 선호도에서 인종 간 차이를 구별하는 것은 종종 어렵지만, 점점 더 많은 문헌에서 그것이 가능함을 시사하고 있다.

결혼 여부를 포함한 사회적 지지가 개인의 웰빙에 긍정적인 영향을 미칠 수 있다는 것을 보여 주는 많은 증거들이 있다.

반면에 일부 사회 인구학적 요인들은 독립 변수가 아니라, 그 자체로 결과일 수 있다. 일하는 능력, 의미 있는 사회적 역할 및 관계는 그 자체로 결과가 될 수 있다. 일부 시각에서는 당신의 삶을 반영하는 나이조차도 중요한 결과라고 주장한다.

따라서 심리 사회적 변수는 결과종속 변수, 결과에 영향을 주는 요인독립 변수 또는 분석에서 통제 역할을 수행하는 요인통제 변수이 될 수 있다. 그림 9-1은 우울증이 분석에서 어떻게 사용될 수 있는지 보여 준다. 그림 상단에서는 우울증이 연구의 주요 결과로 설명되고 있다. 이 연구의 목적은 상담과 업무 복귀가, 특정 유형의 외상에 대한 반응으로 나타나는 우울증에 미치는 영향에 초점을 맞추고 있다. 중간 그림에서 우울증은 독립 변수이다. 즉, 외상에 의한 상실을 겪은 후 업무에 복귀하는 것은 개인이 상담을 받는 것과 더불어 우울증의 중증도에 의해 영향을 받을 수 있으며, 여기에서는 우울증은 손상의 결과가 아닌 것으로 간주된다. 마지막으로 우울증은 통제 변수로 사용된다. 이 연구의 목적은 상담이 외상에 의한 상실을 겪은 후 업무 복귀에 얼마나 많은 영향을 끼치는지 평가하고, 이때 외상으로 발생 가능한 우울증의 중증도를 통제하는 것이다.

그림 9-1 종속 변수, 독립 변수, 통제 변수로서의 우울증

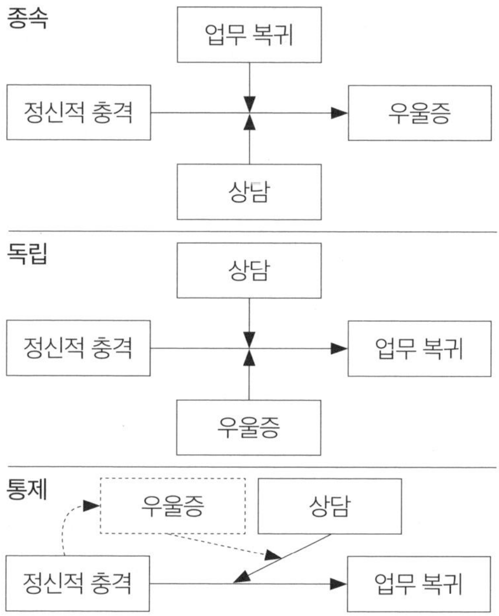

심리 사회적 현상이 항상 단순한 것은 아니다Blalock, 1974; Bohrnstedt & Borgatta, 1981; Campbell & Russo, 2001; Summers, 1970.

이러한 변수들은 객관적이고 직접적으로 관찰 가능하거나, 주관적이고 관찰 불가능하거나, 또는 둘 다일 수 있다. 따라서 이러한 변수들의 사용은 모든 수준개념적, 조작적, 분석적에서 신중하게 고려되어야 한다Campbell & Overman, 1988; Campbell & Russo, 2001. 다른 사람이 그렇게 하기 때문에 측정하거나, 단순히 관련성이 있을 것으로 생각되기 때문에 측정하는 것만으로

도 문제가 발생할 수 있다.

인구학적, 심리적, 사회적 현상은 성별과 사회적 상호 작용 같이 직접적으로 관찰할 수 있는 특성이나 사건에서부터 우울증이나 불안 같은 추상적인 구성 개념에 이르기까지, 광범위한 범위를 포괄한다. 간단한 예라도 인구학적, 심리적, 사회적 변수의 개념화, 측정 및 분석과 관련된 몇 가지 복잡성을 보여 준다. 연구자가 성별에 대해 질문을 받을 때, 다양한 것들이 그것과 관련되어 고려될 수 있다. "성별"이 의미하는 것에 대해서만이 아니라 연구종속, 독립 또는 통제변수의 목적이 무엇인지, 그리고 그것을 어떻게 측정하려고 하는지 그 방법에 대해 고민하는 것이 중요해진다. 거의 모든 연구에서 성별을 남성 또는 여성으로 측정하지만, 이러한 측정에는 문제가 있을 수 있다. 만약 연구가 성 정체성이나 역할에 초점이 맞춰져 있고, 모든 사람을 남성 또는 여성으로 구분하는 경우, 연구에서 측정하고자 하는 것을 제대로 측정한다고 추측하는 것은 안전하지 않다. 반대로 성별 간의 유의한 차이는 남성과 여성이 치료되는 방식의 차이를 반영할 수 있으며, 추론은 성별이 아니라 치료에 관한 것이어야 한다. 출산력에 대한 결과연구에서는 생식생리학reproductive physiology이 중요할 것이다. 대신에 우울증에 초점을 맞춘 연구에서는 성 정체성gender identity이 비슷하게 중요하거나 또는 더 중요할 수 있다.

결과연구를 기획할 때, 연구 초기에 심리 사회적 변수가 연구에서 어떤 역할을 하는지 확인하는 것이 중요하다. 변수를 무분별하게 연구에 포함시키는 것은 잘못된 연구 결과로 이어질 수 있다. 심리 사회적 변수가 결과종속 변수가 아닌 경우, 연구에 포함하기 전에 변수가 결과와 관련이 있을 것으로 예상되는지, 또는 통제 변수로 필요한지 여부를 고려해야 한다. 후자의 역할은 결과에 영향을 미치거나, 다른 독립 변수가 결과에 영향을 미치는 방식에 영향을 미칠 수 있음을 의미한다.

인구 통계적 요인

인구 통계학demography은 인구에 대한 연구이다Shryock, Siegel, & Stockwell, 1976; Weeks, 1981. 대부분의 사람들이 연령과 성별에 따라 분류될 수 있다는 오래된 농담이 있지만, 다른 변수들도 고려되어야 한다는 것이다. 다음 논의는 인구 통계적 변수의 전체 목록을 의미하는 것이 아니라, 결과연구에 사용되는 주요 변수 중 일부이다.

연령

결과연구 및 거의 모든 연구에서 나이는 사람이 살아온 시간을 기준으로 측정된다. 연령 측정 방법은 주로 연구 주제의 성격에 따라 달라진다. 대부분의 사람들은 나이를 출생 이후 경과한 시간으로 생각하지만, 노인학자들은 사망률이나 사망 가능성의 관점에서 나이를 본다. 이 개념은 실제 나이real age, 즉, 사망 가능성에 영향을 미치는 요인들을 고려한 생물학적 나이의 개념과 더 유사하다. 따라서 건강이 좋은 사람은 시간적 의미의 연령보다 "젊을" 수 있고, 마찬가지로 그 반대의 경우도 있을 수 있다. 그러나 현재 사용되는 실제 연령의 측정 도구는 주로 상업적 목적으로 사용되어 왔으며, 아직 그 타당도가 입증되지 않았으므로 결과연구에 시용할 때에는 신중해야 한다.

연구자는 나이를 연속형 변수로 취급할 수 있는데, 이는 그 효과가 다소 일정하다는 것을 의미한다. 반대로 연령 효과가 극대화되는 변곡점이 있을 것으로 예상할 수 있다. 후자의 경우 연령을 범주형으로 취급하는 것이 좋다. 범주의 크기는 연구자가 원하는 효과에 비례해야 한다. 일반적으로 범주는 10년 단위면 충분하지만, 때로는 5년씩 증가해야 할 수도 있다. 일반적으로 연령을 연속 변수로 수집하면 사후에 범주를 만들 수 있지만, 그 역으로 진행하기는 어렵다.

거주지residence

결과연구에서 거주지와 관련된 두 가지 문제가 우려될 수 있다. 공간적 위치는 다양한 목적으로 사용될 수 있는데, 이를테면 첫째, 전반적인 또는 특정 유형예: 3차 의료기관의 의료 서비스에 대한 접근성의 지표, 둘째, 건강과 관련된 다른 문제노출와 직접적으로 관련된 요소로도 사용되는 것이다. 지역 수준에서는 시골 또는 도시로 구별될 수 있다. 공간적 자료는 1차 자료와 연결된 2차 자료에서 종종 이용할 수 있다. Area Resource Filewww.arfsys.com에는 인구조사국에서 제공하는 자료 및 Behavioral Risk Factor Surveillance Surveywww.cdc.gov/brfss와 같은 건강 관련 연구에서 얻은 카운티county 수준의 의료 문제에 대한 풍부한 정보가 포함되어 있다. 이러한 자료를 사용하는데 있어 핵심은 연구 참여자로부터 수집된 자료를 통해 1차 자료를 거주지의 우편 번호, 상세 주소기관생명윤리위원회 [IRB]에서 허용하는 경우 같은 2차 자료, 또는 주소를 얻을 수 없는 경우 가장 가까운 교차로에 연계할 수 있도록 하는 것이다.

한 사람이 살고 있는 기초 단위 구census track의 평균 소득을 개인에게 귀속시킴으로써, 지리적 거주지를 사회 경제적 수준Socioeconomic Status, SES의 간접적인 지표로 사용하는 것이 점점 인기를 얻고 있다. 이것은 평균을 이용하여 분석하지만, 모든 거주자가 평균값을 공유한다고 가정함에 따라 문제가 발생할 수 있다.

두 번째, 종종 무시되는 주거지 측면은 한 사람이 살고 있는 주거지의 특성 또는 각 거주지를 둘러싸고 있는 더 큰 건축 환경의 특성이다Diez Roux, 2003; Jackson, 2003; Northridge, Sclar, & Biswas, 2003; Rubin, 1998. 구축된 환경은 건강, 안전 및 기능에 영향을 끼칠 수 있다Lucy, 2003; Rubin, 1998. 예를 들어, 고관절 수술 후 귀가한 뒤 회복에 대한 결과연구에서 계단을 올라가야 하는 것이 큰 차이를 만들 수 있다. 공중 보건 및 지역 사회에 초점을 맞춘 분야에 더 많은 관심이 집중됨에 따라Perdue, Gostin, & Stone, 2003, 건축 환경의 중요성은 병원을 어떻게 건축할 것인가부터 주택 평면도에 이르기까지 다양한 연구에 반영되었다Douglas & Douglas, 2004.

인종

비록 보건의료연구에서 인종race과 민족성ethnicity이 종종 동의어로 잘못 취급되지만, 이 두 가지 개념들 사이에 오랜 세월 동안 가정되어 온 상관 관계는 감소하고 있다. 인구조사국Census Bureau은 인종과 민족성을 구분하고 있으며, 이곳에서 사용되는 분류 기준이 일반적으로 사용되고 있다. 일관되고 친숙한 카테고리를 사용하는 것은 유용하지만, 반면에 분석 모델에서 변수의 사용 목적은 궁극적으로 변수를 측정하는 방법에 영향을 미친다표 9-1의 센서스 분류. 인종에 대한 수많은 정의는 공통된 부분, 즉 특정 지역에 살고 동일한 유전자를 공유하는 인구를 중심으로 수렴된다. 현대 사회의 이동성을 고려할 때 인종의 역사적 개념과 중요성은 빠르게 감소하고 있지만, Pima community의 당뇨병과 비만에 대한 사례 같이 인종은 여전히 관련이 있을 수 있다Bennett, 1999; Imperatore, Knowler, Nelson, & Hanson, 2001; Lillioja & Bogardus, 1988; Pratley, 1998; Ravussin, 1993. 인구와 관련된 특성 또는 결과가 해당 인구 집단 내의 개인에 기인하는 것으로 해석하는 생태학적 오류의 위험이 있다. 인종에 대한 관심은 인구 집단이 아닌 개인의 특성이나 속성인 유전적 요인에 초점을 맞출 수 있다. 특정 증상에 대한 유전적 요인은 인구 집단 전체에 걸쳐 분포할 수 있지만, 개인의 유전자형genotypic 속성과 인구 집단 내에서 나타난 표현형表現型, phenotypic 속성을 구별하는 것은 매우 중요하다.

표 9-1 미국 국립보건원 인구조사국 인종 및 민족 분류

민족 카테고리	인종 카테고리
히스패닉 또는 라틴계	아메리칸 인디언/알래스카 원주민
비히스패닉 또는 라틴계	아시아인
	하와이 원주민 또는 기타 태평양 섬 주민
	흑인 또는 아프리카계 미국인
	백인

인종에서 민족성을 유추하려는 시도에는 문제가 있다Snipp, 2003; Takeuchi & Gage, 2003. 민족성은 한 개인이 집단에 속해 있음을 확인하는 일련의 문화적 요인을 가리킨다. 인종과 민족성 사이의 역사적 상관관계는 특히 선진국에서 감소하고 있다. 따라서 인종에서 민족성을 추론하려는 유혹을 이겨 내야 한다. 아프리카계 미국인은 인종이 아니다. 따라서 반드시 민족성을 나타낼 필요가 없으며, 한 도시 내에서 여러 하위 문화를 나타낼 수도 있다. 동남아시아인의 담배 사용처럼 단순해 보일 수 있는 문제조차도 흐몽족, 베트남인, 라오스인 및 캄보디아인 사이에서는 엄청난 인종적, 문화적 차이를 보여 준다.

결혼 상태

결혼 상태는 일반적으로 국가가 인정하는 법적 구속력이 있는 관계를 반영하는, 일종의 민사상의 합의civil arrangement을 나타내는 데 사용된다. 성별 간의 관계 변화를 감안할 때 용어에 더 많은 관심이 필요하며, 어떻게 정의해야 할지에 대해 신중하게 생각해야 한다. 결혼 상태와 관련하여 사람들은 일반적으로 3개의 유형으로 분류된다. 미혼, 현재 결혼, 과거 결혼이혼, 미망인이 그것이다. 자기 기입식 설문에서 변수는 일반적으로 다음과

같이 조작적으로 정의된다. 당신은 현재 어떤 유형의 결혼 형태로 살고 있습니까? (1) 기혼 또는 결혼과 같은 관계, (2) 사별, (3) 이혼, 또는 (4) 독신. 이 중 (2)와 (3)은 (4)의 하위 집합이지만, 이러한 상태는 개인에게 상당한 영향을 미칠 수 있으므로 별도의 범주로 유지된다. 쉽게 파악되지 않는, 안정된 관계의 존재나 다양한 결과에 영향을 주는 것으로 나타났다. 일반적으로 결혼한 사람들은 미혼인 사람보다 더 나은 생활을 한다. 이혼과 과부의 상태는 삶의 스트레스로 나타낼 수 있다.

결혼은 또한 인간 관계, 친밀감, 사회적 지원즉, 정서적, 육체적, 신뢰 등과 관련된 특성의 존재나 부재를 반영하는 데 있어 의미를 가질 수 있고, 역할과 행동의 안정성 및 영속성과 관련된 문제의 존재 또는 부재를 반영하여 더 깊은 함축성을 가질 수 있다.

결혼 상태도 결과가 될 수 있다. 예를 들어, 양육이나 자녀의 죽음에 대한 연구가 결혼 관계에 미치는 피해를 조사할 수도 있다.

사회 경제적 수준

사회 경제적 수준은 독립 변수로서, 가장 자주 사용된다. 즉, 심혈관 질환Kaplan & Keil, 1993에서 치매Cobb, Wolf, Au, White, & D' Agostino, 1995에 이르기까지 사회 경제적 수준이 다양한 건강 결과 및 질병의 스펙트럼과 관련이 있음이 입증되었다. 사회 경제적 수준의 측정은 상대적으로 적은 수의 변수예: 거주지, 소득, 직업 및 교육 수준를 활용하는 도구에서 최근에 개발된 사회적 자본에 초점을 맞추는 도구들까지 다양하다Oakes & Rossi, 2003; 표 9-2.

표 9-2 사회 경제적 측정 도구

도구	설명
Hollingshead Index of Social Position (Hollingshead, 1957; Hollingshead & Redlich,1958)	사회 경제적 수준의 측정은 거주지(위치), 직업, 교육의 세 가지 요소를 기반으로 하며, 거주지 코딩의 복잡성을 감안할 때, 전통적으로 거주지가 생략된 두 가지 요소로 구성된 모델이 사용된다.
Duncan Socioeconomic Index (Duncan, 1961)	사회 경제적 수준은 직업, 소득 및 교육의 세 가지 요소를 기반으로 측정하며, 직업의 코딩은 복잡하고 자주 수정된다.
Nam-Powers Socioeconomic Score (Nam & Powers, 1983)	교육, 직업 및 소득의 세 가지 요소에 기반한 사회 경제적 수준이 측정된다(방법론은 www.ssc.wisc.edu/cde/cdewp/96-10.pdf 참고)

역사적으로, Hollingshead1957; Hollingshead & Redlich, 1958, Duncan1961 또는 Nam−PowersNam & E.W., 1986가 개발한 사회 경제적 측정 도구가 사회 경제적 측정에 주로 사용되었다. Duncan 지수와 Nam−Powers 지수는 모두 소득, 교육 수준 및 직업의 세 가지 변수를 사용했다. 각 지수는 세 변수 각각에 할당된 가중치 측면에서 다양하다. 두 지수 모두 미국 인구조사국의 직업 코딩 시스템을 사용하며, 방법론 사용 시 직업에 대한 가장 최근의 코딩을 사용하는 것이 필수적이다. 이에 비해 Hollingshead 지수는 두 가지 변수 즉, 소득과 상대적으로 단순한 직업 코딩7단계을 사용했다. 이러한 지수 사용 시 종종 무시되는 것은 측정 도구 개발의 본래 의도이다. 지수들은 사회 계층과 사회 계급의 측정 도구로 개발되었으며, 1800년대 후반부터 1900년대 중반까지 사회적 사고를 지배했던 계급 개념을 반영했다. 최근 연구는 건강 및 사회 경제적 연구에서 경제적 변수의 중요성을 제시함으로써, 기존의 고전적 관념에서 벗어나는 것이 중요하다는 것을 입증했다Daly, Duncan, McDonough, & Williams, 2002. 최근 들어 사회적 자본social capital 같은 새로운 개념이 등장했는데, 이는 전통적인 사회 경제적 수준의 개념보

다 결과연구에 더 유용할 것이다.

심리적 요인

정신-신체의 연계

심리적 요인은 복잡하다. 정신-신체mind-body의 개념은 전통적인 서양 의학의 연구와 관련이 있을 수 있지만, 특히 보완 및 대체 의학에서 강하다.

정신-신체의 연계에 관한 측정은 행동 의학behavioral medicine, 예: 과민성대장증후군, 섬유근육통 등 같은 특정 분야의 결과연구에서 유용할 수 있다. 특히 관련된 분야 중 하나는 위약placebo 효과인데, 이 효과는 수술을 포함한 모든 종류의 진료 현장에 적용될 수 있다Moseley et al., 2002.

정신-신체의 연계라는 일반적 주제 아래에 많은 구성 개념들이 포함될 수 있다. 표 9-3은 이를 요약한 것으로, 다음과 같이 논의된다.

표 9-3 정신-신체 측정 도구

영역	도구	설명
웰빙	General Well-Being Schedule (Fazio, 1977)	국립보건통계센터를 위해 개발되었으며, 전체 인구 집단의 웰빙 측정
	Index of Well-Being (Campbell et al., 1976)	8개의 의미 식별 문항과 1개의 삶의 만족 문항으로 구성
통제의 위치		
일반	Spheres of Control Battery (Paulhus,1983)	다음에 초점을 맞춘 3차원 측정: 1. 개인적 효능 (자신의 삶에 대한 통제) 2. 대인 관계 통제 (사회적 상황에서 기대되는 결과) 3. 사회 정치적 통제 (사회에 영향을 미치는 능력에 대한 인식)

일반	Internality, Powerful Others, and Chance Scales (Levenson, 1981)	삶의 다양한 측면에 초점을 맞춘 3가지 척도: 1. 내면성 (자신의 삶의 통제에 대한 인식) 2. 강력한 타인 (다른 사람이 자신의 삶에서 발생하는 사건을 통제한다는 믿음) 3. 우연성 (우연이 인생의 사건과 결과를 결정한다는 믿음)
건강 통제의 장소	Multidimensional Health Locus of Control Scale (Wallston & Wallston, 1981)	Levenson(Levenson, 1981)의 개념적 프레임워크를 기반으로 한 건강 관련 통제 위치에 대한 3차원 도구: 1. 내부 (개인은 자신의 건강을 관리함) 2. 우연성 (건강/질병은 우연에 기인함) 3. 강력한 타인 (외부인이 건강/질병을 제어함)
	Mental Health Locus of Control Scale(Hill & Bale, 1980)	양극성(bipolar) 도구는 치료에 기인한 변화와 관련된 통제에 대한 신념에 초점 극1: 내부 (환자가 변화에 책임이 있음) 극2: 의료인 (의료인이 변화에 대한 책임이 있음)
통증		
일반	Visual Analog Scale(VAS) and Numeric Rating Scales(NRS) (McDowell & Newell, 1996) Standardization of Self-Reported Pain (Kane et al., 2002)	시각적 상사 척도는 수평 또는 수직선에 10등급으로 구분하는 다양한 방법이 포함. 숫자 평정 척도의 범위는 일반적으로 0에서 10까지임 양 극단은 일반적으로 고통 없음(0)에서, 상상할 수 있는 최악의 고통 또는 견딜 수 없는 고통(10)으로 표시됨
	McGill Pain Questionnaire (Turk & Melzack, 1992; Turk et al., 1985)	통증의 3가지 측면을 프로파일링하도록 설계된 가중치 척도: 1. 감각-식별 2. 동기 부여-정서 3. 인지- 평가
	Medical Outcomes Study Pain Measures (Stewart & Ware, 1992)	기초적 복수 문항 측정 도구는 일상생활에 미치는 통증의 영향을 측정하기 위한 것이며, 통증에 대한 상세한 측정을 위한 것은 아님
	Pain and Distress Scale (Zung, 1983)	급성 통증과 관련된 기분 및 행동 변화를 평가하기 위한 도구
질병-특이적		
암	Brief Pain Inventory (Cleeland, 1991)	통증의 두 가지 측면을 측정 1. 감각 2. 통증으로 인한 기능 장애

허리	Oswestry Low Back Pain Disability Questionnaire (Fairbank et al., 1980)	통증의 영향에 초점을 맞춘 도구는 9가지 영역에서 통증 강도와 통증의 영향에 대한 평가가 포함되어 있음. 개인 위생, 들어 올리기, 걷기, 앉기, 서기, 수면, 성생활, 사회생활 및 여행
	Back Pain Classification Scale(Leavitt & Garron, 1979a, 1979b)	심리적 요인과 생리학적 요인으로 인한 요통을 구분하기 위해 임상용으로 개발된 선별 검사 도구
피로감/불면증	Fatigue, Energy, Consciousness, Energized and Sleepiness (Shapiro et al., 2002)	피로, 에너지, 의식, 활력, 졸음의 5가지 분야에서 기능을 평가하기 위해 개발된 형용사적 체크리스트
	스트레스	
인지된 경험	Perceived Stress Questionnaire(Cohen et al., 1983)	스트레스 인식과 스트레스 대처 능력에 초점을 맞춘 10개 문항으로 된 짧은 설문지
	Perceived Stress Questionnaire(Levenstein et al., 1993)	7개 하위 척도로 구성되었고, 인지된 스트레스를 평가하는 도구: 괴롭힘, 과부하, 과민성, 기쁨 부족, 피로, 걱정 및 긴장
	Social Readjustment Rating Scale(Holmes & Rahe, 1967)	각 사건별 스트레스의 크기에 가중치가 반영된 값을 가지는 체크리스트
	Life Stressors and Social Resources Inventory(LISRES; Impara & Plake, 1998)	LISRES는 삶의 스트레스 요인(9가지의 하위 척도)과 사회적 자원(7가지의 하위 척도)의 2가지 측면을 측정. 평가는 신체적 건강 상태, 주택 및 이웃, 재정, 일, 배우자 또는 파트너와의 관계, 자녀와의 관계, 확대된 가족과의 관계, 친구 및 사회 집단과의 관계 등 9가지 영역에 대해 수행
	Life Stressor Checklist-Revised(Wolfe & Kimerling, 1997)	DSM-IV에 규정된 트라우마의 정의를 충족하는 생활 사건의 식별; 30가지 사건에 대한 발생, 증상 및 기능에 대한 평가
기타	Illness Behavior Questionnaire(Pilowsky & Spence, 1983)	기능적이지 않은 질환에 대한 적응/반응 평가(건강 염려, 거부, 효과의 변화 포함)

기타	Readiness to Change -Alcohol (Rollnick et al., 1992) -Drugs (Hodgins, 2001) -Smoking (McConaughy et al., 1983)	Prochaska 및 동료들의 모델을 기반으로 광범위한 건강 관련 문제를 평가하기 위한 도구 개발 (Prochaska et al., 1992; Prochaska & Norcross, 2001).

웰빙

웰빙은 경제적 웰빙에서 정서적 웰빙에 이르기까지 광범위할 수 있다. 웰빙의 측정 도구는 6장에서 논의된 건강 관련 삶의 질 구성 개념과 중복된다. 웰빙 측정 도구들은 건강 상태와 웰빙 간의 직접적인 관계를 구체적으로 측정하지 않는다. 도구들은 본질적으로 일반적이며, 개인의 전반적인 웰빙을 측정할 때에만 사용해야 한다. 그렇지 않으면 건강 관련 삶의 질 척도를 사용해야 한다. 일반적으로 자주 사용되는 두 가지 웰빙 측정 도구는 General Well-Being Schedule Fazio, 1977과 Index of Well-Being Campbell, Converse, & Rodgers, 1976이다.

통제의 위치

건강 상태에서 통제의 위치locus of control는 지배력mastery과 효능efficacy에 대한 심리적 고민의 결과물이다Rotter, 1966. 통제 개념의 다양한 개념화를 나타내기 위해 많은 척도들이 개발됐다. 대부분은 내적, 외적 측면 "내 삶은 내 통제 하에 있다.", "내 삶은 내 주변 환경에 의해 통제된다."을 공유하고 있지만, 어떤 이들은 우연의 역할Levenson, 1981과 환경적 영향자신의 사회적 환경을 변화하기 위한 개인의 능력; Paulhus, 1983을 인정하고 있다.

30년 전에 이 분야에 등장한 조사 도구는 보건의료연구에 광범위하게 사용되었다. 이러한 도구들은 독립 변수환자에게 권한을 부여하는 프로그램, 종속 변수개입의 성공을 설명하기 위한 프로그램 및 통제 변수누가 또는 무엇이 그들의 건강에 책임이 있는지에 대한 대상자들의 믿음을 통제하면서 개입의 결과를 평가로 사용될 수 있다. 가장 일반적으로 사용되는 두 가지 도구는 Multidimensional Health Locus of Control 척도MHLC; Wallston & Wallston, 1981와 Mental Health Locus of ControlMHLC; Hill & Bale, 1980이다. MHLC는 원래 통제 위치의 개념화에서 도출되었다Levenson, 1981.

통증

통증은 자주 사용되는 측정 도구이지만, 아직 잘 이해되지 않고 있다. 통증을 경험하지 않은 사람은 거의 없으나, 통증 경험은 반드시 공유되지는 않는다. 통증은 생리학적, 심리적, 사회적 요인이 결합된 측면을 반영하는 복잡한 구성 개념이다.

가장 일반적으로 사용되는 통증 측정 도구는 단순 시각적 상사 척도이다. 이 척도는 일반적으로 길이 10cm 또는 수치 평정 척도예: 0-10로 구성되어 있으며 한쪽 끝은 통증 없음에서, 다른 끝은 상상할 수 있는 가장 심한 통증으로 되어 있다McDowell & Newell, 1996. 이러한 척도는 치료를 위한 통증을 평가하고 연구에서도 유용성을 입증하였지만, 단점이 있다. 통증 경험의 개인적 차이를 감안할 때, 개인 간 또는 집단 간에 통증 점수를 비교할 수 있는 능력이 제한된다. 시각적 상사 척도 또는 수치 평정 척도에 대한 응답을 표준화하여 이러한 비교를 쉽게 할 수 있도록 상대적으로 적은 수의 문항을 사용하는 방법이 제안되었다Kane, Bershadsky, Lin, Rockwood, & Wood, 2002.

통증 측정은 간단하거나, 또는 연구자들이 통증의 상세한 속성을 포함하여 통증의 성격을 매우 자세하게 설명할 수 있다. 어떤 방법을 사용할 지 결정하는 것은 측정하고자 하는 결과의 특성에 기반한다. 임상의는 대개 큰 효과에 관심이 있기 때문에, 간단한 측정 도구로 충분할 수 있다. 빈도와 강도는 가장 관련성이 높은 요소일 것이다. 통증을 평가하기 위해 다양한 도구가 개발되었다. Brief Pain Inventory Daut, Cleeland, & Flanery, 1983에는 통증의 위치와 심각도 및 병력에 대한 정보가 포함되어 있다. McGill Pain Questionnaire는 통증의 감각적 특성에 중점을 두고 있다 Turk & Melzack, 1992; Turk, Rudy, & Salovey, 1985. MOS Pain Measure Stewart & Ware, 1992와 같은 여러 도구들은 통증과 기능을 다룬다. 일부 일반적 측정 도구는 특정 목적에 맞게 조정되었다. 예를 들어, 정형외과 관련 연구에서 사용하는 Low Back Pain Disability Questionnaire Fairbank, Couper, Davies, & O'Brien, 1980는 통증과 기능 간의 관계에 초점을 맞추고 있다. 대신에, 섬유근통 fibromyalgia에 대한 연구는 통증의 심각성과 질에 초점을 맞춘 Brief Pain Inventory 및 경험된 통증의 감각적 측면에 관한 정보를 제공하는 McGill Pain Questionnaire 같은 여러 측정 도구들을 결합하면 더 잘 수행될 수 있다.

스트레스

스트레스의 개념은 개념화와 내용의 다양성으로 인해 결과연구에서 자주 사용되지 않는다. 스트레스의 유형은 감정적, 생리학적, 사회적, 경제적으로 다양될 수 있다. 스트레스는 주관적이다. 즉, 스트레스는 인지되거나 경험될 수 있다. 스트레스가 연구의 초점이라면, 스트레스에 대한 인식과 스트레스가 있었던 경험을 측정하는 도구와 더불어, 스트레스를 해결하는 데 사용할 수 있는 자원에 대한 측정 도구를 포함하는 것이 중요하다 예: Life Stressors and Social Resources Inventory; Impara & Plake, 1998. Social Readjustment Rating Scale은 널리 사용되지만 잠재적으로 결함이 있으며, 이것은 스트레스가 많은 사건을 처리하는 개인의 능력에 대한 판단에 따라 일련의 삶과 관련된 사건들의 순위를 매긴다. Perceived Stress Questionnaire Cohen, Kamarck, & Mermelstein, 1983 측정 도구는 스트레스에 대한 개념적 정의와 더 일치한다.

기타Other

Illness Behavior QuestionnairePilowsky & Spence, 1983 같은 측정 도구는 질병에 대해 제시된 비기능적 적응nonfunctional adjustment이나 반응에 중점을 둔다.

자주 제시되는 개념에는 변화에 대한 준비가 되어 있냐는 것이다. 주로 Prochaska의 연구를 기반으로 한 "변화 단계stage of change" 연구는 사람들을 금연 또는 운동 시작 같이 새로운 행동을 취할 준비가 되었는지에 기반을 두고 분류한다Hodgins, 2001; McConnaughy, Prochaska, & Velicer, 1983; Prochaska, DiClemente, & Norcross, 1992; Prochaska & Norcross, 2001; Rollnick, Heather, Gold, & Hall, 1992.

정서

심리적 요인 중 결과연구에서는 정서affect가 주목을 받고 있다. 다시 말하지만, 이 구성 개념은 종속 변수와 독립 변수 둘 다로 사용할 수 있다. 구성 타당도는 우울증 같은 정서 상태와 관련하여 매우 중요하며, 수면, 식이 요법, 각성도alertness 및 인식도awareness 같은 생리학적 증상이 종종 정서 상태와 관련이 있다. 생리학적 증상이 언제 정서에 기인하는지, 또는 생리학적 증상의 원인인지가 늘 명확하지 않다. 더욱이, 그들은 서로 모순될 수 있다. 과도한 수면과 수면 장애 또는 식욕 증가나 감소는 모두 우울증의 징후로 간주된다. 건강 결과 연구와 관련된 대부분의 정서 개념은 "부정적 감정"으로 제시되지만, 긍정적 감정도 있을 수 있다. 정서는 상태state와 진단diagnosis 측면에서 사용될 수 있다. 대부분의 경우, 건강 결과 연구자들은 상태에 대해 관심을 가지고 있으며 확인된 진단명을 요구하지 않는다. 예를 들어, "우울증"을 독립 변수로 포함시키려는 연구자는 진단의 관점에서 우울증을 개념화할 수 있지만, 특정 시점에서 사람의 상태를 포착하는 도구를 사용할 가능성이 더 높다. 그러한 도구 중 하나는 Center for Epidemiologic Studies Depression Scale[CES-D] 또는 노인 우울증 척도이다. 반대로 한 측정 도구가 우울증의 임상적 진단을 나타내는 것으로 가정된다면, 우울증에 대한 선별 도구 사용은 적절한 측정 전략이 아니다.

모든 측정 도구와 마찬가지로 정서 측정 도구는 신뢰할 수 있고 타당도가 있어야 하며, 의미 있는 변화를 감지할 수 있어야 한다[Lieberson, 1985]. 하지만 무엇이 의미 있는 변화인가를 결정하는 것은 어렵다. 의미 있는 변화는 임상적 변화인가, 라이프 스타일의 변화인가, 아니면 기능적 변화인가? 우울증의 징후를 나타내지만 공식적인 우울증 진단을 받지 않은 환자를 대상으로 한 혈청 세로토닌 재흡수 억제제[Serum Serotonin Reuptake Inhibitors, SSRI] 우울증 개입연구에서, 사람들은 반응의 전반적인 기능이나 의료서비스 이용 측면에서 증상의 감소 또는 결과에 초점을 맞출 가능성이 높다. 표 9–4는 논의된 일부 측정 도구에 대한 간략한 목록이다.

우울증과 불안은 결과연구에서 가장 흔하게 사용되는 정서 영역이다. 특히 불안은 독립 변수로 가장 자주 사용된다. 예컨대 불안과 우울증은 수술 및 기타 의료적 처치의 회복에 영향을 미칠 수 있다.

표 9–4 심리학적 측정 도구

영역	도구	설명
	우울증	
선별	Self-Rating Depression Scale (Zung, 1965)	일반 인구 집단에서 우울증의 정서적, 심리적 측면에 대한 평가
	Center for Epidemiologic Studies Depression Scale (CES-D; Radloff, 1977)	도구는 기분, 죄책감, 무가치함, 무기력감, 정신운동(psychomotor), 입맛, 수면 등 우울증의 정서적 구성 요소 측정 강조

선별	Geriatric Depression Scale (Yesavage et al., 1982)	임상 환경에서 노인 집단을 대상으로 한 도구
기타	Carroll Rating Scale (Carroll et al., 1981)	Hamiltion(1960)의 작업을 기반으로 하며, 우울증과 관련된 17가지 증상에 기반하여 우울증의 중증도를 평가
	Depressive Experiences Questionnaire (Blatt et al., 1976)	우울증의 2가지 측면 측정: 의존형(anaclitic, 다른 사람에 대한 정서적 의존) 및 내사형(introjective, 죄책감, 자존감, 자신에 대한 엄격한 기준 등)
	불안	
	Self-Rating Anxiety Scale (Zung, 1971)	스트레스와 관련된 심리적 요인과 생리학적 요인에 초점을 맞춘 20개 문항으로 구성된 도구
	Hamilton Anxiety Scale (HAMA; Bruss et al., 1994; Hamilton, 1959)	향성신성 약물 평가에 자주 사용되는 불안 증상의 중증도를 계량화하기 위해 개발되었으며, 일반적으로 임상 현장에서 사용
	State Trait Anxiety Measure (Spielberger, 1983)	상태 불안(state anxiety)을 평가하기 위한 20개 문항과 특성 불안(trait anxiety)을 평가하기 위한 20개 문항으로 구성된 자가 보고 목록. 이 두 부분은 문항 표현과 응답 형식(강도 대 빈도)이 다르다.
	Endler Multidimensional Anxiety Scales (EMAS;Endler et al., 1991)	상태 불안을 평가하는 EMAS-S, 그리고 위협에 대한 인식(불안을 유발하는 요인)을 평가하는 EMAS-P의 3가지 모듈이 있다.
	기타 도구들	
	Affect Balance Scale (Bradburn, 1969)	지난 2주 동안의 사건과 상태에 대한 반응을 평가하는 도구이며, 긍정적 혹은 부정적인 정서 측정을 포함
	Memorial Unversity of Newfoundland Scale of Happiness (MUNSH; Kozma & Stones, 1980)	노인의 웰빙을 평가하기 위해 개발됨. 도구는 22개 문항들로 구성되어 있으며 불만족-외로움, 초조함 및 자신의 노화에 대한 태도의 3가지 영역에 대한 측정 포함
	Mini-Mental State Exam (Folstein et al., 1975)	도구는 11개 문항을 포함하고 있으며, 시간과 장소에 대한 지남력, 기억력, 더하기, 지시를 따르는 능력, 운동 기술 등 다양한 문제 평가

	Short Portable Mental Status Questionnaire (Pfeiffer, 1975)	Mental Status Questionnaire(Kahn et al., 1984)에서 인지 기능 검사를 위해 채택되었으며, 지역 사회에서 사용하기 위해 간단한 화면으로 구성. Mental Status Questionnaire는 기관 환경에서는 효과적이지만 지역 사회 환경에서는 효과가 없는 것으로 입증됨. 지역 사회에서 사용하기 위해 Mental Status Questionnaire에서 short Portable Mental Status Questionnaire 채택

우울증

우울증은 미국에서 가장 만연한 정신 건강 문제이다Shaver & Brennan, 1991. 임상적 측면에서 우울증은 대개 불쾌감과, 사물에 대한 관심과 즐거움 상실을 특징으로 하는 복잡한 증상으로 정의된다. 외로움 및 사회적 고립과 관련이 있다.

우울증의 증상은 자살 충동, 슬픔, 또는 우울감에 이르기까지 다양하다. The Diagnostic and Statistical Manual of Mental Disorders—제4판American Psychiatric Association, 1994은 주요 우울 에피소드에 대한 엄격한 진단을 제공하지만, 대부분의 결과연구는 우울증 자가 진단 척도Self-Rating Depression Scale;, Zung, 1965 또는 Center for Epidemiologic Studies Depression 척도CES-D; Rad-loff, 1977 처럼 진단 방법 보다는 증상에 의존한다.

노인성 우울증 척도Geriatric Depression Scale; Yesavage et al., 1982 같은 도구는 특정 집단의 우울 효과depressive effect를 겨냥해 개발되었고, 그밖에 특정 집단의 우울증을 평가하기 위한 많은 도구들이 개발되었다예: Functional Assessment of Chronic Illness Inventory; Cella et al., 1993.

일부 우울증 척도는 우울증에 기여하는 환경 요인에 초점을 맞추었다. 일반적으로 이러한 도구에는 비임상적 관리를 위해 Hamilton Rating ScaleHamilton, 1960, Carroll Rating ScaleCarroll, Feinberg, Smouse, Rawson, &

Greden, 1981과 같은 임상적 도구를 직접적으로 사용하거나, Depressive Experiences QuestionnaireBlatt, D' Afflitti, & Quinlan, 1976 같은 심리 사회적 이론을 기반으로 한 도구를 사용한다. 도구 선택은 연구자가 무엇을 평가하고자 하는 지를 기반으로 한다. 측정에 사용되는 방법에 관계없이 사용되는 도구의 내용이 목표로 하는 개념을 반영하는 것이 중요하다.

불안

불안이 점점 더 개인의 정서적 상태 또는 개인의 특성으로 인식됨에 따라, 우울증과 불안의 구분이 다소 모호해졌다Hamilton, 1983. 우울증보다 불안은 상황적이며, 잘 정의된예: "백의 불안, white-coat anxiety" 것에서부터 일부 잘못 정의되어 모호한 상태에 이르기까지 결과연구에서 다양한 개념적, 조작적 정의를 가지고 있다. 결과적으로, 불안을 측정할 때 다양한 형태의 표현이 사용되고 있다. 이를테면 "얼마나 자주 불안감을 느끼십니까?" "당신은 얼마나 자주 걱정을 멈출 수 없다는 것을 발견합니까?" 등이다. 그러니까 이와 같이 널리 사용되는 말들이 있음에도 불구하고, 불안이 명확하게 정의된 바는 없다. 따라서 불안에 대한 개념 측정 방법을 결정하기 전에 불안에 대해 명확히 정의 할 필요가 있다.

불안 개념의 모호함은 그것을 측정하는 다양한 접근 방식으로 이어진다. 초기에 사용된 대부분의 측정 도구들은 Anxiety Adjective ChecklistZuckerman & Lubin, 1965 같은 형용사 체크리스트에 초점을 맞추었다. 이후 생리학적 상태 및 사회적 고립을 포함하는, 보다 다양한 도구들이 제시되었다Zung's Self-Rating Anxiety Scale; Zung, 1971; Hamilton Anxiety Scale; Bruss, Gruenberg, Goldstein, & Barber, 1994; Hamilton, 1959.

이후 연구에서는 상태 불안state anxiety을 특성 불안trait anxiety과 구별하려고 시도했다. State−Trait Anxiety InventorySTAI; Spielberger, 1983는 애

초에 성인의 불안을 연구하기 위한 도구로 개발된 것으로, 상태 및 특성 불안 각각을 측정하는 자기 기입식 평가 도구이다. 상태 불안은 개인이 불안, 우려 또는 긴장을 경험하는 일시적인 반응으로 특징지어진다. 이것은 감정적으로나 생리학적으로 모두 나타날 수 있지만, 단기적인 것으로 간주된다. 이와 달리, 특성 불안은 환경에 대한 지속적이고 일정한 불안 반응으로 정의된다. Endler Multidimensional Anxiety Scales[EMAS; Endler, Edwards, & Vitelli, 1991]는 상태 및 특성 불안을 평가할 뿐만 아니라, 불안을 유발하는 원인에 대한 인식에 관한 측정도 포함한다.

우울증이나 불안 같은 심리적 현상을 다룰 때 종종 발생하는 중복 증상을 감안할 때, 대안적인 방법은 심리 상태를 평가하기 위해 보다 일반적인 도구를 활용하는 것이다. Affect Balance Scale[Bradburn, 1969] 및 Multiple Affect Adjective Checklist[Zuckerman & Lubin, 1965] 같은 도구들은 다차원적 평가를 제공한다. 이러한 측정 도구들은 우울증이나 불안 척도가 가지는 특이도는 어느 정도 부족하지만, 정서 평가에 대한 통합적인 접근법을 제시한다. 이러한 접근법은 개념들 간의 유사성을 인식하고, 포괄적으로 효과를 검토하려는 시도를 한다는 장점이 있다.

정서 측정 도구 중에서 우울증 및 불안과 구별되는 것으로 사기[morale]가 있다. PGC Morale Scale[Lawton, 1975]은 우울증, 불안, 유용성, 외로움 등을 측정 할 뿐만 아니라, 기타 이슈들을 활용하여 초조함[agitation], 노화[aging]에 대한 태도[attitude], 그리고 외로움[lonely]에 대한 불만족, 이 세 가지 점수를 계산한다.

긍정적인 감정은 건강 연구에서 많이 연구되지 않았지만, 행복 같은 개념은 사용하기에 적당할 것이다. Rosenburg Self-Esteem Scale[Rosenburg, 1965], Memorial University of Newfoundland Scale of Happiness[Kozma & Stones, 1980] 또는 Affectometer 2[Kammann & Flett, 1983] 같은 도구를 사

용하여 행복 및 관련된 긍정적인 감정을 평가할 수 있다.

인지 기능

인지 기능cognitive function을 측정하는 도구는 지능을 평가하기 위한 것이 아니며, 오히려 판단, 기억, 해석 및 관련 작업을 수행하는 능력을 포함한 다양한 영역을 측정한다. 인지는 그 자체로 결과일 수도 있고, 독립적인 변수일 수도 있으며, 연구의 포함 여부를 결정하는 기준이 될 수도 있다. 예를 들어, 한 연구는 투석 치료가 환자의 인지 능력에 미치는 영향을 평가하기 위해 일련의 인지 기능을 측정했다. 연구 결과는 투석 과정뿐만 아니라 치료 기간 사이에서도 인지 능력의 상당한 변화가 나타난다는 것을 입증했다Murray et al., 2006.

사람의 인지 상태 확인은 자신이 누구인지, 어디에 사는지, 며칠인지 아는 것과 같은 기본적인 지남력 측정이 포함될 수 있지만, 일반적으로 인지에는 보다 공식적인 검사가 포함된다. 다양한 검사들이 인지 기능을 평가하는 도구로 발전했다. **Minimental State Exam**MMSE; Folstein, Folstein, & McHugh, 1975은 기억, 덧셈 및 지시를 따르는 능력, 운동 기술 및 일부 실행 기능을 평가한다. **Shorter Mental Status Questionnaire**Kahn, Goldfarb, Pollack, & Peck, 1984와 유사한 도구인 **Short Portable Mental Status Questionnaire**Pfeiffer, 1975는 인지 장애가 있는 사람들의 간단한 선별 검사와 대략적인 식별에 사용될 수 있다.

사회적 기능

사회적 기능social function은 일반적으로 사람에게 기대되는 다양한 역할을 수행하는 능력을 나타내며, 도움을 주고 받는 것까지 모두 포함될 수 있다. 일반적으로 우리는 개인의 역할을 직업이나 다른 주요 활동학교에 가는 것과 같은과 관련지어 생각하지만, 사람들에게는 다른 역할도 있다. 그들은 조직과 집단에 참여하며, 친구도 있고 교류도 한다. 이러한 활동들 중 몇몇은 특정 유형의 의료 서비스에서 매우 중요할 수 있다. 예컨대 누군가는 목표가 합창단에서 노래를 부르거나 딸의 결혼식에 참석할 수 있을 만큼 충분히 회복되는 것이다.

많은 의료적 문제들에서 중요한 결과는 개인이 사회적 역할을 얼마나 충족하고 있는가이다. 질병이 사회적 역할에 미치는 영향은 이전에 가지고 있었던 사회적 역할이 무엇인지에 달려 있다. 예를 들어, 육체적 활동의 제약은 임원의 능력보다 육체 노동자의 직장 복귀 능력에 더 큰 영향을 주겠지만, 남편이나 아버지의 역할에 미치는 영향은 동일할 것이다.

사회적 지원

사회적 지원social support과 사회적 기능, 그리고 관련 측정 도구들에 대한 많은 개념적 정의가 있다. 사회적 지원은, 사람들이 지원을 받았는지 여부에 대한 개인의 인식이 만들어지게 된 관련 지원 유형 및 규모에 대한 객관적인 자료를 포함할 수 있다. 그들이 사회적 지원이나 지지를 제공하는 정도는 사회적 역할과 기능을 반영한다. 결과연구에서 사회적 지원은 그 범위가 "집에서 붕대를 바꾸는 데 도움을 줄 수 있는 사람이 있습니까?"와 같은, 매우 간단한 문항부터 누가 어떤 유형의 지원을 제공하고 개인이 해당 지원에 얼마나 만족하는지를 식별하려는 복잡한 측정 도구까지 아우른다. 표 9-5에는 세 가지 유형의 사회적 지원을 측정하는 도구들이 있다. 사회적 지원 설문지는 응답자에게 도움을 줄 수 있는 사람이 있는지 질문하는데, 총 27개의 문항들로 구성되어 있고, 도움을 제공하는 사람에 대한 만족도를 평가할 것을 요구한다Sarason, Levine, Ba-sham, & Sarason, 1983. Medical Outcomes Study Social Support Survey는 기능적 사회적 지원 및 자원을 측정한다Sarason et al., 1983. 사회적 지원 및 자원은 현실적, 정서적, 긍정적 사회적 상호작용, 그리고 감정적 또는 정보적 지원을 평가하는 네 가지 하위 척도로 나뉜다. Duke-UNCUniversity of North Carolina 기능적 사회적 지원 설문지Functional Social Support Survey는 주로 8개의 사회적 및 정서적 영역Broadhead, Gehlbach, de Gruy, & Kaplan, 1988에서 지원에 대한 만족도를 측정한다. 마지막으로 Duke Social Support and Scale은 가족 및 비가족으로부터 발생한 스트레스뿐만 아니라, 받은 지원의 규모에 대한 평가를 포함한다Parkerson et al., 1989.

표 9-5 사회적 지원의 측정 도구

영역	도구	설명
사회적 지원	The Social Support Questionnaire (Sarason et al., 1983)	도구는 응답자에게 (1) 27개 문항에서 지원을 요청할 수 있는 사람이 있는지, (2) 해당 지원에 얼마나 만족하는지 질문함.
	Medical Outcomes Study Social Support Survey (Sherbourne & Stewart, 1991)	도구는 기능적 사회적 지원 및 자원 측정에 중점을 둠. 현실적 지원, 정서적, 긍정적 사회적 상호작용, 감정적 또는 정보적 지원의 네 가지 하위 척도로 구성됨.
	Duke-UNC Functional Social Support Survey (Broadhead et al., 1988)	도구는 가족 및 비가족으로부터 발생한 지원과 스트레스 정도에 대한 평가를 제공함.
사회적 기능/적응	Social Functioning Schedule (Remington & Tyrer, 1979)	도구는 고용, 가사, 가사에 대한 기여, 돈, 자기 돌봄, 물질적 관계, 자녀 돌보기, 환자-아동 관계, 환자-부모 관계, 가정 관계, 취미 및 여가 활동 등 12가지 영역에서 기능을 평가함. 도구는 반구조화된 인터뷰로 진행되며, 문항이 많은 도구임.
	Social Adjustment Schedule (Weissman & Bothwell, 1976)	일(집 안팎), 여가 시간, 가족, 재정 등 여러 영역에서 사회적 관계의 질과 역할 성과 평가. 각 영역에서 5가지 측면들을 평가함.
	Social Maladjustment Scale (Clare & Cairns, 1978)	척도는 6개 영역(주거, 직업, 경제 상황, 여가/사회적 활동, 가족 및 가족 내 관계, 결혼)에 대한 3가지 문제(물질적 상태, 사회적 관리, 만족도)를 평가함.

사회적 기능/적응	Social Dysfunction Scale (Linn, Sculthorpe, Evje, Slater, & Goodman, 1969)	자존감, 대인 관계, 성과의 3가지 영역에서 기능을 평가하도록 설계된 도구로, 주로 부정적인 측면에 중점을 둠.
	복합 기관	
헌신	Organizational Commitment Questionnaire (Mowday, Steers, & Porter, 1979)	15개 문항으로 구성되었으며, 전반적인 조직의 헌신을 평가함. 또한 직업에 대한 전문적 헌신도를 평가하기 위해 수정됨(Gunz & Gunz, 1994; Millward & Hopkins, 1998).
	Affective, Normative, and Continuance Commitment (Meyer & Allen, 1997)	도구는 조직에 대한 헌신을 3가지 측면에서 평가하도록 설계됨. 정서(존중감, 애착감), 규범(충성도, 직장 근무 기간) 및 지속성이고, 이 중 지속성을 평가하는 2가지 하위 척도가 있음. (1) 개인이 조직에 남기 위해 기꺼이 감수할 희생수준과 (2) 대체 작업 가능성임.
업무 통제	Work Control (Dwyer & Ganster, 1991)	업무와 관련된 성과, 시간 및 절차에 대한 통제를 포함하여 업무 환경에 대한 작업자의 통제 인식도를 평가하도록 설계됨.
	Job Routinization and Formalization (Bacharach, Bamberger, & Conley, 1990)	직원 선호도와 조직적 요구 사이의 갈등 측면을 평가하도록 설계되었으며, 격식, 규칙 보급, 기록 보관 및 공식화의 네 가지 영역에 대한 도구들로 구성됨.
	Role Overload (Bacharach et al., 1990)	활동과 요구된 작업 간의 불일치를 측정하고, 작업을 완료하는 데 사용할 수 있는 시간과 자원을 측정함.
	Job Interdependence (Pearce & Gregersen, 1991)	도구는 상호 의존성과 독립성의 2가지 차원을 평가함. 상호 의존성 측정 도구는 상호 관계에 초점을 맞추고, 독립성 측정 도구는 자율성에 초점을 맞춤.
	Inventory of Stressful Events (Motowidlo, Packard, & Manning, 1986)	도구는 간호사에게 스트레스가 큰 사건을 평가하기 위해 개발됨. 간호 서비스 제공과 관련된 사건의 스트레스에 초점을 맞춘 45개 문항들로 구성.
	Frustration with Work (Peters, O'Connor, & Rudolf, 1980)	도구는 직업/일에 대한 불만을 평가하는 간소화된 3개 문항들로 구성.
	Job Stress Scale (Parker & Decotiis, 1983)	도구는 시간과 불안의 2가지 차원에서 업무 스트레스 평가. 시간 스트레스 측정 도구에는 업무와 관련된 측정과 일상적 생활에 대한 업무의 영향이 포함됨. 불안 측정 도구는 업무에서 발생하는 불안에만 초점을 맞춤.

사회적 기능/적응

사회적 지원의 측정 도구는 개인과 환경 사이의 역동적인 관계에 초점을 맞추는 반면, 사회적 기능 및 적응adjustment 도구는 개인의 상태와 기능을 평가하는 데 초점을 맞춘다. 사회적 기능을 평가하는 도구는 현상의 복잡성 때문에 길이가 긴 경향이 있다. Social Functioning Schedule Remington & Tyrer, 1979은 직장, 가정/가족, 취미 등 12개 분야에서의 기능을 평가한다. 각 영역 내에서 행동사건 빈도 및 심리활동과 관련된 스트레스를 포함한 여러 측면들이 다루어진다. 사회적 기능을 평가하는 데는 좋은 도구이지만, 장시간의 반구조화된 인터뷰가 소요된다.

사회적 적응의 측정은 긍정적적응 또는 부정적부적응 접근 방식을 취하는 경향이 있다. Social Adjustment Schedule Weissman & Bothwell, 1976은 다섯 가지 영역을 평가하며, 각 영역은 지역 사회, 직장 및 가정을 포함한 다양한 사회적 관계에 중점을 둔다. Social Maladjustment Scale Clare & Cairns, 1978은 직업에서 주거 및 결혼에 이르는 6가지 영역에 초점을 맞추고 있다. 각 영역에서 물질적 상황, 개인의 관리 능력, 그리고 전반적인 만족도가 평가된다.

요약

심리 사회적 및 인구 통계적 변수는 결과연구에서 다른 역할을 할 수 있다. 이 둘 모두 일반적으로 환자 특성을 통제하는 데 사용되지만, 그 자체로 결과가 될 수도 있다. 대부분의 측정 도구와 마찬가지로 올바른 측정 도구를 선택하려면, 평가하려는 현상의 특성을 이해해야 한다. 사회 및 심리적 변수는 종종 모호한 사회적 구성 개념을 나타내기 때문에, 이 문제에 특히 민감할 수 있다.

연구자들은 이러한 영역들에서 측정 도구를 찾을 때 방대한 양질의 자료들을 이용할 수 있다. 일부는 주로 건강에 중점을 둘 수 있지만McDowell & Newell, 1996, 어떤 것들은 좀 더 일반적 특성에 초점을 맞추고 있다Robinson, Shaver, & Wrightsman, 1991.

REFERENCES

American Psychiatric Association. (1994). *Diagnostic and statistical manual of mental disorders (DMS-IV).* Washington, DC: Author.

Bacharach, S. B., Bamberger, P., & Conley, S. C. (1990). Work processes, role conflict, and role overload: The case of nurses and engineers in the public sector. *Work and Occupations*, 17, 199–228.

Bennett, P. H. (1999). Type 2 diabetes among the Pima Indians of Arizona: An epidemic attributable to environmental change? *Nutrition Reviews*, 57(5 Pt 2), S51–S54.

Blalock, H. M. (1974). *Measurement in the social sciences: Theories and strategies.* Chicago: Aldine Publishing Company.

Blatt, S. J., D'Afflitti, J. P., & Quinlan, D. M. (1976). *Depressive experiences questionnaire.* New Haven, CT: Yale University Press.

Bohrnstedt, G. W., & Borgatta, E. F. (1981). *Social measurement: Current issues.* Beverly Hills, CA: Sage Publications Inc.

Bradburn, N. M. (1969). *The structure of psychological well-being.* Chicago: Aldine.

Broadhead, W. E., Gehlbach, S. H., de Gruy, F. V., & Kaplan, B. H. (1988). The Duke–UNC Functional Social Support Questionnaire. Measurement of social support in family medicine patients. *Medical Care*, 26(7), 709–723.

Bruss, G. S., Gruenberg, A. M., Goldstein, R. D., & Barber, J. P. (1994). Hamilton Anxiety Rating Scale Interview guide: Joint interview and test–retest methods for interrater reliability. *Psychiatry Research*, 53(2), 191–202.

Campbell, A., Converse, P. E., & Rodgers, W. L. (1976). *The quality of American life: Perceptions, evaluations, and satisfactions.* New York: Russell Sage Foundation.

Campbell, D. T., & Overman, E. S. (1988). *Methodology and epistemology for social science: Selected papers.* Chicago: University of Chicago Press.

Campbell, D. T., & Russo, M. J. (2001). *Social measurement.* Thousand Oaks, CA: Sage Publications.

Caplan, R. D., Cobb, S., French, J. R. P., van Harrison, R., & Pinneau, S. R. (1980). *Job demands and worker health.* Ann Arbor, MI: University of Michigan, Institute for Social Research.

Carroll, B. J., Feinberg, M., Smouse, P. E., Rawson, S. G., & Greden, J. F. (1981). The Carroll rating scale for depression. I. Development, reliability and validation. *British Journal of Psychiatry,* 138, 194–200.

Celia, D. F., Tulsky, D. S., Gray, G., Sarafian, B., Linn, E., Bonomi, A., . . . Brannon, J. (1993). The Functional Assessment of Cancer Therapy scale: Development and validation of the general measure. *Journal of Clinical Oncology,* 11(3), 570–579.

Clare, A. W., & Cairns, V. E. (1978). Design, development and use of a standardized interview to assess social maladjustment and dysfunction in community studies. *Psychological Medicine,* 8(4), 589–604.

Cleeland, C. S. (1991). Pain assessement in cancer. In D. Osoba (Ed.), *Effect of cancer on quality of life* (pp. 293–305). Boca Raton, FL: CRC Press.

Cobb, J. L., Wolf, P. A., Au, R., white, R., & D'Agostino, R. B. (1995). The effect of education on the incidence of dementia and Alzheimer's disease in the Framingham Study. *Neurology,* 45(9), 1707–1712.

Cohen, S., Kamarck, T., & Mermelstein, R. (1983). A global measure of perceived stress. *Journal of Health and Social Behavior,* 24, 385–396.

Daly, M. C., Duncan, G. J., McDonough, P., & Williams, D. R. (2002). Optimal indicators of socioeconomic status for health research. *American Journal of Public Health,* 92(7), 1151–1157.

Daut, R. L., Cleeland, C. S., & Flanery, R. C. (1983). Development of the Wisconsin Brief Pain Questionnaire to assess pain in cancer and other diseases. *Pain,* 17, 197–210.

Diez Roux, A. V. (2003). Residential environments and cardiovascular risk. *Journal of Urban Health,* 80, 569–589.

Douglas, C. H., & Douglas, M. R. (2004). Patient–friendly hospita] environments: Exploring the patients' perspective. *Health Expectations,* 7(1), 61–73.

Duncan, O. D. (1961). A socioeconomic index for all occupations. In A. J. Reiss, O. D. Duncan, P. K. Hatt & C. C. North (Eds.), *Occupations and social status.* Glencoe, IL: The Free Press.

Dwyer, D. J., & Ganster, D. C. (1991). The effects of job demands and control on employee attendeance and satisfaction. *Journal of Organizational Behavior,* 12, 595–608.

Endler, N. S., Edwards, J. M., & Vitelli, R. (1991). *Endler Multidimensional Anxiety Scales (EMAS): Manual.* Los Angeles: Western Psychological Services.

Fairbank, J. C., Couper, J., Davies, J. B., & O'Brien, J. P. (1980). The Oswestry low back pain disability questionnaire. *Physiotherapy,* 66(8), 271–273.

Fazio, A. E (1977). A concurrent validational study of the NCHS general well–being schedule. *Vital and Health Statistics. Series 2, Data Evaluation and Methods Research,* 73, 1–53.

Folstein, M. F., Foistein, S. E., & McHugh, P. R. (1975). "Minimental state." A practical method for grading the cognitive state of patients for the clinician. *Journal of Psychiatric Research,* 12(3), 189–198.

Gunz, H. P., & Gunz, S. P. (1994). Professional/organizational commitment and job satisfaction for employed lawyers. *Human Relations,* 47, 801–828.

Hamilton, M. (1959). The assessment of anxiety scales by rating. *British Journal of Psychology,* 32, 50.

Hamilton, M. (1983). The clinical distinction between anxiety and depression. *British Journal of Clinical Pharmacology,* 15(Suppl 2), 165s–169S.

Hamilton, M. A. (1960). A rating scale for depression. *Journal of Neurology, Neurosurgery, and Psychiatry,* 23, 56–62.

Hill, D. J., & Bale, R. M. (1980). Development of the mental health locus of control and mental health locus of origin scales. *Journal of Personality Assesment,* 44, 148–156.

Hodgins, D. C. (2001). Stage of change assessments in alcohol problems: Agreement across self and clinician reports. *Substance Abuse,* 22, 87–96.

Hollingshead, A. B. (1957). *Two factor index of social position.* New Haven, CT: Hollingshead.

Hollingshead, A. B., & Redlich, F. C. (1958). *Social class and mental illness*. New York: John Wiley.

Holmes, T. H., & Rahe, R. H. (1967). The social readjustment rating scale. *Journal of Psychosomatic Research*, 11(2), 213–218.

Impara, J. C., & Plake, B. S. (Eds.). (1998). *The thirteenth mental measurements yearbook*. Lincoln, NE: Buros Institute of Mental Measurements.

Imperatore, G., Knowler, W. C., Nelson, R. G., & Hanson, R. L. (2001). Genetics of diabetic nephropathy in the Pima Indians. *Current Diabetes Reports*, 1(3), 275–281.

Jackson, R. J. (2003). The impact of the built environment on health: An emerging field. *American Journal of Public Health*, 93(9), 1382–1384.

Kahn, R. L., Goldfarb A. I., Pollack M., & Peck, A. (1984). Mental status questionnaire. In D. J. Mangen & W. A. Peterson (Eds.), *Research instruments in social gerontology: Health, program evaluation, and demography* (Vol. 3). Minneapolis: University of Minnesota Press.

Kammann, R., & Flett, R. (1983). Affectometer 2: A scale to measure current level of general happiness. *Australian Journal of Psychology*, 35, 259–265.

Kane, R. L., Bershadsky, B., Lin, W. C., Rockwood, T., & Wood, K. (2002). Efforts to standardize the reporting of pain. *Journal of Clinical Epidemiology*, 55(2), 105–110.

Kaplan, G. A., & Keil, J. E. (1993). Socioeconomic factors and cardiovascular disease: A review of the literature. *Circulation*, 88(4 Pt 1), 1973–1998.

Kozma, A., & Stones, M. J. (1980). The measurement of happiness: Development of the Memorial University of Newfoundland Scale of Happiness (MUNSH). *Journal of Gerontology*, 35, 906–912.

Lawton, M. P. (1975). The Philadelphia Geriatric Center moral scale: A revision. *Journal of Gerontology*, 30, 85–89.

Leavitt, F., & Garron, D. C. (1979a). The detection of psychological disturbance in patients with low back pain. *Journal of Psychosomatic Research*, 23(2), 149–154.

Leavitt, E., & Garron, D. C. (1979b). Validity of a Back Pain Classification Scale among patients with low back pain not associated with demonstrable organic disease. *Journal of Psychosomatic Research*, 23(5), 301–306.

Levenson, H. (1981). Differentiating among internality, powerful others, and chance. In H. M. Lefcourt (Ed.), *Research with the locus of control construct* (Vol. 1, pp. 15–63). New York: Academic Press.

Levenstein, S., Prantera, C., Varvo, V., Scribano, M. L., Berto, E. , Luzi, C., Andreoli, A. (1993). Development of the perceived stress questionnaire: A new tool for psychosomatic research. *Journal of Psychosomatic Research*, 37(1), 19–32.

Lieberson, S. (1985). *Making it count: The improvement of social research and theory.* Berkeley, CA: University of California Press.

Lillioja, S., & Bogardus, C. (1988). Insulin resistance in Pima Indians. A combined effect of genetic predisposition and obesity–related skeletal muscle cell hypertrophy. *Acta Medica Scandinavica Supplementum*, 723, 103–119.

Linn, M. W., Sculthorpe, W. B., Evje, M., Slater, P. H., & Goodman, S. P. (1969). A social dysfunction rating scale. *Journal of Psychiatric Research*, 6(4), 299–306.

Lucy, W. H. (2003). Mortality risk associated with leaving home: Recognizing the relevance of the built environment. *American Journal of Public Health*, 93(9), 1564–1569.

McConnaughy, E. N., Prochaska, J. O., & Velicer, W. F. (1983). Stages of change in psychotherapy: Measurement and sample profiles. *Psychotherapy: Theory, Research and Practice*, 20, 368–375.

McDowell, I., & Newell, C. (1996). *Measuring health: A guide to rating scales and questionnaires* (2nd ed.). New York: Oxford University Press.

Meyer, J. P., & Allen, N. J. (1997). *Commitment in the workplace.* Thousand Oaks, CA: Sage Publicatinos.

Millward, L. J., & Hopkins, L. J. (1998). Psychological contracts and job commitment. *Journal of Applied Social Psychology*, 28, 1530–1556.

Moseley, J. B., O'Malley, K., Petersen, N. J., Menke, T. J., Brody, B. A., Kuykendall, D. H., . . .Wray, N. P. (2002). A controlled trial of arthroscopic surgery for osteoarthritis of the knee. *New England Journal of Medicine*, 347(2), 81–88.

Motowidlo, S. J., Packard, J. S., & Manning, M. R. (1986). Occupational stress: Its causes and consequences for job performance. *Journal of Applied Psychology*, 71, 618–629.

Mowday, R. T., Steers, R. M., & Porter, L. W. (1979). The measurement of organizational commitment. *Journal of Vocational Behavior*, 14, 224–247.

Murray, A. M., Tupper, D. E., Knopman, D. S., Gilbertson, D. T., Pederson, S. L., Li, S., . . .Kane, R. L. (2006). Cognitive impairment in hemodialysis patients is common. *Neurology*, 67(2), 216–223.

Nam, C. B., & Powers, M. G. (1983). *The socioeconomic approach to status measurement (with a guide to occupational and socioeconomic status scores)*. Houston, TX: Cap and Gown Press.

Northridge, M. E., Sclar, E. D., & Biswas, P. (2003). Sorting out the connections between the built environment and health: A conceptual framework for navigating pathways and planning healthy cities. *Journal of Urban Health*, 80, 556–568.

Oakes, J. M., & Rossi, P. H. (2003). The measurement of SES in health research: Current practice and steps toward a new approach. *Social Science & Medicine*, 56(4), 769–784.

Parker, D. F., & Decotiis, T. A. (1983). Organizational determinants of job stress. *Organizational Behavior and Human Performance*, 32, 160–177.

Parkerson, G. R. Jr., Michener, J. L., Wu, L. R., Finch, J. N., Muhlbaier, L. H., Magruder–Habib, K., . . . Jokerst, E. (1989). Associations among family support, family stress, and personal functional health status. *Journal of Clinical Epidemiology*, 42(3), 217–229.

Paulhus, D. (1983). Sphere–specific measures of perceived control. *Journal of Personality and Social Psychology*, 44, 1253–1265.

Pearce, J. L., & Gregersen, H. B. (1991). Task interdependence and extra–role behavior: A test of the mediating effects of felt responsibility. *Journal of Applied Psychology*, 76, 838–844.

Perdue, W. C., Gostin, L. O., & Stone, L. A. (2003). Public health and the built environment: Historical, empirical, and theoretical foundations for an expanded role. *Journal of Law, Medicine & Ethics*, 31(4), 557–566.

Peters, L. H., O'Connor, E. J., & Rudolf, C. J. (1980). The behavioral and affective consequences of performance–relevant situational variables. *Organizational Behavior and Human Performance*, 25, 79–96.

Pfeiffer, E. (1975). A short portable mental status questionnaire for the assessment of organic brain deficit in elderly patients. *Journal of the American Geriatrics Society*, 23(10), 433–441.

Pilowsky, I., & Spence, N. D. (1983). *Manual for the Illness Behavior Questionnaire (IBO)* (2nd ed.). Adelaide, Australia: University of Adelaide.

Pratley, R. E. (1998). Gene–environment interactions in the pathogenesis of type 2 diabetes mellitus: Lessons learned from the Pima Indians. *Proceedings of the Nutrition Society*, 57(2), 175–181.

Prochaska, J. O., DiClemente, C. C., & Norcross, J. C. (1992). In search of how people change. Applications to addictive behaviors. *American Psychologist*, 47(9), 1102–1114.

Prochaska, J. O., & Norcross, J. C. (2001). Stages of change. *Psychotherapy: Theory, research, practice, training*, 38(4), 443–448.

Radloff, L. S. (1977). The CES–D scale: A self–report depression scale for research in the general population. *Applied Psychological Measurement*, 1(385–701).

Ravussin, E. (1993). Energy metabolism in obesity. Studies in the Pima Indians. *Diabetes Care*, 16(1), 232–238.

Remington, M., & Tyrer, P. J. (1979). The social functioning schedule: A brief semi–structured interview. *Social Psychiatry*, 14(3), 151–157.

Robinson, J. P., Shaver, P R., & Wrightsman, L. S. (1991). M*easures of personality and social psychological attitudes*. London: Academic Press.

Rockwood, T., & Constantine, M. (2005). Demographic, psychological and social factors. In R. L. Kane (Ed.), *Understanding healthcare outcomes research*. Sudbury, MA: Jones and Bartlett Publishers.

Rollnick, S., Heather, N., Gold, R., & Hall, W. (1992). Development of a short "readiness to change" questionnaire for use in brief, opportunistic interventions among excessive drinkers. *British Journal of Addiction*, 87(5), 743–754.

Rosenburg, M. (1965). *Society and the adolescent self-image*. Princeton, NJ: Princeton University Press.

Rotter, J. B. (1966). Generalized expectancies for internal versus external control of reinforcement. *Psychological Monographs: General & Applied*, 80(1), 1–28.

Rubin, H. R. (1998). Status report–An investigation to determine whether the built environment affects patients' medical outcomes. *Journal of Healthcare Design*, 10, 11–13.

Sarason, I. G., Levine, H. M., Basham, R. B., & Sarason, B. R. (1983). Assessing social support: The Social Support Questionnaire. *Journal of Personality & Social Psychology*, 44 127–139.

Shapiro, C. M., Flanigan, M., Fleming, J. A., Morehouse, R., Moscovitch, A., Plamondon, J., . . .Devins, G. M. (2002). Development of an adjective checklist to measure five FACES of fatigue and sleepiness. Data from a national survey of insomniacs. *Journal of Psychosomatic Research*, 52(6), 467–473.

Shaver, P. R., & Brennan, K. A. (1991). Measures of depression and loneliness. In J. P. Robinson, P. R. Shaver, & L. S. Wrightsman (Eds.), *Measures of personality and social psychological attitudes*. London: Academic Press.

Sherbourne, C. D., & Stewart, A. L. (1991). The MOS social support survey. *Social Science & Medicine*, 32(6), 705–714.

Shryock, H. S., Siegel, J. S., & Stockwell, E. G. (Eds.). (1976). *The methods and materials of demography* (Condensed). New York: Academic Press.

Snipp, C. M. (2003). Racial measurement in the American census: Past practices and implications for the future. *Annual Review of Sociology*, 29, 56.3–588.

Spielberger, C. D. (1983). *Manual for the state-trait anxiety inventory* (STAI). Palo Alto, CA: Consulting Psychologists Press.

Stewart, A. L., & Ware, J. E. (1992). *Measuring functioning and well-being: The medical outcomes study approach*. Durham, NC: Duke University Press.

Summers, G. F. (1970). *Attitude measurement.* Chicago: Rand McNally.

Takeuchi, D. T., & Gage, S.–J. L. (2003). What to do with race? Changing notions of race in the social sciences. *Culture, Medicine and Psychiatry,* 27(4), 435–445.

Turk, D. C., & Melzack, R. (1992). *Handbook of pain assessment.* New York: Guilford Press.

Turk, D. C., Rudy, T. E., & Salovey, P. (1985). The McGill Pain Questionnaire reconsidered: Confirming the factor structure and examining appropriate uses. *Pain,* 21(4), 385–397.

Wallston, K. A., & Wallston, B. S. (1981). Health locus of control scales. In H. M. Lefcourt (Ed.), *Research with the locus of control construct* (Vol. 1, pp. 189–243). New York: Academic Press.

Weeks, J. R. (1981). *Population: An introduction to concepts and issues* (2d ed.). Belmont, CA: Wadsworth Publishing Company.

Weissman, M. M., & Bothwell, S. (1976). Assessment of social adjustment by patient self–report. *Archives of General Psychiatry,* 33(9), 1111–1115.

Wolfe, J., & Kimerling, R. (1997). Gender issues in the assessment of post–traumatic stress disorder. In J. P. Wilson & T. M. Keane (Eds.), *Assessing psychological trauma and PTSD* (pp. xiv, 577). New York: Guilford Press.

Yesavage, J. A., Brink, T. L., Rose, T. L., Lum, O., Huang, V., Adey, M., & Leirer, V. O. (1982). Development and validation of a geriatric depression screening scale: A preliminary report. *Journal of Psychiatric Research,* 17(1), 37–49.

Zuckerman, M., & Lubin, B. (1965). *Manual for the multiple affect adjective check list.* San Diego, CA: Educational and Industrial Testing Service.

Zung, W. W. (1965). A self-rating depression scale. *Archives of General Psychiatry,* 12, 63–70.

Zung, W. W. (1971). A rating instrument for anxiety disorders. *Psychosomatics,* 12(6), 371–379.

Zung, W. W. (1983). A self–rating pain and distress scale. *Psychosomatics,* 24(10), 887–890.

CHAPTER

10

치료 및 개입[15]

- 치료에 대한 이해의 중요성
- 치료란 무엇인가?
- 요약
- REFERENCES

15 이 장은 Jeremy Holtzman(2005)의 연구에서 발췌했다.

치료에 대한 이해의 중요성

결과연구의 목표는 치료또는 개입의 효과를 확인하는 것이다. 반면, 치료treatment를 어떻게 측정할지에 대해 거의 관심이 없다는 것이 아이러니하다. 우리는 절대적 또는 상대적 관점에서 치료에 대해 생각할 수 있다. 예를 들어, 절대적 관점에서의 질문은 다음과 같다. "'X'가 작동하는가즉, 큰 위해를 발생시키지 않고, 원하는 결과를 산출하는가?" 이와 비교하여 상대적 관점의 질문은 "'X'가 'Y'보다 더 나은 결과를 만들어 내는가?"이다. 후자의 비교를 일반적으로 비교-효과성 연구라고 한다.

치료란 무엇인가?

결과연구를 이해하는 한 가지 방법은 이를 역학의 연장선상에서 바라보는 것이다. 고전 역학은 특정 질병의 잠재적 원인들을 포괄적으로 다룬다. 결과연구에서 우리는 일반적으로 질병을 대상으로 시작하여 개입이 임상 결과를 바꿀 수 있는지 여부를 연구한다.

치료는 본질적으로 개인의 건강 상태를 개선하기 위한 개입intervention으로, 다양한 형태를 가질 수 있다. 예컨대 치료나 예방을 위한 노력일 수 있으며, 환자에게 제공된 처치, 섭취한 물질 또는 행동 변화를 포함할 수 있다. 아울러 의료 서비스가 제공되거나, 비용이 지불되는 방식의 변화일 수 있다.[16]

의료 전달 체계를 개선하는 데 있어 시스템적 사고의 중요성에 대해

16 의료보험의 효과 평가에 대한 설명은 Newhouse(1993)를 참조하기 바란다.

점점 더 많은 관심이 쏠리고 있다. 개인이 수행하는 활동은 의료 전달 체계의 큰 맥락에서 봐야 한다. 이러한 견해는 치료의 정의를 더욱 어렵게 만든다. 치료를 분리하는 단순한 모델은 실제 진료 환경의 맥락에서 치료를 바라보는 보다 복잡한 모델로 대체되어야 한다. 따라서 특정 임상의가 제공하는 의료 서비스의 효과는 진료 현장에 의해 영향을 받을 수 있다. 예를 들어, 클리닉이나 병원에서 근무하는 의사의 진료 행위는 시설의 전반적인 진료 환경에 영향을 받을 수 있다. 따라서 이러한 복잡한 관계를 고려하는, 보다 정교한 분석 모델이 필요하다.

치료는 건강에 영향을 미칠 수 있는, 잠재적이면서 수정 가능한 요인으로 결과연구에서 고려될 수 있다. 이것은 "아스피린을 사용하면 심장 마비로 인한 사망률을 감소시키는가?"라는 질문처럼 단일 약물을 사용하는 것과 같이 간단할 수 있다. 또는 "행위별 수가제에 의한 보상 또는 건강 유지 기구Health Maintenance Organization 하에서 의료 서비스를 이용하는 환자 중에서 심장 마비에 의한 사망률은 누가 더 높은가?"와 같이 의료 전달 체계만큼 복잡할 수 있다. 이와 같은 정의에 포함되지 않는 것은 이론적으로 바뀔 수 없는 것들뿐이다. 따라서 개인이 변경하기 매우 어려울 수 있는 의료보험 상태는 치료혹인 개입가 될 수 있는 반면, 변경할 수 없는 나이는 그렇지 않다.

결과연구는 아주 단순한 것부터 매우 복잡한 것까지 광범위한 "치료"를 다룰 수 있지만 궁극적으로 모든 의료는 더 기본적인 요소들로 분류될 수 있다. 예를 들어, 의료보험의 종류행위별 수가제 대 건강 유지 기구의 차이에 따라 심근경색을 앓고 있는 사람들의 사망률 차이를 조사할 때, 치료는 시행 중인 수천 가지의 다양한 치료들로 구성된다. 두 집단에서 개인은 약물, 시술, 간호 및 상담을 받는다. 환자의 결과에 나타난 차이환자 요인을 적절히 고려한 후는 궁극적으로 약물, 처치, 간호 및 기타 모든 요소들의 차이로 인해 발생하지만, 주요 관심 변수는 의료보험이 보장하는 범위의 차이일 수 있다. 이러한 차이는 아마도 의료 전달 체계의 영향을 받아 저감될 수 있을 것이다. 이러한 요인들의 잠재적 효과, 또는 적어도 요인들의 존재 차이는 분석 시 검토되어야 한다.

치료의 구성 요소

무작위 대조 시험의 "대조controlled" 요소는 개입을 표준화하기 위한 노력을 의미한다. 때때로 이러한 표준화는 규정된 시간에 사전에 정의된 횟수로 특정 약물의 투여, 주어진 방식으로의 절차 수행, 또는 표준화된 치료 프로토콜 사용 같이 명시적으로 표현된다. 일부 사례들은 환자에 맞게 용량을 조정하거나예: mg/m^2, 용량을 허용 한도, 즉 불내성 임계값threshold of intolerance에 도달할 때까지 약물을 투여하는 등의 유연성이 허용된다.

결과연구에서는 빈번하게 치료가 일반적으로 구체화되지만, 많은 세부 사항들이 생략된다. 예컨대 환자가 고관절 치환술을 받았다는 것은 무엇을 의미하는가? 어떤 수술 방법이 사용되었는가? 어떤 유형의 보철물을 이식했는가? 환자는 수술 후 어떤 종류의 케어를 받았는가? 물리치료를 받았는가? 어떤 종류의 마취제를 사용했는가? 등이 그렇다. 또한 의료 서비스 공급자의 특성에는 훈련 기간, 전문 분야, 전문의 인증, 또는 졸업 이후의 기간 등이 포함될 수 있으며, 최근에는 환자 진료량이 더 많은 기술 수준을 반영하거나, 적어도 더 나은 치료 시스템을 반영한다는 암묵적인 가정 하에 의료 기관에서 제공된 진료량에 상당한 관심이 쏠리고 있다.

의료인의 개인적 특성은 제공된 치료의 질과 유형 모두에 영향을 미칠 수 있다. 예를 들어, 의사의 성별은 여성 환자에게 자궁경부암 검사 및 유방조영술을 제공하는 것과 관련이 있는 것으로 알려졌다Lurie et al., 1993. 비록 그 차이가 의사의 나이에 따라 개선되기는 했지만, 남성보다 여성 의사가 치료한 환자는 진단 검사를 받을 가능성이 더 높았다. 마찬가지로 여성 외과의사가 예방적 유방절제술을 권장하기가 더 수월하다Arrington, Jarosek, Virnig, Habermann, & Tuttle, 2009.

"치료"라는 명칭을 사용하는 변수는 매우 다양한 수준의 특이도를 가질 수 있다. 현실적인 이유에서 대부분의 연구들은 제공된 의료 서비스의 모든 요소들을 고려하지 않고 일부 관심 영역에만 초점을 맞추고 있다. 따라서 한 번의 연구가 제공된 의료의 모든 구성 요소들을 평가할 수 없다. 다만, 일부 요소들은 결과에 대한 질문에 대답하는 데 매우 중요할 수 있다.

그러나 연구에서 중요한 구성 요소들이 간과될 위험성이 있다. 예를 들어, 수술 후 물리 치료는 고관절 치환술로 인한 단기간의 회복 과정을 극적으로 바꿀 수 있다. 따라서 결과연구를 설계하는 사람들은 관련된 의료 서비스의 구성 요소들에 대한 고민과 더불어, 일부 세부 사항들을 생략할 때의 위험을 인식하는 것이 중요하다. 연구자들은 환자 진료에서의 중요 요소들을 놓치지 않기 위해 충분한 임상적 통찰력또는 그러한 통찰력과 관련된 도움을 받을 수 있어야 함이 있어야 한다.

전문 분야가 다를 경우에는 연구의 다른 측면을 강조할 수 있다. 예컨대 고관절 골절 치료에 대한 검토 과정에서, 정형외과의사가 수행한 연구에서 수술 절차와 이식된 보철물의 특성에 많은 주의를 기울이지만, 환자의 특성에 대해서는 그다지 주의를 기울이지 않는 것이 나타났다. 실제로 분석 초기에 특성들을 비교한 뒤에는 이러한 변수들을 분석에 거의 사용하지 않았다. 반대로, 역학자들은 환자 요인의 역할에 큰 관심을 기울였지만, 치료의 차이에 대해서는 그렇지 않았다Butler et al., 2009. 두 방법 모두 고관절 골절 환자들 간의 결과 차이를 설명하는 질문에 명확한 답을 제공하기에는 적절하지 않았다.

침술, 마사지 또는 명상과 같은 "보완 대체의학Complementary and Alternative Medicine, CAM"의 인기가 높아짐에 따라 그 효과성을 평가하기 위해 이종요법異種療法 같이 익숙한 경험적 접근방식을 적용해야 하는지에 대한 흥미로운 논쟁이 제기됐다. 이러한 대체 의학의 일부 지지자들은 평가 설계가 좀 더 치료의 영적spiritual 특성을 반영해야 하고, 최종 결과에 더 많은 주관성을 허용하는, 포괄적인 연구 설계를 사용해야 한다고 주장한다. 그러나 이러한 비전통적인 접근 방식은 점점 더 기존에 사용되어 왔던 치료법과 유사한 결과의 평가 대상이 되었다. 어떤 경우에는 놀라운 결과가 나오기도 한다. 예를 들어, 중보기도中保祈禱 즉, 여러분이 직접 알지 못하는 제3자가 여러분을 대신하여 기도하는 것의 효과에 대한 놀랄 만큼 엇갈린 증거가 있다Matthews, Conti, & Sireci, 2001; Palmer, Katerndahl, & MorganKidd, 2004.

아이러니하게도 이와 같은 치료의 중심적 역할에도 불구하고, 이를 설명하기 위해 널리 사용되는 분류법은 거의 없다. 가장 잘 발달된 분류학은 약리학이다. 표 10-1은 주로 의약품에 사용되는 접근 방식을 기반으로 한 치료의 평가에 적용되는 일반적 접근 방식을 제공하고 있는데, 이들은 약물, 처치일반적으로 수술이지만 점차 비침습적 치료 및 상담의 세 가지 일반적 형태의 치료에 적용된다. 일부 요소는 특정 치료에만 적용된다.

표 10-1 치료 유형과 관련된 요소

치료 요소	치료 방법		
	약물	처치	상담
유형	×	×	×
복용량	×		×
경로	×		
빈도	×	×	×
기간	×	×	×
시작onset / 시간timing	×	×	×
기술적 측면/공급자 특성		×	×

약물 요법에 대해 생각할 때, 우리는 약물의 유형, 복용량, 빈도 및 기간에 대해 이야기한다. 약물 복용량이 의미하는 바는 명확할 것이다. 복용량은 치료 강도로 표시될 수 있다. 표 10-2는 강도, 시기 및 기간에 따라 치료를 비교하는 다양한 연구 질문을 보여 준다. 하나의 치료와 다른 치료를 비교하는 것을 비교-효과성 연구라고 한다. 이는 직접적치료 A 대 치료 B 또는 간접적각 치료 대 각각의 대조군일 수 있다. 후자는 표본의 비교 가능성 결여 등을 포함하여 여러 가지 이유로 덜 만족스럽다. 치료 기간에 기초한 비교 사례에는 항생제 사용 기간이 요로 감염 회복에 미치는 영향즉, 약물; Elhanan, Tabenkin, Yahalom, & Raz, 1994, 전기 자극의 지속 시간이 허리 통증 완화에 미치는 영향즉, 처치;Hamza et al., 1999, 또는 장기간의 금연 프로그램이 금연 가능성에 미치는 영향즉, 상담; Gilbert et al., 1992을 평가할 수 있다. 수술과 같은 처치의 경우 복용량이 명확하지 않다. 예를 들어, 절개유형 또는 특정 보철물 사용 같은 수술 유형이 포함될 수 있다. 절개의 정도와 성격, 그리고 수술 시간을 포함할 수 있지만 후자는 합병증으로 인해 치료 기간이 길어지면 내생성endogeneity에 대한 의문을 제기할 수 있다. 기간 및 빈도 같은 문제는 수술보다 상담에 더 쉽게 적용될 수 있다. 이러한 맥락에서 지속 시간은 환자 치료의 시작과 종결까지의 전체 에피소드가 얼마나 오래 지속되었는지보다는 한 번의 치료 세션수술 시간과 유사이 얼마나 지속되었는지를 의미한다.

표 10-2 치료 방법 비교 유형

1. 치료법들의 비교
a. 치료 A 대 치료 없음(위약) b. 치료 B 대 치료 없음 대 치료 A 대 치료 없음 c. 치료 A 대 치료 B d. 치료 A + B 대 치료 B 단독
2. 치료 강도 비교
3. 치료 기간 비교
4. 치료 시간timing 비교
5. 치료 환경 비교
a. 재정적 환경(예: 건강 유지 기구 대 행위별 수가제) b. 물리적 환경(예: 병원 A 대 병원 B) c. 사회적/조직적 환경 (예: 교육병원 대 지역병원, 호스피스 대 재택 간호) d. 지리적 환경(예: 농촌 대 도시 클리닉)
6. 공급자 특성 비교
a. 훈련 b. 경험(건수) c. 개인별 특성

중요한 요인은 질병이 진행되는 동안 치료가 언제 시작되었는가일 것이다. 이것은 질병의 중증도와 관련이 있을 수 있지만, 치료에 대한 임상적 감수성clinical susceptibility 지점을 나타낼 수 있다. 예를 들어, 암을 초기 단계에서 치료하는 것은 진행된 단계에 있는 암을 치료하는 것과는 상당히 다를 수 있다. 한편, 치료를 좁게 정의하려는 시도가 있다. 진료 과정에서 제공된 치료가 특정 일정에 따라 특정 용량으로 주어진 하나의 특정 약물로 구성되는 것은 드문 일이 아니다. 많은 결과연구들은 훨씬 더 복잡하고 덜 조직화된 치료를 포함한다. 예를 들어, 주어진 질병을 관리하는 데 여러 요소들이 포함될 수 있다. 더 나은 보장성을 가진 의료보험을 제공하는 것은, 이용 가능한 의료 서비스에 영향을 받을 복잡한 일련의 사건들에 대한 시작일 뿐이다.

실험에서 연구자는 개입을 하지만, 많은 보건의료연구는 인위적이지 않고 "자연스럽게" 발생하는 다양한 의료 서비스 제공 방식의 효과를 분석한다. 이러한 연구들은 평가에 더 유사하다.

진단 대 치료

환자의 진료는 환자의 문제를 확인하기 위해 먼저 진단을 내리고, 확인된 문제를 해결할 치료를 제공하는 일반적인 과정을 전제로 한다. 치료결과는 이 두 단계 과정의 결과일 수 있다. 이런 의미에서 질병 상태의 진단과 치료 모두 치료의 구성 요소가 될 수 있다. 많은 경우 단순하게 진단이 타당도가 단순하게 가정되고, 정확한 진단이 이루어졌다고 추정한다. 더하여, 실제로 대부분의 진료에서 치료가 특정 진단에만 효과적이라고 가정한다. 예를 들어, 건강 유지 기구와 행위별 수가제로 보상받는 각각의 환자들에 대한 진료결과의 차이에 대한 가설 연구에서 예방적 진단 검사예: 유방조영술의 사용은, 이러한 결과 차이에서 건강 유지 기구가 그 역할을 한 것으로 예상할 수 있다. 건강 유지 기구의 예상되는 이점 중 하나는 예방적 진단 검사를 더욱 열심히 사용한다는 것이다. 따라서 적극적인 검진은 아마도 긍정적인 결과를 산출하여 효과적인 치료로 이어질 것이다. 그러나 양질의 결과는 심각한 결과로 이어질 확률이 낮은 사례를 식별할 때 나올 수 있다.

진단이 치료를 변화시킬 때에만 효과가 있다고 주장할 수 있는데, 근본적인 수준에서 이것은 사실이다. 그러나 진단과 치료는 종종 너무 떼려야 뗄 수 없는 관계이기 때문에 치료에만 집중하려고 하면 이해가 높아지기 보다는 낮아지는 경우도 있다. 따라서 결과연구에서 진단 및 치료의 구성 요소를 모두 이해하는 것이 중요하다. 결과연구에서 치료의 구성 요소가 일반적으로 더 중요하므로 먼저 논의될 것이고, 진단의 구성 요소는 이

후에 논의될 것이다.

치료의 세 가지 구성 요소

이종요법allopatic medicine, 즉, 서양의 의학에는 약물, 처치, 상담/교육의 세 가지 기본 구성 요소가 있다.[17] 이러한 각 구성 요소 내에서 여러 특성들이 구성 요소를 추가로 정의한다. 특성 내에는 공통된 패턴이 있고, 모든 특성에는 유형type이 포함되고, 대부분 양amount과 시기timing에 대한 측정이 포함된다. 구성 요소와 그 특성은 나중에 설명할 것이며, 이러한 개별적 특성은 연구되는 동안 통합된다.

약물

환자가 물리적으로 복용하는 약물에는 건강 상태와 중요한 관계가 있는 모든 것이 포함된다. 약물의 유형은 특정 처방약 또는 비처방약이 될 수 있지만 영양 보충제, 약초, 또는 영양소 섭취 자체도 포함될 수 있다. 사람의 체내에 투입되는 물질은 일종의 약물로 간주될 수 있다. 예를 들어, 수술 중 사용되는 마취제 유형은 약물로 간주될 수 있다. 초기 결과연구는 수술 중에 서로 다른 마취제를 투여받은 환자의 결과를 비교했다Moses & Mosteller, 1968.

약물의 또 다른 중요한 측면은 복용량이다. 약물은 복용량에 따라 효과가 다를 것으로 예상할 수 있다. 마찬가지로 치료 기간도 중요하다. 일례로 많은 항생제 투여는 조기에 중단된다. 약물은 또한 전달 경로예: 경구 또는 정맥주사와 약물 투여 횟수로도 특징지어 질 수 있다. 한편, 질병의 진행 과

---

17 영적 치유(spiritual healing)나 지압(chiropractic), 같은 다른 의학적 치료는 다른 유형의 요소들을 가지고 있을 수 있다. 이는 결과연구를 위한 합리적인 요소일 수 있지만, 구체적인 내용은 이 책의 범위를 벗어난다. 본 장에 기초적인 수준에서 기술된 이러한 개입에 대한 일반적인 원칙은 여전히 앞서 언급한 다른 유형의 치료에도 적용된다. 그러나 기초적인 수준은 다를 수 있다.

정에서 치료가 시작되는 시점도 중요하다.

처치

처치는 환자에게 물리적으로 제공되는 모든 것을 포괄한다. 약물과 몇 가지 특성을 공유하기도 하지만, 고유한 특성도 가지고 있다. 아울러 일부 특성은 특정 처치에는 적용될 수 있으나 다른 처치에는 적용되지 않을 수 있다. 예를 들어, 심장절개수술보다 물리 치료가 횟수를 따지는 것이 더 이치에 맞다. 처치에서 기술적 측면예: 특정 기술, 사용된 기기, 얼마나 잘 수행되었는지은 매우 중요하다. 일반적으로 질병은 조기에 발견될 때 치료에 더 잘 반응한다. 치료의 속성은 물리 치료사의 비침습적 마사지에서 매우 침습적인 심장 절개 수술에 이르기까지 다양하다. 또한 처치는 그 시기가 결과에 중요한 영향을 미칠 수 있다. 예를 들어, 고관절 전치환술의 결과는 환자의 장애가 심해지기 전에 시행하는 것이 더 좋다Holtzman, Saleh, & Kane, 2002.

처치는 대부분 한 번만 수행되지만 몇몇 경우에는 여러 번의 처치가 필요하며, 이때는 처치의 횟수가 중요한 특징이 된다.

약물과 달리 처치와 관련된 많은 기술적 측면들이 결과에 영향을 미칠 수 있다. 동일한 처치가 다양한 테크닉, 기술 수준 및 의료 기기로 제공될 수 있으나, 기술력은 평가하기 어렵다. 일반적으로 기술력 평가는 처치 결과를 직접 관찰하고 등급을 매기는 전문가가 한다. 기술은 자주 공급자의 특성에 기반하여 잠정적으로 평가된다예: 초심자와 다양한 경험이 있는 의료인 비교. 행정자료에서 많은 정보를 쉽게 파악할 수 있으며, 기술 수준을 측정하는 대리 지표로서 건수가 있다. 대리 지표처럼 유사한 방법을 사용하려면 신중한 고려를 해야 한다. 예를 들어, 수년간의 치료나 진료 행위가 주어진 처치를 수행하는 특정 경험과 항상 관련이 있는 것은 아니다. 건수는 치료의 다양한 측면을 반영할 수 있다. 외과의사의 수술 건수는 병원의 수술 건수와 구별되어야 한다. 후자는 수술 후 케어를 반영할 가능성이 더 높은 반면, 외과의사의 수술 건수는 습득한 기술을 반영한다고 볼 수 있다. 그럼에도 불구하고 바쁜 외과의사가 모두 능숙한 것은 아니다.

상담/교육

환자의 상담 및 교육은 환자와 임상의 사이에서 치료를 위해 정보를 교환하는 것을 포함한다. 이러한 상담과 교육은 직접적으로 이익이 되거나, 또는 환경이나 행동의 변화를 유도하는 것을 포함한다.

상담이나 교육의 성격은 매우 다양할 수 있다. 의사가 환자에게 흡연에 대해 이야기했다는 것은 무엇을 의미하는가? 이것은 단순히 훈계인가? 아니면 심도 있는 토론인가? 이것은 건강에 대한 교육용 포스터에서 집중적인 심리적 치료에 이르기까지 다양하다. 또한 약물 복용 같은 다른 유형의 치료법에 대한 지침서가 포함될 수 있으며, 상담/교육의 총량이 중요할 수 있다. 진행된 논의는 활동의 전체를 포함하였는가? 또는 조직적인 추적조사 및 지원 노력이 있었는가? 매체는 종종 메시지이다. 누군가에게 팜플렛을 건네거나 비디오를 보여 주는 것은 의사또는 숙련된 상담사가 앉아서 이야기하는 것과는 매우 다른 결과가 나올 수 있다. 어떤 상황에서는 의사가 다른 의료인보다 더 많은 영향력을 가지고 있다고 믿지만, 그 효과는 의사의 기술과 관심에 따라 달라질 수 있다.

치료 구성 요소의 이해

무작위 대조 시험은 평가중인 효과와 주어진 치료와 관련하여 신뢰성이 있을 수 있음을 분명히 하기 위해 개입을 표준화하려는 특별한 노력이다. 일상적인 진료하에서 제공되는 치료에는 훨씬 더 큰 변이가 있으므로, 정확히 어떤 방식으로 제공되는 치료 요소가 관심 결과의 결정 요인인지 식별하기가 더 어렵다. 치료가 복잡할수록 정확한 인과 관계를 파악하는 것은 더 어려워진다.

치료를 표준화하기 위한 한 가지 노력으로 임상 진료 지침clinical guidelines 개발이 있다. 이러한 가이드라인들의 정밀도는 매우 다양하다. 실제로 일부는 알고리즘처럼 정교하며, 어떤 것들은 일반적인 의견만 제공한다. 이에 대한 비판론자들은 임상 진료 지침의 적용 가능성과 심지어 위험성에 대해 경고하고 있는데, 이를테면 개별 환자의 상황을 고려하지 않고 지나치게 엄격한 준수를 강요한다는 것이다Boyd et al., 2005.

예를 들어, Odderson과 McKenna1993는 뇌졸중 환자에 대한 표준 진료 지침clinical pathway을 도입한 후 환자의 결과가 더 개선되었는지 평가했는데, 결과는 표준 진료 지침을 적용한 뒤 요로 감염 비율이 거의 3분의 2가 감소한 것으로 나타났다. 뇌졸중 치료를 위한 표준 진료 지침이 적어도 요로 감염의 합병증을 피하는 데 효과적이라는 결론을 내릴 수 있을까? 뇌졸중 환자의 경우 요로 감염 예방과 가장 직접적인 관련이 있는 치료 요소는 방광 초음파를 통한 배뇨 곤란의 조기 진단이었다. 표준 진료 지침을 사용하기 전에 일상적인 관리 대상이 아니었던 방광 초음파가 포함됐으며, 표준 진료 지침은 효과적인 것으로 보였다. 환자가 현재 표준 진료 지침으로 인해 방광 초음파 검사를 받고 있다고 결론을 내릴 수 있는가? 만약 그렇다면 단순히 방광 초음파를 강조하는, 좀 더 집중적인 접근 방식이 효과적이지 않을까?

뇌졸중 환자에게 표준 진료 지침을 적용하기 위해서는 먼저 표준 진료 지침을 작성해야 한다. 이 작업은 모든 관련된 임상의 대표자들이 모여 표준 진료 지침을 구성하고, 뇌졸중으로 입원한 환자의 적절한 치료에 대한 합의에 도달하는 것이 필요로 할 수 있다. 그렇다면 치료란 무엇인가? 간호사와 의사를 한데 모아 최상의 치료 계획을 이끌어 내는 것인가? 아니면 실제로 임상 진료 현장에서 표준 진료 지침을 사용하는 것인가? 실제로 또 다른 연구에서 표준 진료 지침 적용과 관련된 치료 개선은 표준 진료 지침이 현장에 적용되기 전부터 시작되었다는 결과를 보고했다Holtzman, Bjerke, & Kane, 1998. 이러한 연구 결과가 시사하는 의미는 크다. 표준 진료 지침을 개발하는 과정이 중요하다면 실제 표준 진료 지침을 사용하는 것은 얼마나 더 중요한가? 반면에 적용되지 않을 표준 진료 지침을 개발하는 것을 생각할 수 있겠는가? 또한 다른 곳에서 개발된 표준 진료 지침을 적용하고 이를 구현하면 동일한 결과를 기대하지 못할 수도 있다. 합리적인 결론을 도출하려면 치료의 구성 요소를 파악하고 이를 통해 관심 있는 특정 치료의 효과를 분리해야 한다.

근거기반치료에 대해 많은 말들이 있지만, 실제 대부분의 임상 진료 지침은 전적으로 또는 부분적으로 의견opinion에 기반을 둔다. 실제로 임상 진료 지침을 보다 실증적으로 만드는 한 가지 방법은 과정을 반대로 하는 것이다. 확립된 연구 결과를 임상 진료 지침의 기초로 사용하는 대신, 임상 진료 지침을 사용하거나 또는 사용하지 않고 제공된 치료의 결과들을 비교하여 진료 지침 사용의 효과를 평가하는 것이다.

임상 진료 지침을 적용하는 것은 쉽지 않을 수 있다. 일반적으로 주요 시스템의 변경은 의료 기관의 전반적인 구조를 개선하려는 활동에 대한 행정적인 지원과 집중을 필요로 한다. 직원이 체크리스트를 체계적으로 사용하는 것처럼 상대적으로 간단한 방법을 사용하는 것이 큰 성과를 가져올 수 있다Pronovost et al., 2006.

의사의 종류가 중요한가?

미국의 의료 서비스는 매우 전문화되었지만, 어떤 종류의 전문의가 필요한지는 명확하지 않다. Jollis와 그의 동료들1996은 심장 전문의에 의해 급성심근경색으로 병원에 입원한 환자들이 다른 전공의 의사들에 의해 입원한 환자들보다 다음 해에 사망할 가능성이 낮다는 것을 발견했다. 그러나 심장 전문의에 의해 입원이 의뢰된 환자는 사망 확률에 독립적으로 영향을 미칠 수 있는 질병의 중증도, 동반 질환 및 인구 통계적 요인 면에서 다를 수 있다. 이 연구에서는 이러한 요인들을 통계적인 방법으로 통제한 이후에도 그 차이는 여전히 존재했다. 그렇다면 심장 전문의가 입원시킨 환자에게 제공되는 의료 서비스가 더 낫다는 결론을 내릴 수 있을까?

여기서도 개입의 구성 요소를 검토하는 것이 도움이 된다. 심근경색 환자의 치료에는 여러 가지 치료 요소들이 포함되지만, 이러한 모든 요소들이 서비스가 제공되는 곳에서 보편적으로 사용 가능하지는 않으며, 사용 가능할지라도 제공되는 모든 곳이 동일한 의료 질을 가지는 것은 아닐 것이다. 예를 들어, 모든 병원에서 심장 카테터의 삽입 및 관상동맥우회술 같은 심장 수술을 할 수 있는 것은 아니다. 게다가 관상동맥 집중치료실에서 한 번에 여러 명의 심근경색 환자를 정기적으로 치료하는 병원과 심근경색 환자를 거의 치료하지 않는 병원은 특성이 다를 것으로 추측할 수 있다. 개선된 결과는 다른 전공의 의사가 진료하는 기관에 비해 심장 전문의가 진료하는 기관에서 이러한 치료의 구성 요소에 대한 접근성 또는 질을 어느 정도 반영할 수 있을 것인가? 몇몇 예에서 심장 전문의의 존재가 선호되는 서비스와 연결되어 있는 것으로 나타났다. 일례로 심장 전문의가 환자의 입원을 의뢰하는 기관에서는 심장 관련 처치 서비스를 제공할 가능성이 더 높다. 치료의 구성 요소를 이해하고 연구 수행 및 분석에 고려함으로써 "심장 전문의에 의한 입원"이라는 치료가 더 나은 결과를 가져온다고 결론 내릴 수 있다.

관심 있는 치료 효과의 분리

치료의 효과를 분리하는 가장 간단한 방법은 같은 치료를 받지 않은 집단을 대조군으로 사용하여 비교하는 것이다. 대부분의 치료에는 여러 구성 요소들이 포함되기 때문에, 각 구성 요소를 통제하는 연구를 설계하는 것은 매우 어려울 수 있다. 대부분의 경우 소위 블랙박스 평가에 의지하며, 우리가 볼 수 없는 커다란 "블랙박스"인 것처럼 전체 치료의 효과를 평가한다. 그러한 연구 결과를 해석하고 제시하려면 세심한 주의가 필요하다. 연구자는 연구에서 실제로 발견한 결과와 제한점을 넘어서고 싶지는 않지만, 사람들의 관심을 끌만한 가치 있는 무언가를 제시해야 한다는 압박이 있다. 연구의 제한점이 큰 연구 결과는 많은 관심을 끌기 어렵다.

시간의 흐름에 따라 제공되는 치료의 경우 다양한 시점에서 효과를 증명하는 것이 가능할 것이다. 임상 진료 지침의 예와 같이, 임상 진료 지침 개발 프로젝트가 착수되기 전, 또는 임상 진료 지침이 개발되었지만 아직 적용되지 않은 시점 사이의 결과 변화를 조사할 수 있다. 또한, 임상 진료 지침 개발 이후 적용 전후의 결과 변화에 초점을 맞출 수 있다. 이러한 접근법은 임상 진료 지침 사용에서 임상 진료 지침 개발의 효과를 분리할 수 있다치료를 평가하는 이 방법은 시간이 지남에 따라 발생하는 모든 변화를 설명하기 위해 임상 진료 지침의 개발이나 적용에 노출되지 않은 집단을 포함할 수 있다면 훨씬 더 강력 할 것이다.

많은 치료 중 성공의 일부는 "위약 효과placebo effect"에 기인할 수 있다. 기본적으로 사람이 치료를 받고 있다는 믿음 자체가 결과에 긍정적인 영향을 미칠 수 있다. 이것이 바로 약물 실험에서 대조군 환자에게 항상 위약을 사용하는 이유이다. 이 주제에 대한 변형된 형태는 소위 주의통제attention control이다. 특히 상담을 하는 상황에서 환자는 특정한 상담 기술이 효과적이지 않더라도 환자에게 제공되는 관심에 긍정적으로 반응할 수 있다. 이러한 위험을 방지하기 위해 연구 설계자들은 일종의 주의통제 방법을 적용하며, 이를 통해 대조군이 연구하고자 하는 결과에 영향을 미치지 않을 것으로 예상되는 동일한 경험을 받도록 한다.

약물 연구를 위해 위약을 사용한 대조군을 사용하는 것은 상대적으로 쉽다비록 위약은 부작용이 적으며 완전히 상호 교환할 수는 없지만. 수술이 매우 강력한 위약 효과를 발휘할 가능성이 있음에도 불구하고 외과적 개입을 위해 허용 가능한 위약을 구상하는 것은 훨씬 더 어렵다. 자신의 상태를 개선하기 위해 제시된 외과적 시술을 받는 사람이 이러한 경험으로부터 영향을 받지 않을 것이라고 믿기는 어렵다. 당연히, 대조군에게 의도적으로 비효과적인 처치를 제공하는 연구는 거의 없다. 초기 사례 중 하나로 내유동맥묶음술internal mammary artery ligation 연구가 있다. 이 연구에서 대조군 환자는 혈관의 혈액 순환을 증가시킬 것으로 예상되는 수술을 받는 것과 유사하게 가슴을 절개한 반면, 아무런 행위도 하지 않고 수술을 마치게 된다. 유감스럽게도 이 연구에서는 대조군 환자의 심장 기능 측정 결과가 실험군보다 약간 더 나은 결과를 보인 것으로 분석되었다Cobb, Thomas, Dillard, Merendino, & Bruce, 1959. 더 최근의 사례에는 무릎관절경검사의 이중맹검 연구가 있으며, 이 연구는 수술의 이점을 보여 주는 대신, 오히려 많은 논란을 불러 일으켰다Moseley et al., 2002. 말할 필요도 없이 이와 유사한 연구는 많지 않다.

결과연구에서 치료 효과를 완벽히 분리하는 데 효과가 있는 연구 설계는 없을 것이다. 여기서 중요한 과정은 치료의 구성 요소를 조사한 후, 조사 결과를 가지고 효과를 분리하기 위한 연구 설계를 하는 것이다.

치료 효과의 통계적 분리

관찰 연구에서 치료 효과의 분리는 연구 설계필요한 변수가 수집되었는지, 또는 표본은 적절하였는지 및 분석에 따라 달라진다. 이 책의 앞부분에서 언급했듯이 치료 효과를 분리하려면 다른 잠재적 요인들의 영향을 통제해야 한다.

3장은 이 목표를 달성하기 위해 사용된 다양한 접근 방식을 다룬다. 여기서 우리는 특히 연구 대상인 치료와 다른 변수들 사이의 잠재적 상호 작용에 대해 생각할 필요가 있다. 몇몇 치료는 일부 환자들에게 효과가 더 높을 가능성이 있다. 개인별 맞춤 치료의 개념은 다양한 치료 방법의 효과를 결정하는데 있어 유전학의 잠재적인 역할에 대한 이해에 의해 촉진되었지만, 더 간단한 요소들 또한 영향을 미칠 수 있다.

나이, 성별 및 인종은 생물학적 차이로 인해 일부 상황에서 치료에 대한 반응에 영향을 줄 수 있다. 그 밖에, 질병을 겪은 경험은 현재의 치료 방법에 대한 반응에 영향을 끼칠 수 있다.

치료의 차이

치료 효과를 확인하려면 연구 내에서 치료에 차이가 있어야 한다. 달리 말하면, 비교 집단이 필요하다. 일종의 비교 없이는 치료 효과를 평가할 수 없다. 비교의 세 가지 차원은 다음과 같이 확인할 수 있다.

1. **치료 대 치료 없음.** 단독 수축기 고혈압 약물을 복용하는 노인은 복용하지 않은 노인들보다 심혈관 질환의 발병률이 낮은가?*SHEP Cooperative Research Group, 1991*
2. **치료 A 대 치료 B.** 항고혈압제가 다른 약물보다 심장마비 예방에 더 효과적인가?*ALLHAT Collaborative Research Group, 2002*
3. **치료 A+B 대 치료 B.** 베타차단제는 이미 안지오텐신전환효소 억제제를 사용하고 있는 울혈성 심부전 환자에게 추가적인 이점을 제공하는가?*CIBIS-II Investigators and Committees, 1999*

표 10-3은 다양한 치료 방법에 대한 비교 모델의 예를 보여 준다. 치료는 강도, 시기 또는 기간에 따라 다를 수도 있다. 표 10-4는 다양한 개입 유형에 대한 변형된 예를 보여 준다.

표10-3 다양한 치료 방법에 대한 연구

	비교의 기초		
치료	치료 A 대 치료 없음	치료 A 대 치료 B (현재 최선의 진료)	치료 A+B 대 치료 A
약물	SHEP 연구. 노인의 단독 수축기 고혈압을 치료하지 않는 것보다 치료하는 것이 더 나은지 연구 (Anonymous, 1991b)	ALLHAT 연구는 위약 투약 집단 없이 고혈압에 대한 여러 약물의 결과 비교 (Anonymous, 2002).	CIBIS-II는 울혈성 심부전에 대한 ACE 억제제와 디볼이 베디차단제기 유익한 지 연구(Anonymous, 1999)
처치	황반 광응고술 연구. 맥락막 신생혈관이 있는 눈에 대해 광응고술을 사용한 집단과 그렇지 않은 집단의 비교 연구(Anonymous, 1991a).	국립 암 연구소(National Cancer Institute)는 유방암의 유방 절제술과 유방 보존수술의 결과가 다른지 연구(Poggi et al., 2003)	Allen et al.는 경심근 재혈관화 처치가 관상동맥 우회술을 받은 환자에게 추가적인 이점을 제공하는지 연구(Allen et al., 2000).
환자에 대한 상담/교육	고혈압 예방. 경증 고혈압 조절을 위한 상담이 건강행위 변화에 미친 영향 연구(Anonymous, 1990).	Teri와 Lewinsohn은 개인 또는 집단 치료 중 어떤 방법이 우울증에 더 효과적인지 연구(Teri & Lewinsohn, 1986).	Lovibond, Birrell 및 Langeluddecke는 운동에 대한 보다 개인화된 상담이 일반 상담 외에 편익을 제공하는지 연구(Lovibond, Birrell, & Langeluddecke, 1986).
조합	폐 건강 연구. 약물과 상담이 개입하지 않는 것보다 금연에 더 효과적인지 연구(Hughes, Lindegren, Con-nett, & Nides, 2004).	Veterans Affairs cooperative urologic study group. 외과적 고환 절제술과 전립선 암 치료제 비교 연구(Anonymous, 1967)	Hurt et al. 금연에 대한 단독 상담보다 상담에 부프로피온을 추가하는 것이 더 효과적인지 여부 연구(Hurt et al., 1997).

표10-4 치료 강도, 시기 또는 기간 비교 연구

	비교의 기초		
치료	강도	시기	기간
약물	재발성 심부정맥 혈전증을 예방하기 위해 집중적 대 덜 집중적인 와파린 요법 비교(Kearon et al., 2003).	소아 호흡기 감염에 대해 아목시실린과 클라불라네이트를 하루 두 번과 세 번 투여하는 것의 효과 비교(Cook, Zachariah, Cree, & Harrison, 1996).	여성의 요로 감염에 대해 항생제 투여 1일 대 5일 비교(Elhanan et al., 1994)
처치	고강도 또는 저강도 훈련이 요통에 더 효과적인지 비교(Helmhour, Harts, Staal, Candel, & de Bie, 2004).	요통을 대상으로 물리 치료를 일주일에 세 번 받는것과 두 번 받는 것의 효과를 비교(Rainville, Jouve, Hartigan, Martinez, & Hipona, 2002).	허리 통증을 완화하기 위해 다양한 기간의 전기 자극 치료의 효과 연구(Hamza et al., 1999).
환자/공급자의 상담/교육	금연에 대한 다양한 상담 강도 비교(Alterman, Gariti, & Mulvaney, 2001).	알코올 의존 치료를 받는 개인을 대상으로 금연 상담의 최적 시기 연구(Joseph, Willenbring, Nelson, & Nugent, 2002).	금연 프로그램의 기간이 금연에 미치는 영향 연구(Gilbert et al., 1992).
조합	UKPDS(UK Prospective Diabetes Study)는 당뇨병 환자를 위한 보다 집중적인 혈당 조절 요법이 당뇨병 합병증을 감소시키는지 여부 연구(Anonymous, 1998).		

새로운 치료법이 실질적인 개선을 가져올 것이라는 믿음을 가지는 것은 하나의 도전으로 다가올 것이다. 이 경우 비교를 위해 새로운 치료법 사용을 제한하는 대신 모든 사람을 위해 이를 적용해야 한다는 요구가 있을 수 있다. 에이즈 약물의 경우가 여기에 해당된다. 사람들이 죽어 가고 있었기 때문에 새로운 치료법의 효과는 대조군이 필요하지 않다고 생각되었다. 생존은 충분한 증거였다. 안타깝게도 견고한 연구 설계 없이 효능을 확립하는

것은 어려웠고, 결국 프로그램은 임상 시험으로 되돌아갔다.

반대로, 환자에게 효과가 떨어지는 치료를 제공하거나, 특히 치료가 제공되지 않는 실험을 위해 환자를 모집하는 것은 어려울 수 있다. 많은 경우, 할 수 있는 최선의 방법은 현존하는 자료로부터 비교를 이끌어 내는 유사 실험 설계를 적용하는 것이다. 이 경우에서는 다양한 연구 설계가 가능하다2장. 비록 고유의 제한점을 가지고 있지만, 기본 전략에는 역사적 대조historical contrast, 비교 집단comparison group, 그리고 프랜차이즈franchise가 있다. 역사적 대조는 전과 후의 비교이며, 개입 전후 더 많은 자료가 수집되기를 기대한다. 비교 집단은 유사한 집단들을 대상으로 서로 다른 치료를 제공한 후 그들 간의 변화를 분석한다소위 차이의 차이라고도 불림. 그리고 프랜차이즈는 표본에서 한 집단은 새로운 치료를 받고 다른 집단은 이전 처치를 받게 한다.

각 치료 방법에는 단점이 있다. 일반적으로 전향적 연구일수록 연구 설계는 더 탄탄해진다. 역사적 연구 설계historical research design는 일반적으로 관련성이 높은 세부 사항을 기록하지 못한 데이터를 이용하거나, 일관성이 낮거나 동일한 세부 사항을 기록하지 못한 기록에 의존해야 할 수 있다. 관찰 시점 사이의 자료를 표준화하기 위해 최소 공통분모lowest common denominator 접근 방식을 사용할 수 있다.

다양한 종류의 치료들로 구성된 조합도 비교할 수 있다. 예를 들어, Hurt와 동료들은 금연 상담에 부프로피온bupropion 약물을 추가하는 것이 상담만 하는 것보다 더 효과적인지 조사했다Hurt et al., 1997.

중요한 문제는 환자 치료의 결과를 비교하는 것이기 때문에 연구자는 치료가 얼마나 잘 수행되었는지를 확인할 수 있는 조치를 취해야 한다. 예컨대 연구에서 하나의 수술을 다른 것과 비교하는 경우, 연구자는 두 수술이 동일 수준의 유능한 외과의사에 의해 수행되었는지 확인하기 위한 조치를 취해야 한다. 제대로 시술되지 않은 관상동맥 우회술은 성공적으로 시술된 혈관 성형술보다 나쁜 결과를 가져올 수 있다. 외과 수술의 기술skill 차이에 의한 효과는 실험 설계를 작성하거나, 이러한 변이를 통계적으로 통제함으로써 치료 효과에서 분리될 수 있다. 실험 설계를 기반으로 하는 해결 방법으로 외과의사의 특성과 처치 유형 간에 체계적인 상관관계가 없도록 외과의사를 무작위로 배정하는 것이 있다. 통계적 해결 방법에는 어떤 의사가 수술을 수행했는지 나타내는 더미변수를 포함하는 다중 회귀 분석을 사용하거나, 이러한 외과의사의 다른 수술 결과를 기술을 나타내는 대리 변수로 사용하는 것이 포함된다. 이러한 방법을 통하여 해당 외과의사가 실험 설계에 가져오는 특별한 기술은 수술 자체의 효과에서 통계적으로 분리될 수 있다. 일부 외과의사가 한 외과적 처치에는 능숙하지만 다른 처치에서는 숙련되지 않는 경향이 있는 경우, 외과의사와 수행한 수술 간의 상호 작용을 나타내는 더미변수가 필요할 수도 있다.

논쟁의 여지가 있는 치료 요소는 환자 순응도patient adherence이다. 복용하지 않은 약은 효과가 없을 것이라는 점은 명확하다. 따라서 실제로 약물을 복용한 비율을 고려해야 한다. 그러나 약물을 복용하지 않는 이유는 약물 자체예: 맛, 부작용와 관련이 있을 수 있다. 공식적인 약물 시험에서 순응도는 개입 변수로 허용되지 않는다. 실제로 치료 의향 분석Intention To Treat, ITT을 사용하는 것에 대한 공식적인 규칙이 있으며, 이 규칙은 연구에 할당된 모든 대상자가 치료 과정을 완료하지 않았더라도 분석에 포함된다.

그럼에도 불구하고 순응도를 조사하면, 특정 약물 요법이 성공하지 못한 이유를 이해하는 데 유용할 수 있다.

질 개선

특정 치료의 사례는 질 개선과 관련하여 확인할 수 있다. 질 개선 프로젝트는 의료 서비스 제공 과정의 특정 요소에 초점을 맞추거나, 시스템 전체의 총체적인 변화를 대상으로 한다. 이러한 활동들이 어떻게 판단되어야 하는지에 대한 논란이 있다. 한 학파는 의료 서비스 개선을 위해 고안된 개입으로 간주되어야 한다고 주장한다Kane & Mosser, 2007. 다른 시각에서는 질 개선이 매우 맥락적이며, 결과에 영향을 미치는 모든 요인을 이해해야만 판단할 수 있다고 주장한다Berwick, 2008.

요약

건강 결과 연구는 치료의 효과를 확인하기 위해 고안되었으나, 종종 제대로 측정되지 않을 수 있다. 치료는 다양한 특성을 가질 수 있다. 한 번의 연구가 모든 것을 측정할 수는 없지만, 결과를 평가할 때에는 관심 있는 치료의 구성 요소를 측정하는 데 많은 노력을 기울여야 한다. 치료를 구성하는 요소에 대한 합의는 없지만, 대부분의 측정에서는 종류 및 용량에 대한 정보를 수집해야 한다그리고 아마도 지속 시간도 포함.

치료 효과에 대한 의미 있는 결론을 내리려면 연구에서 치료 및 평가에 대한 다음 세 가지 사항에 주의해야 한다:

1. 치료의 구성 요소와 그 구성 요소가 함께 어떻게 작동하는지, 관심 있는 요소가 무엇인지, 그리고 다른 방식으로 해결해야 하는 요소가 무엇인지 이해해야 한다.
2. 연구에서는 치료의 다양한 유형을 포함해야 하며, 일종의 비교 집단 또는 치료 집단 내 비교*예: 다양한 용량의 약물*도 포함해야 한다.
3. 관찰된 치료 효과는 다른 요인의 효과가 제거*또는 통제* 된 후 치료 집단과 비교 집단 간의 결과 차이라는 것으로 이해해야 한다.

REFERENCES

Allen, K. B., Dowling, R. D., DelRossi, A. J., Realyvasques, F., Lefrak, E. A., Pfeffer, T. A., et al. (2000). Transmyocardial laser revascularization combined with coronary artery bypass grafting: A multicenter, blinded, prospective, randomized, controlled trial. *J Thorac Cardiovasc Surg*, 119(3), 540–549.

ALLHAT Collaborative Research Group. (2002). Major outcomes in high–risk hypertensive patients randomized to angiotensin converting enzyme inhibitor or calcium channel blocker vs diuretic: The Antihypertensive and Lipid–Lowering Treatment to Prevent Heart Attack Trial (ALLHAT). *Journal of the American Medical Association*, 288(23), 2981–2997.

Alterman, A. I., Gariti, P., & Mulvaney, F. (2001). Short– and long–term smoking cessation for three levels of intensity of behavioral treatment. *Psychol Addict Behav*, 15(3), 261–264.

Anonymous. (1967). Treatment and survival of patients with cancer of the prostate. The Veterans Administration Co–operative Urological Research Group. *Surg Gynecol Obstet*, 124(5), 1011–1017.

Anonymous. (1990). The Hypertension Prevention Trial: Three–year effects of dietary changes on blood pressure. Hypertension Prevention Trial Research Group. *Arch Intern Med*, 150(1), 153–162.

Anonymous. (1991a). Laser photocoagulation of subfoveal neovascular lesions in age–related macular degeneration. Results of a randomized clinical trial. Macular Photocoagulation Study Group. *Arch Ophthalmol*, 109(9), 1220–1231.

Anonymous. (1998). Intensive blood–glucose control with sulphonylureas or insulin compared with conventional treatment and risk of complications in patients with type 2 diabetes (UKPDS 33). UK Prospective Diabetes study (UKPDS) Group. *Lancet*, 352(9131), 837–853.

Arrington, A. K., Jarosek, S. L., Virnig B. A., Habermann, E. B., & Tuttle, T. M. (2009). Patient and surgeon characteristics associated with increased use of contralateral prophylactic mastectomy in patients with breast cancer. *Annals of Surgical Oncology*, 16(10), 2697–2704.

Berwick, D. M. (2008). The science of improvement. *Journal of the American Medical Association*, 299(10), 1182–1184.

Boyd, C. M., Darer, J., Boult, C., Fried, L. P., Boult, L., & Wu, A. W. (2005). Clinical practice guidelines and quality of care for older patients with multiple comorbid diseases: Implications for pay for performance. *Journal of the American Medical Association*, 294(6), 716–724.

Butler, M., Forte, M., Kane, R. L., Joglekar, S., Duval, S. J., Swiontkowski, M., . . .Wilt, T. (2009). *Treatment of common hip fractures*. Rockville, MD: Agency for Healthcare Research and Quality. Available at: www.ahrq.gov/clinic/hipfractp.htm. Accessed May 3, 2010.

CIBIS–II Investigators and Committees. (1999). The Cardiac Insufficiency Bisoprolol Study II (CIBIS–II): A randomised trial. *Lancet*, 353(9146), 9–13.

Cobb, L. A., Thomas, G. I., Dillard, D. H., Merendino, K. A., & Bruce, R. A. (1959). An evaluation of internal–mammary–artery ligation by a double–blind technic. *New England Journal of Medicine*, 260(22), 1115–1118.

Cook, R. C., Zachariah, J., Cree, F., & Harrison, H. E. (1996). Efficacy of twice–daily amoxycillin/clavulanate ('AugmentinDuo' 400/57) in mild to moderate lower respiratory tract infection in children. *British Journal of Clinical Practice*, 50(3), 125–128.

Elhanan, G., Tabenkin, H., Yahalom, R., & Raz, R. (1994). Single–dose fosfomycin trometamol versus 5–day cephalexin regimen for treatment of uncomplicated lower urinary tract infections in women. *Antimicrobial Agents and Chemotherapy*, 38(11), 2612–2614.

Gilbert, J. R., Wilson, D. M., Singer, J., Lindsay, E. A., Willms, D. G., Best, J. A., & Taylor, D. W. (1992). A family physician smoking cessation program: An evaluation of the role of follow–up visits. *American Journal of Preventive Medicine*, 8(2), 91–95.

Hamza, M. A., Ghoname, E. A., White, P. E., Craig, W. E., Ahmed, H. E., Gajraj, N. M., . . .Noe, C. E. (1999). Effect of the duration of electrical stimulation on the analgesic response in patients with low back pain. *Anesthesiology*, 91(6), 1622–1627.

Helmhout, P. H., Harts, C. C., Staal, J. B., Candel, M. J., & de Bie, R. A. (2004). Comparison of a high-intensity and a low-intensity lumbar extensor training program as minimal intervention treatment in low back pain: A randomized trial. *European Spine Journal*, 13(6), 537–547.

Holtzman, J. (2005). Capturing the effects of treatment In R. L. Kane (Ed.). *Understanding health care outcomes research* (2nd ed.). Sudbury, MA: Jones and Bartlett Publishers.

Holtzman, J., Bjerke, T., & Kane, R. (1998). The effects of clinical pathways for renal transplant on patient outcomes and length of stay. *Medical Care*, 36(6), 826–834.

Holtzman, J., Saleh, K., & Kane, R. (2002). Effect of baseline functional status and pain on outcomes of total hip arthroplasty. *The Journal of Bone and Joint Surgery*, 84-A(11), 1942–1948.

Hughes, J., Lindgren, P., Connett, J., & Nides, M. (2004). Smoking reduction in the Lung Health Study. *Nicotine & Tobacco Research*, 6(2), 275–280.

Hurt, R. D., Sachs, D. P., Glover, E. D., Offord, K. P., Johnston, J. A., Dale, L. C., . . .Sullivan, P. M. (1997). A comparison of sustained-release bupropion and placebo for smoking cessation. *New England Journal of Medicine*, 337(17), 1195–1202.

Jollis, J. G., DeLong, E. R., Peterson, E. D., Muhlbaier, L. H., Fortin, D. F., Califf, R. M., . . .Mark, D. B. (1996). Outcome of acute myocardial infarction according to the specialty of the admitting physician. *New England Journal of Medicine*, 335(25), 1880–1887.

Joseph, A. M., Willenbring, M. L., Nelson, D., & Nugent, S. M. (2002). Timing of alcohol and smoking cessation study. *Alcoholism and Clinical Experimental Research*, 26(12), 1945–1946.

Kane, R. L., & Mosser, G. (2007). The challenge of explaining why quality improvement has not done better. *International Journal for Quality in Health Care*, 19(1), 8–10.

Kearon, C., Ginsberg, J. S., Kovacs, M. J., Anderson, D. R., Wells, P., Julian, J. A., . . .Gent, M. (2003). Comparison of low intensity warfarin therapy with conventional–intensity warfarin therapy for long–term prevention of recurrent venous thromboembolism. *New England Journal of Medicine*, 349(7), 631–639.

Lovibond, S. H., Birrell, P. C., & Langeluddecke, P. (1986). Changing coronary heart disease risk–factor status: the effects of three behavioral programs. *Journal of Behavioral Medicine*, 9(5), 415–437.

Lurie, N., Slater, J., McGovern, P., Ekstrum, J., Quam, L., & Margolis, K. (1993). Preventive care for women. Does the sex of the physician matter? *New England Journal of Medicine*, 329, 478–482.

Matthews, W. J., Conti, J. M., & Sircci, S. G. (2001). The effects of intercessory prayer, positive visualization, and expectancy on the well–being of kidney dialysis patients. *Alternative Therapies in Health & Medicine*, 7(5), 42–52.

Moseley, J. B., O'Malley, K., Petersen, N. J., Menke, T. J., Brody, B. A., Kuykendall, D. H., . . .Wray, N. P. (2002). A controlled trial of arthroscopic surgery for osteoarthritis of the knee. *New England Journal of Medicine*, 347(2), 81–88.

Moses, L. E., & Mosteller, F. (1968). Institutional differences in postoperative death rates. Commentary on some of the findings of the National Halothane Study. *Journal of the American Medical Association*, 203(7), 492–494.

Newhouse, J. P. (1993). *Free for all? Lessons from the RAND health insurance experiment*. Cambridge, MA: Harvard University Press.

Odderson, I. R., & McKenna, B. S. (1993). A model for management of patients with stroke during the acute phase. Outcome and economic implications. *Stroke*, 24(12), 1823–1827.

Palmer, R. F., Katerndahl, D., & Morgan–Kidd, J. (2004). A randomized trial of the effects of remote intercessory prayer: Interactions with personal beliefs on problem–specific outcomes and functional status. *Journal of Alternative & Complementary Medicine*, 10(3), 438–448.

Poggi, M. M., Danforth, D. N., Sciuto, L. C., Smith, S. L., Steinberg, S. M., Liewehr, D. J., . . .Altemus, R. M. (2003). Eighteen–year results in the treatment of early breast carcinoma with mastectomy versus breast conservation therapy: The National Cancer Institute Randomized Trial. *Cancer*, 98(4), 697–702.

Pronovost, P., Needham, D., Berenholtz, S., Sinopoli, D., Chu, H., Cosgrove, S., . .

.Goeschel, C. (2006). An intervention to decrease catheter-related bloodstream infections in the ICU. *New England Journal of Medicine*, 355(26), 2725–2732.

Rainville, J., Jouve, C. A., Hartigan, C., Martinez, E., & Hipona, M. (2002). Comparison of short- and long-term outcomes for aggressive spine rehabilitation delivered two versus three times per week. *The Spine Journal*, 2(6), 402–407.

SHEP Cooperative Research Group. (1991). Prevention of stroke by antihypertensive drug treatment in older persons with isolated systolic hypertension. Final results of the Systolic Hypertension in the Elderly Program (SHEP). SHEP Cooperative Research Group. *Journal of the American Medical Association*, 265(24), 3255–3264.

Teri, L., & Lewinsohn, P. M. (1986). Individual and group treatment of unipolar depression: Comparison of treatment outcomes and identification of predictors of successful treatment outcomes. *Behavior Therapy*, 17(3), 217–228.

CHAPTER

11

위험 요인 보정

모든 의사들은 자신이 가장 힘든 환자를 치료한다고 믿는다는 격언이 있다. 성과 평가의 결과가 보고된 후 좋지 않은 결과를 낸 의사들은 이러한 차이가 환자 구성case mix의 차이에 의한 것이라고 주장한다. 특히 실험군에 무작위로 할당되지 않는 경우, 환자 상태의 차이에 대한 우려가 발생할 수 밖에 없다.

이상적으로, 개입에 대한 평가는 환자의 특성과 시간 조건이 동일한 대조군을 이용하여 비교 평가하는 것이 필요하지만, 현실에서는 구현하기 어렵고, 이론적으로만 가능할 것이다. 대신에 집단 간에 존재하는 환자 특성의 차이를 통제하기 위한 통계적 방법에 의존해야 한다.

이 문제는 새로운 것이 아니다. 플로렌스 나이팅게일도 19세기 영국의 "106개 주요 병원"들 간의 차이에 주목했다Iezzoni, 1996년. 100년이 지난 후, 메디케어 자료를 다루는 미국 내 연구자들은 병원들 사이의 사망률에 상당한 변이가 있다는 것을 제시했다Jencks et al., 1998. 하지만 이 연구는 곧바로 동반상병comorbidity을 고려하지 않았다는 비판을 받았다Greenfield, Aronow, Elashoff, & Watanabe, 1988.

건강 결과에 대한 많은 연구들은 위험 요인 보정risk adjustment을 고려해야 한다. 진짜 문제는 얼마나 오랜 기간 동안 무엇의 위험을 보정해야 하는가이다. 이 문제에 대한 간단한 해법은 없다. 그것은 연구자의 목적에 달려 있다Iezzoni, 2003.

> "목적은…대안이 되는 도구의 타당도와 일관성을 판단하는 논리적 기준을 확립하는 것이다. 명확하게 정의된 목적이 없으면 측정은 자의적인 것이 된다."*Hornbrook, 1985*.

결과에 대한 질문에 답하려면 관심 있는 결과를 명확히 하고, 결과의 조작적 정의를 내려야 한다. 두 번째 단계는 결과 발생에 영향을 미친 요인을 확인하는 것이다. Iezzoni2003는 이 후자를 "효과성의 대수학algebra of effectiveness"이라고 불렀다. 환자의 결과는 제공된 의료 서비스와 더불어, 의료 질, 확률 요인 및 환자의 임상적 속성을 포함하는 복잡한 과정의 결과이다. 환자의 임상적 속성은 질병의 중증도, 동반상병, 및 위험 요인을 포함한다. 위험 요인 보정은 의료 서비스의 효과와 질에 대한 타당한 추론을 하기 위해 관련 환자 특성을 고려한다.

위험 요인 보정이라는 용어는 일관되지 않게 사용된다. 그것은 중증도severity, 위험risk, 환자 구성case mix, 아픈 상태Sickness, 강도intensity, 복잡성complexity, 동반상병comorbidity 및 건강 상태health status 같은 용어와 동의어로 사용되었다. 위험 요인 보정은 위험 요인의 평가에 기초하여 건강 결과를 예측하는 것을 의미한다. 다음과 같은 광범위한 요인은 위험을 반영할 수 있다.

- 나이
- 성별
- 인종과 민족
- 급성 임상적 안정성*acute clinical stability*
- 주상병*환자 구성*
- 주상병의 범위 및 중증도
- 동반상병의 범위 및 중증도*동반질환*
- 신체적 기능 상태
- 심리적, 인지적, 심리 사회적 기능 상태
- 문화적, 민족적, 사회 경제적 특성과 행동
- 건강 상태 및 삶의 질
- 결과에 대한 환자의 태도 및 선호

중증도와 동반상병

중증도와 동반상병은 밀접하게 관련되어 있지만 별개의 개념이다. 중증도는 환자의 주요 문제를 예후prognosis 측면에서 분류하는 것을 말한다. "중증도는 위험의 개념을 나타내며, 중증도가 높을수록 환자의 결과가 나쁠 가능성이 높아지는 것으로 정의된다."Iezzoni, 2003 대조적으로, 동반상병은 환자의 주요 문제를 제외하고 결과를 예측하는 데 있어 영향을 미칠 가능성이 동반되는 상태를 의미한다. 이것들은 주상병과 병인학적etiologically으로 관련이 없는 질병과 증상들이다.

중증도는 여러 가지 방법으로 정의할 수 있다. Gonella와 그의 동료들은 오랜 기간 사용된 암 병기 구분 접근법에 기초하여 다양한 질병에 대한 병기 구분 개념들을 개발했다. 첫 번째 병기는 국소적이거나 경증이었고, 마지막 병기는 죽음이었다Gonnella, Hornbrook, & Louis, 1984.

널리 사용되는 일반적 중증도 도구에는 ICU 환자의 사망 위험을 예측하기 위해 주로 생리학적 자료를 사용하는 APACHEII가 있다Knaus, Draper, & Wagner, 1985. 이 도구는 다음의 세 가지 범주의 값을 합산하여 사용한다.

- 급성 생리학 점수 *Acute Physiology score*: 생리학적 기능을 반영하는 12개 변수의 최초 24시간 동안 좋지 않은 측정값, 그리고 각 변수에 할당된 가중치
- 나이 *Age*
- 만성 건강 평가 *Chronic Health Evaluation*

특정 환자 집단을 위해 설계된 또 다른 일반적 위험 측정 도구에는 반복적인 입원 확률(P_{ra})이 있다. 이 측정 도구는 종합적인 노인성 평가에서 혜택을 받을 수 있는 노인환자를 식별하기 위해 개발되었다. 4년 이내에 반복적인 입원, 건강 관련 서비스 이용 등을 예측한다. 환자 자신이 평가

한 건강 수준, 장애, 질병 및 기존 의료 서비스 이용에 대한 환자 보고서에서 도출된 정보를 사용한다Boult et al., 1993; Boult, Pacala, & Boult, 1995; Pacala, Boult, & Boult, 1995.

널리 사용되는 진단-특이적 중증도 도구에는 DRG가 있으며, 메디케어는 DRG를 병원 입원 환자에 대한 보상 방법으로 사용한다. 이것은 관련 진단과 쉽게 이용할 수 있는 행정 자료를 비롯하여, 병원의 입원 기간 정보를 활용한다. 또한, 이것은 유사한 임상 특성 및 의료 서비스 이용 양상을 가진 환자로 분류한다. 주진단명을 주요 집단으로 분류하고, 동반상병을 하위 집단으로 분류한다. 그런 다음, 처치와 환자 연령을 사용하여 집단을 세분화한다. DRG는 진료비 보상을 주목적으로 설계되어, 위험 요인 보정 기능에 제한적이다.

진단-특이적 중증도

진단-특이적 중증도를 측정하는 데 자주 사용되는 도구로 미국 심장 협회American Heart Association, AHA의 뇌졸중 결과 분류 체계Kelly-Hayes et al., 1998가 있다. 이 도구는 운동motor, 감각sensory, 시각vision, 언어language, 인지cognition 및 정서affect의 여섯 가지 임상 영역을 중심으로 작성된다. 각 영역은 손상의 빈도와 중증도 측면에서 문서화되며, 환자는 손상된 영역 수, 중증도 및 기능 분류에 따라 분류된다.

캐나다 신경계 척도Canadian Neurological Scale (CNS); Cote et al., 1989; Cote, Hachinski, Shurvell, Norris, & Wolfson, 1986는 정신 상태 및 운동 기능의 평가에 초점을 맞춘 대안적인 도구다. CNS는 환자의 결과를 예측하고 급성 뇌졸중예: 의식, 마비 및 언어 장애에 특화된 증상의 존재를 확인하며, 점수는 각 평가 영역 내의 개별 문항들의 점수를 합산하여 계산한다표 11-1.

표 11-1 캐나다 신경계 척도

정신 상태		점수
의식 수준	기민한 졸린	3.0 1.0
지남력(指南力)	지남력이 있는 지남력이 없는/na	1.5 0.0
말하기	정상 표현 결핍 수용 결핍	1.0 0.5 0.0
운동 기능: 이해력 결핍이 없는 경우		
운동 기능	약함weakness	점수
얼굴	없음 있음	0.5 0.0
팔: 근위부	없음none 경미한mild 중대한significant 전체total	1.5 1.0 0.5 0.0
팔: 원위부	없음 경미한 중대한 전체	1.5 1.0 0.5 0.0
다리: 근위부	없음 경미한 중대한 전체	1.5 1.0 0.5 0.0
다리: 원위부	없음 경미한 중대한 전체	1.5 1.0 0.5 0.0
운동 기능: 이해력 결핍이 있는 경우		
운동 기능	약함	점수
얼굴	대칭적 비대칭적	0.5 0.0

팔	균등 불균등	1.5 0.0
다리	균등 불균등	1.5 0.0

na: not applicable

진단–특이적 중증도 도구에 대한 보다 복잡한 접근법의 또 다른 예는 허리 통증의 유형방사통 대 국소 요통이 있으며, 이전의 허리 통증 이력허리 통증 이력 대 허리 통증 이력 없음 대 허리 수술 이력, 및 요통을 경험한 기간6주 미만, 6주 이상을 통합한 요통 분류 체계에서 볼 수 있다.

- **등급 I** - 방문 날짜에 허리 통증과 국소 요통의 이력이 없음.
- **등급 II** - 방문 날짜에 허리 통증과 방사통의 이력이 없음.
- **등급 III** - 방문 날짜에 허리 통증, 국소적 또는 방사통의 병력, 그리고 6주 미만의 현재 허리 통증.
- **등급 IV** - 방문 날짜에 허리 통증, 국소적 또는 방사통의 병력, 그리고 6주 이상의 현재 허리 통증.
- **등급 V** - 한 번 이상의 허리 수술.

일반적 동반상병 측정 도구

동반상병은 환자가 가지고 있는 각 진단명을 나열하고 각 진단명에 대한 더미변수즉, 있음, 없음를 만들어 간단히 표현할 수 있지만, 많은 변수를 필요로 한다. 때때로 연구자는 단순히 자신이 가장 중요하다고 느끼는 상병들로 제한할 수도 있다. 목록에 포함될 수 있는 상병으로는 대표적으로 천식, 울혈성 심부전, 협심증, 심근경색, 당뇨병, 고혈압, 암, 무릎 통증, 골관절염, 시각 장애, 청각 장애가 있지만, 마지막 두 개의 상병은 일부 결과에 영향을 미치지 않을 수 있다.

때때로 연구자는 단순히 동반상병 개수를 계산해서 각각의 동반상병에 동일한 가중치를 부여할 수 있다. 아마도 가장 흔하게 사용되는 동반상병 측정 도구는 가중치가 부여된 동반상병 점수를 만든 Mary Charlson에 의해 개발되었다. 그녀는 원래 병원 내 사망에 대한 여러 증상의 위험을 추정했는데, 계산 과정에서 산출된 계수를 가중치의 기초로 사용했다Charlson, Pompey, Ales, & MacKenzie, 1987.

Charlson 동반상병지수comorbidity index는 상대위험도에 기초한 가중치를 23개의 가능한 질병지수의 수정으로 인해 증상 수가 약간 변동에 할당하고, 개별 가중치를 합한 것에 기초하여 최종 지수가 생성된다. 전체 점수는 1년 사망률의 증가 가능성을 나타낸다표 11-2.

표 11-2 Charlson 동방상병지수 가중치

가중치	질병
1	심근경색, 울혈성 심부전, 말초혈관 질환, 뇌혈관 질환, 치매, 만성 폐 질환, 결합조직 질환, 궤양 질환, 경증 간 질환, 당뇨병, 류마티스병
2	반신 마비, 중등 또는 중증 신장 질환, 종말기관 손상이 있는 당뇨병, 모든 종양, 백혈병, 림프종
3	중등 또는 중증 간질환
6	전이성 고형종양, 후천성 면역 결핍 증후군

이후 Charlson과 다른 연구자들은 외래 진료에 대해 가중치가 반영된 동반상병지수를 개발하기 위해 동일한 접근법을 사용했다Charlson et al., 2008; D'Hoore, Sicotte, & Tilquin, 1993; Deyo, Cherkin, & Ciol, 1992; Romano, Roos, Luft, Jollis, & Doliszny, 1994.

다음 단계는 의무 기록 검토에서 청구 자료 같은 행정 자료를 이용하는 것으로 발전했다. 표 11-3은 행정 자료에 Charlson 동반상병지수를 적

용한 세 가지 적용 사례를 비교하고 있으며, 표에서 보는 바와 같이 각 접근 방식은 조금씩 다르다.

Charlson 동반상병지수를 구성하는 데 사용된 동반상병 목록은 30개의 진단 하위 집단을 포함하는 것으로 확장되었다Elixhauser, Steiner, Harris, & Coffey, 1998. Elixhauser 동반상병지수는 보건 의료 연구 및 역학 연구에서 널리 사용되고 있으며, Charlson 동반상병지수와 비교했을 때 다양한 질병과 결과에 걸쳐 더 폭넓게 적용할 수 있다. ICD−9에서 ICD−10으로 행정 자료의 코딩 체계가 변경되었을 때, Charlson과 Elixhauser 동반상병지수는 모두 예측 타당도를 가지는 것으로 평가되었다Li, Evans, Faris, Dean, & Quan, 2008.

표 11-3 ICD-9-CM 청구 자료를 사용한 Charlson 동방상병지수의 세 가지 유형 비교

가중치	진단 범주	Deyo	Romano	D'Hoore
1	심근경색	410.xx, 412*	410.xx, 412*	410, 411
	울혈성 심부전	428.x	402.01, 402.11, 402.91, 425.x, 428.x, 429.3	398, 402, 428
	말초혈관 질환	443.9*, 441-441.9*, 785.4*, V43.4*, 38.48	440.x*, 441.x*, 442.x*, 443.1-443.9*, 447.1*, 785.4*, 38.13-38.14*, 38.16*, 38.18*, 38.33-38.34, 38.36*, 38.38*, 38.43-38.44*, 38.46*, 38.48*, 39.22-39.26*, 39.29*	440-447
	치매	290.x	290.x*, 331-331.2*	290, 291, 294

1	뇌혈관 질환	430-438	362.34, 430-436, 437-437.1, 437.9, 438, 781.4, 784.3, 997.0, 38.12, 38.42	430-433, 435
	만성 폐 질환	490-496*, 500-505*, 506.4*	415.0*, 416.8-416,9*, 491.x-494.x*, 496	491-493
	결합조직 질환	na	na	710, 714, 725
	류마티스병	710.0*, 710.1*, 710.4*, 714-714.2*, 714.81*, 725*	na	na
	궤양	531-534.9, 531.4-531.7, 532.4-532.7, 533.4-533.7, 534.4-534.7	531.xx-534.xx	531-534
	경증 간 질환	571.2*, 571.5*, 571.6*, 571.4-571.49*	571.2*, 571.5-571.6*, 571.8-571.9*	571, 573
	당뇨병	250-250.3, 250.7	250.0x-250.3x*	na
2	반신 마비	344.1*, 342-342.9*	342.x, 344.x	342, 434, 436, 437
	중등 또는 중증 신장 질환	582-582.9*, 583-583.7*, 585*, 586*, 588-588.9*	582-586*, 42.0*, 45.1*, 56.x*, 39.27*, 39.42*, 39.9-39.95*, 54.98*	403, 404, 580-586
	합병증을 동반한 당뇨병	250-250.3, 250.7,* 250.4-250.6*	250-250.3, 250.7*, 250.4-250.6*	250
	백혈병과 림프종을 포함한 모든 종양	140-172.9, 174-195.8, 200-208.9	140-171.x,* 174.x-195.x,* 200.xx-208.x,* 273.0,* 273.3,* 10.46,* 60.5,* 62.4-62.41*	140-195
	백혈병	na	na	204-208

2	림프종	na	na	200, 202, 203
3	중등 또는 중증간질환	572.2-572.8*, 456.0-456.2x*	572.2-572.4*, 456.0-456.2x*, 39.1*, 42.91*	070, 570, 572
6	전이성 고형종양	196-199.1	196-199.1	196-199
	후천성 면역 결핍증후군	042.0-44.9	na	na

* 최초(index) 또는 이전 입원 중에 있는 경우 포함.
na: not applicable

각 동반상병의 중증도가 다를 수 있다는 것을 깨닫게 되면 동반상병 문제는 더욱 복잡해진다. 동반상병은 중증도에 따라 분류될 수 있다. 초기 연구는 동반상병의 중증도를 측정하려고 시도했지만, 이러한 접근 방식은 너무 복잡했기 때문인지 일반적인 상황에 적용하는 것에는 실패했다Greenfield, Apolone, McNeil, & Cleary, 1993; Kaplan & Feinstein, 1974; Linn, Linn, & Gurel, 1968.

동반상병과 합병증을 구별하는 것은 중요하다. 연구 대상이 되는 질병의 에피소드가 시작될 때 동반상병은 존재하지만, 합병증은 질병의 에피소드 중간에 발생한다. 불행히도 대부분의 행정 자료는 이 두 가지 유형을 구별하지 못하므로, 치료의 중요한 차이를 보정하는 데 제한이 있다.

메디케어는 구별의 중요성을 인정하고, 현재 병원 내에서 발생한 질환hospital acquired conditions에 대한 규정된 목록을 별도로 작성할 것을 요구하고 있다. 그들은 더 이상 부적절한 치료의 결과일 가능성이 있는 질환으로 인한 환자 중증도의 증가를 허용하지 않는다. 당뇨병의 경우, 위험 요인 보정에 포함되는 많은 진단명은 질병의 잠재적 합병증예: 말기 신경증, 망막병증, 신경병증이며, 이는 특히 Charlson 동방상병지수에 포함된 일부 진단에 해당된다. 당뇨병의 경우, 연구자는 이러한 3대 합병증triopathy을 당뇨병의 중증도 도구로 사용할 수 있다.

동반상병을 왜 측정해야 하는가? 또는 질병의 중증도

선택 편향의 통제

본질적으로, 환자 특성의 보정은 선택 편향에 대처하기 위한 것을 나타낸다2장 및 3장. 다양한 질병의 존재를 보정하는 것은 공정한 평가를 위한 방법 중의 하나다. 그림 11-1이 시사하는 바와 같이, 중증도와 동반상병은 치료의 선택과 결과 모두에 영향을 미칠 수 있다. 이 문제는 역학 연구에서 교란confounding이라고도 한다. 이것을 바라보는 또 다른 방법은 치료가 질병의 중증도에 따라 집단별로 차등적으로 분포되어 있다는 것이다. 교란에는 두 가지 조건이 필요하다. (1) 질병의 중증도는 결과와 관련이 있고, (2) 질병의 중증도는 치료와 관련이 있지만, 치료의 결과는 아니다즉, 치료의 중간 변수나 합병증은 아니다가 그것이다.

그림 11-1 선택 편향의 통제

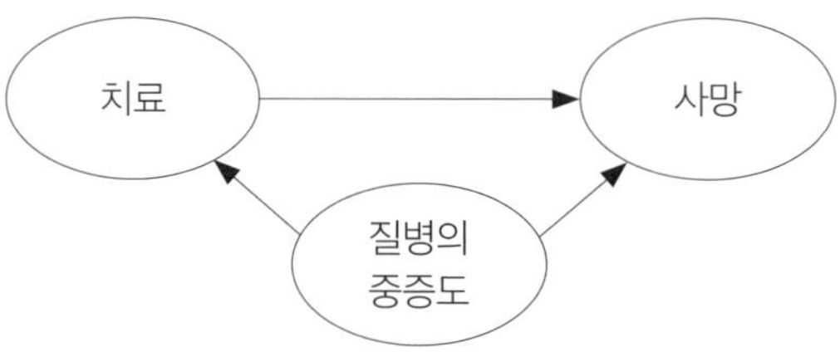

결과 예측의 개선

선택 편향이 문제가 되지 않는다고 가정하는 무작위 대조 시험에서도 환자 구성 차이를 통제하거나 다루는 것은 가치가 있다그림 11-2. 질병의 중증도를 설명하는 것은 질병의 중증도를 통제하는 데 있어 다른 독립적인 위험 요인의 영향을 나타낼 수 있다. 일반적으로 연령과 성별이 포함된다.

이러한 요인들은 건강 결과와 관련이 있지만, 어떤 환자가 치료를 받는지에는 영향을 끼치지 않는다. 일반적으로 이러한 요인을 포함하면 위험 요인 보정방법의 정밀도가 향상된다. 이 시나리오에서 질병의 중증도는 치료-결과 관계의 교란 요인이 아니며, 직접적인 역할을 하는 것으로 고려된다.

그림 11-2 결과 예측의 개선

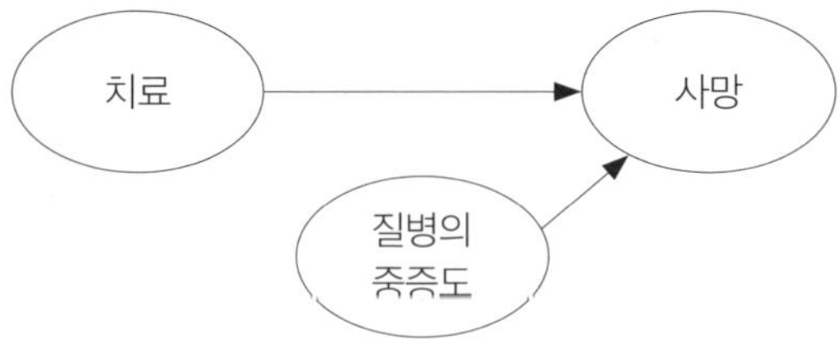

하위 집단 분석

중증도에 따라 정의된 치료별 하위 집단의 효과를 별도로 조사하는 것은 유용할 것이다. 임상의는 특정 환자에 대한 한 가지 치료법이 다른 것과 비교하여 더 효과적이라고 생각할 수 있다. 질병의 중증도는 환자가 치료에 호의적으로 반응하는 것에 영향을 미칠 수 있다그림 11-3. 하위 집단 분석을 통해 특정 환자에 대한 치료 효과를 평가할 수 있다. 우리는 이러한 유형의 분석을 상호 작용 효과를 찾는 것으로 설명한다. 분석 모델에 상호 작용 항을 포함시키거나, 각 하위 집단을 개별적으로 분석할 수 있다.

그림 11-3 하위 집단 분석을 위한 근거 형성

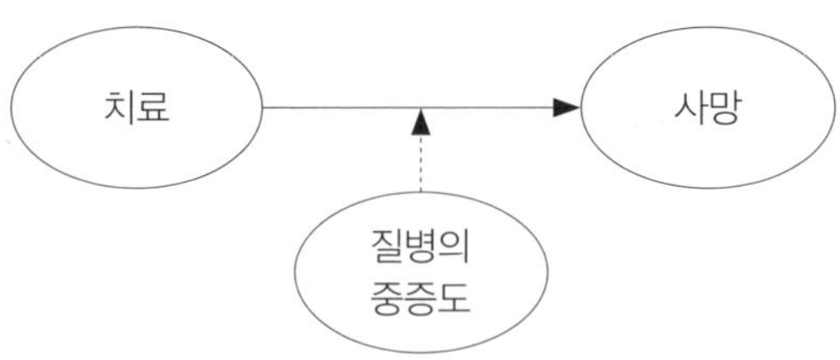

자료원

위험 요인 보정의 기초가 되는 자료는 여러 자료원에서 얻을 수 있다. 가장 많이 사용되는 두 가지 자료원은 의무 기록과 행정 자료이며, 각각은 장점과 단점을 가지고 있다. 먼저, 의무 기록은 상세한 정보를 제공하지만, 반드시 일관되게 작성된 것은 아니다. 또한, 필요한 정보를 추출하기 위해서는 상당한 노력이 필요하다. 이와는 대조적으로, 일반적으로 행정 자료인 청구 자료는 체계적인 코딩 시스템을 사용하며 사용하기 쉽다. 표준 코드 시스템으로는 국제 질병 분류 9차 개정ICD-9-CM, CPTCurrent Procedural Terminology 및 DRG가 있다. 청구 자료는 수익을 극대화하기 위해 만들어졌다는 점을 명심해야 한다. 따라서 진단명은 보상이 가장 높게 이루어진 것으로 선택될 수 있다. 또한, 행정 자료에 기록된 진단명 개수와 정밀도에 큰 차이가 있을 수 있다.

일부 연구자들은 환자가 가지고 있는 질병에 대한 대리 측정 도구로서 처방된 약물을 사용하는 방법을 개발해 왔다. 그러나 어떤 약물들은 다양한 질병을 치료하는 데 쓰일 수 있기 때문에 처방된 약물을 대리 측정 도구로 사용하기 어려울 수 있다.

NDCNational Drug Code는 두 가지 목적으로 사용되어 왔다. 첫 번째는 예를 들어, 인슐린 사용을 당뇨병 측정 도구로 사용함으로써 특정 질병에 걸릴 확률이 높은 개인을 식별하거나 추적하는 것이다. 동일한 약물이 복수의 질병 치료에 사용될 수 있을 때에는 진단명을 대신하여 약물을 사용하는 데 어려움이 발생한다. 다른 용도는 알려진 증상의 중증도를 대략적으로 평가하는 것이다. 예컨대 당뇨병 중증도 수준을 반영하기 위하여 경구 저혈당과 인슐린을 포함한 경구 저혈당을 구분하여 사용하는 것이 그것이다. 후자의 예는 결함은 있지만, 임상 자료가 없는 경우 기초적인 지표를 제공한다.

위험 요인 보정 방법 선택 시 고려 사항

많은 연구에서 위험 요인 보정은 주로 이용 가능한 변수를 사용하여 직관적으로 처리된다. 그러나 좋은 위험 요인 보정은 신중한 접근 방법이 필요하다. 위험 요인 보정 방법을 개발하는 것은 어렵지만, 몇 가지 기본 원칙이 도움이 될 수 있을 것이다.

1. *위험 요인 보정의 목적.* 본 장의 서두에서 언급한 바와 같이, 위험 요인 보정의 역할은 분석 목적과 제시된 질문에 따라 달라진다. 위험 요인 보정 방법이 결과연구에 적합한가? 위험 요인 보정 방법이 부적절하게 적용되었는가?

2. *위험 요인 보정에 대한 진단의 상대적 중요성.* 일반적인 접근 방식은 간단하지만 임상의가 요구하는 임상적 신뢰도는 부족하다. 진단의 중요성은 결과에 따라 차이가 있다는 것이 관찰되었다. 신체적 기능 같은 일반적 상태의 경우 환자의 기저 기능이 환자의 진단 상태보다 예측에 있어 더 중요하다. 그러나 위험 요인 보정에 대한 이러한 접근 방식은 임상의에게 의학적 의미가 부족할 수 있다. 위험 요인 보정에 대한 방법론적 측면에서 합의가 되지 않을 경우, 임상의는 위험도의 차이에 대한 보정 효과에 대해 비판적일 수 있다. 위험 요인 보정은 통계적 과정으로 간주될 수 있지만, 방법론의 임상적 타당도를 고려하지 않을 경우 임상의는 보고된 결과에 대하여 방어적 태도를 취할 수 있다. 일부 난해한 변수에 대해 보정하지 못한 연구 결과에 이의를 제기하는 비평가*일반적으로 연구를 잘하지 못한 사람*에게 대응할 수 있도록 위험 요인 보정에 많은 주의를 기울일 것을 권한다. "우리는 그것을 살펴봤지만 아무런 차이가 없었다."

3. *자료 관련 고려 사항.* 필요로 하는 자료는 위험 요인 보정의 초기 단계에서 중요한 고려 사항이다*즉, 자료의 획득, 자료의 출처 및 접근성*. 자료의 출처는 다음과 같다.

   1차 자료는 명시적으로 위험 요인 보정의 목적을 위해 수집되며, 1차 자료에는 의무 기록 또는 환자가 작성한 설문 자료가 포함될 수 있다. 매우 상세한 자료를 수집할 수 있지만, 연구자는 다음을 고려해야 한다:

- 의무 기록 또는 환자 설문 중 어느 것을 사용하든지 연구 변수에 대한 조작적 정의
- 자료의 완결성, 정확성 및 체계성 결여*차트인 경우*에 대한 대응
- 수집된 정보의 신뢰도 질문에 대한 적절한 대응*자가 보고 조사도구는 신뢰할 수 없을 수 있고, 의무 기록에서 요약된 자료는 평가자 간의 일치도에 차이가 있을 수 있음.*
- 예를 들어, 의무 기록이 환자의 전체 특성을 반영하지 않을 수 있으므로, 해당 자료의 출처로부터 수집된 자료에 내재된 편향에 대한 대응

2차 자료는 대표적으로 청구 자료 같은 행정 자료가 가장 잘 알려져 있다. 예로는 Uniform Billing Form*UB-92*, HCFA 1500의 자료가 있다. 연구자는 다음 사항에 세심한 주의를 기울여야 한다.

- 자료의 완결성
- 코딩 관행의 차이
- 이러한 자료는 진료비 청구를 목적으로 만들어졌기 때문에 의심스러운 점이 있을 수 있음
- 관리 의료/인두제 보험에서 상세하게 수집될 가능성이 적음

위험 요인 보정 방법은 다른 조사 도구에 적용되고 있는 것들과 동일한 고려 사항을 포함해야 한다. 신뢰할 수 있는 의무 기록과 행정 자료는 위험 요인 보정 방법의 잠재적 유용성에 기여하며, 신뢰도의 원천은 다음과 같다.

- 자료 요소*data elements*와 관련된 정의의 명확성
- 자료 요소의 조작적 정의
- 차트의 검토 범위, 적격성, 완결성 및 구성
- 의무 기록 검토자에 대한 교육
- 의무 기록을 검토하기 위한 환경*예: 무릎 위, 부적절한 조명*

4. ***경쟁 위험 요인****competing risks*의 역할. 위험 요인 보정 방법은 어느 수준까지 위험 요인을 고려해야 하는가? DRG 같은 많은 방법들이 비용 측면에서 유사성이 있는 사례를 집단화하지만, 부적절하거나 전체 비용에 기여할 수 있는 다른 처치는 무시된다.

통계적 성능: 위험 요인 보정 모델의 평가

위험 요인의 가치는 관심 대상인 결과를 예측하는 능력에 있다. 통계 모델의 선택은 평가되는 결과의 유형에 따라 달라진다. 연속 변수 형태의 위험 요인을 예측하는 것은 일반적으로 일반선형모델이다.

$$Y_i = a + \Sigma_j b_j X_{ij}$$

여기서 예측된 결과는 독립 변수즉, 위험 요인와 연관된 절편 및 회귀계수의 함수이다.

결정계수 coefticient of determination 는 결과가 연속형 변수인 경우 모델 성능에 대한 표준 지표이다.

이상점outliers의 포함 또는 제외. 통계 모델의 전체 성능은 이상점이 모델에 포함되었는지 또는 제외되었는지 여부에 따라 달라질 수 있다. 일반적으로 이상점이 포함되어 분석될 때 결정계수가 더 높다. 결정계수는 값이 높은 경우와 낮은 경우를 구별하는 모델의 능력에 대한 정보를 거의 제공하지 않는다. lezzoni2003가 제안한 한 가지 접근법은즉, 상위 10%와 하위 10%에서 실제 평균과 예측 평균을 조사하는 것이다. 비ratio 값이 클수록 일반적으로 판별 능력이 더 높다는 것을 의미한다.

임상의에게 중요한 결과는 수술 후 30일 이내 사망, 치료 후 합병증 발생 및 입원 등과 같이 이분형 변수의 형태를 가진다. 이분형 결과를 예측하는 모델의 성능은 연속형 변수를 사용하는 통계 모델에 사용되는 방법과 다르다. 하나의 접근 방식은 검사의 타당도를 평가하는 데 사용된 것과 동일한 방법을 사용하는 것이다. 그림 11-4는 예측된 결과를 실제 결과와 비교하는 분석 방법이다.

이분형 모델의 성능을 평가하기 위해 민감도와 특이도 접근법을 사용하는 주요 문제는, 앞서 논의한 도구예: CES-D, SPMSQ와 마찬가지로 절단점 cut-point을 선택해야 한다는 것이다.

그림 11-4 이분형 결과와 예측의 비교

	참값	
예측값	사망	생존
사망	진양성 a	위양성 b
생존	위음성 c	진음성 d

절단점을 선택하는 것은 거의 명확한 작업이 아니다. 여기에는 일반적으로 사용자가 원하는 포함/제외 기준에 대한 특성과 자원 가용성 같은 속성 간의 절충이 포함된다. 많은 위험 요인 보정 방법은 각기 다른 절단점을 사용한다.

로지스틱 회귀 분석은 이분형인 건강 결과 자료를 모델화하는 데 가장 널리 사용되는 접근법이다. 이러한 모델은 위험의 로짓logit을 사용하여 관측된 결과를 모델의 예측값과 비교함으로써 평가된다. 로짓 함수는 다음 공식으로 표현된다.

$$P_i = \frac{1}{1 + \bar{e}^{(\alpha+\beta 1xi1+...+\beta k\,xik)}}$$

여기서, 모델에 의해 예측된 결과의 확률은 위험 요인의 선형결합으로 이루어진 함수이다.

• 모델의 우수성은 모델이 자료에 얼마나 적합한지와 모델이 결과의 확률이

높은 것과 낮은 것을 얼마나 잘 판별하는지 여부를 바탕으로 평가된다. 이는 각각 모델의 교정과 판별로 정의된다.

- 모델 교정 *calibration* - 예측값의 평균이 실제값의 평균과 일치하도록 하는 것.
- 모델 판별 *discrimination* – 연구 대상 결과를 가진 사람들에서 높은 확률로 결과를 예측하는 정도.

잘 교정된 모델을 갖는 것이 좋겠지만, 판별이 더 중요하다. 두 가지 서로 다른 위험 요인 보정 방법의 경우를 생각해 본다면, 하나는 잘 교정되었고, 다른 하나는 예측이 완벽했다. 일반적인 사례에서, 주요 우울증의 발생률은 약 15%이다. 위험 요인 보정 방법이 진료 현장에서 모든 사람에게 주요 우울증 발생률을 15% 확률을 할당하면 완벽하게 교정되지만, 주요 우울증이 있는 환자와 주요 우울증이 없는 환자를 판별하기는 어려울 것이다. 위험 요인 보정 방법이 우울증을 가진 환자에게는 예측 위험 50%를 부여하고, 우울증에 걸리지 않은 환자에게는 40%라는 예측 위험을 부여한다면 당신의 위험 요인 보정 방법이 예측에서 완벽하다고 볼 수 있다. 그러나 후자는 집단의 위험 정도를 과대평가하기 때문에 잘 교정되지 않았다고 할 수 있다. 일반적으로 교정은 수정될 수 있지만, 판별에서는 매우 어렵다.

대부분의 통계 프로그램에서, 판별력은 c–통계량을 사용하여 계량화된다. c–통계량은 수신자 조작 특성 곡선 안의 영역과 동일하다. 일반적으로 적절한 판별력을 위해서는 로지스틱 회귀 분석에서 0.70 이상의 c–통계량이 필요하다. 모델 교정에는 일반적으로 Hosmer & Lemeshow 적합도 검정이 사용된다Hosmer & Lemeshow, 1980. 이 검정은 자료를 위험의 십분위로 배열한 후, 카이제곱 검정을 사용하여 십분위에서 관측된 비율과 예상되는 비율에 유의한 차이가 있는지 계산한다. 음의 통계량 또는 p값이 0.05보다 크면 적합하거나 잘 교정된 모델로 판단한다.

요약

위험 요인 보정은 비교의 공정성을 극대화하기 위해 평가 대상을 비교 가능하게 만드는 데 있어 중요하다. 보정 행위는 궁극적인 목표를 염두에 두고 사려 깊게 이루어져야 한다. 대부분의 관심은 중증도와 동반상병에 대한 보정에 집중되어 있다. 중증도와 동반상병은 다르지만 잠재적으로 관련된 개념이다. 환자가 치료할 때 가지고 있는 동방상병과 치료를 받는 과정 또는 개입 후에 발생하는 합병증과 구별하는 것이 중요하다. 후자는 결과이며 조정해서는 안 된다.

REFERENCES

Boult, C. , Dowd, B., McCaffrey, D., Boult, L., Hernandez, R., & Krulewitch, H. (1993). Screening elders for risk of hospital admission. *Journal of the American Geriatrics Society*, 41, 811–817.

Boult, C., Pacala, J. T., & Boult, L. (1995). Targeting elders for geriatric evaluation and management: Reliability, predictive validity and practicality of a questionnaire. *Aging: Clinical and Experimental Research*, 7(3), 159–164.

Charlson, M. E., Charlson, R. E., Peterson, J. C., Marinopoulos, S. S., Briggs, W. M., & Hoffenberg, J. P. (2008). The Charlson comorbidity index is adapted to predict costs of chronic disease in primary care patients. *Journal of Clinical Epidemiology*, 61(12), 1234–1240.

Charlson, M. E., Pompei, P., Ales, K. L., & MacKenzie, C. R. (1987). A new method of classifying prognostic comorbidity in longitudinal studies: Development and validation. *Journal of Chronic Diseases*, 40, 373–383.

Cote, R., Battista, R. N., Wolfson, C., Boucher, J., Adam, J., & Hachinski, V. (1989). The Canadian Neurological Scale: Validation and reliability assessment. *Neurology*, 39(5), 638–643.

Cote, R., Hachinski, C., Shurvell, B. L., Norris, J. W., & Wolfson, C. (1986). The Canadian Neurological Scale: A preliminary study in acute stroke. *Stroke*, 17(4), 731–737.

D'Hoore, W., Sicotte, C., & Tilquin, C. (1993). Risk adjustment in outcome assessment: the Charlson comorbidity index. *Methods of Information in Medicine*, 32(5), 382–387.

Deyo, R. A., Cherkin, D. C., & Ciol, M. A. (1992). Adapting a clinical comorbidity index for use with ICD–9–CM administrative databases. *Journal of Clinical Epidemiology*, 45(6), 613–619.

Elixhauser, A., Steiner, C., Harris, D. R., & Coffey, R. M. (1998). Comorbidity measures for use with administrative data. *Med care*, 36(1), 8–27.

Gonnella, J. S., Hornbrook, M. C., & Louis, D. Z. (1984). Staging of disease: A case–mix measurement. *Journal of the American Medical Association*, 251(5), 637–644.

Greenfield, S., Apolone, G., McNeil, B. J., & Cleary, P. D. (1993). The importance of co–existent disease in the occurrence of postoperative complications and one–year recovery in patients undergoing total hip replacement. Comorbidity and outcomes after hip replacement. *Medical Care*, 31(2), 141–154.

Greenfield, S., Aronow, H. U., Elashoff, R. M., & Watanabe, D. (1988). Flaws in mortality data: The hazards of ignoring comorbid disease. *Journal of the American Medical Association*, 260, 2253–2256.

Hornbrook, M. C. (1985). Techniques for assessing hospital case mix. *Annual Review of Public Health*, 6, 295–324.

Hosmer, D. W., & Lemeshow, S. (1980). Goodness–of–fit test for the multiple logistic regression model. *Communications in Statistics in Theoretical Methods*, 10, 1043–1069.

Iezzoni, L. I. (1996). 100 apples divided by 15 red herrings: A cautionary tale from the mid–19th century on comparing hospital mortality rates. *Annals of Internal Medicine*, 124(12), 1079–1085.

Iezzoni, L. I. (2003). *Risk adjustment for measuring health care outcomes* 3rd edition. Ann Arbor, MI: Health Administration Press.

Jencks, S, E, Daley, J., Draper, D., Thomas, N., Lenhart, G., & Walker, J. (1988). Interpreting hospital mortality data: The role of clinical risk adjustment. *Journal of the American Medical Association*, 260, 3611–3616.

Kaplan, M. H., & Feinstein, A. R. (1974). The importance of classifying initial co–morbidity in evaluation the outcome of diabetes mellitus. *Journal of Chronic Diseases*, 27(7–8), 387–404.

Kelly–Hayes, M., Robertson, J. T., Broderick, J. P., Duncan, P. W., Hershey, L. A., Roth, E. J., . . .Trombly. C. A. (1998). The American Heart Association Stroke Outcome Classification: executive summary. *Circulation*, 97(24), 2474–2478.

Knaus, W. A., Draper, E. A., & Wagner, D. P. (1985). APACHE II: A severity of disease classification system. *Critical Care Medicine*, 13, 818–829.

Li, B., Evans, D., Faris, P., Dean, S., & Quan, H. (2008). Risk adjustment performance of Charlson and Elixhauser comorbidities in ICD–9 and ICD–10 administrative databases. BMC *Health Services Research*, 8(12), 1–7.

Linn, B. S., Linn, M. W., & Gurel, L. (1968). Cumulative illness rating scale. *Journal of the American Geriatrics Society*, 16(5), 622–626.

Pacala, J. T., Boult, C., & Boult, L. (1995). Predictive validity of a questionnaire that identifies older persons at risk for hospital admission. *Journal of the American Geriatrics Society*, 43, 374–377.

Romano, P. S., Roos, L. L., Luft, H. S., Jollis, J. G., & Doliszny, K. (1994). A comparison of administrative versus clinical data: coronary artery bypass surgery as an example. Ischemic Heart Disease Patient Outcomes Research Team. *Journal of Clinical Epidemiology*, 47(3), 249–260.

CHAPTER

12

건강 결과 및 자료 수집 방법

건강 결과 연구를 위한 자료는 다양한 출처에서 수집된다. 일반적으로 결과연구를 수행하기 위한 자료는 다음 세 가지 범주 중 하나로 분류한다.

1. 자가 보고self-report
2. 임상 자료clinical data
3. 행정 자료administrative data

모든 형태의 측정과 마찬가지로, 결과 자료의 각 출처는 장점과 단점뿐만 아니라 잠재적인 오류도 있다. 자가 보고 자료는 설문 조사, 개인 인터뷰 및 웹 조사 등을 통해 얻을 수 있다. 응답자들의 건강에 대한 인식은 이 중 오직 자가 보고를 통해서만 얻을 수 있다. 앞 장에서 논의된 건강 설문 조사는 이러한 측정 도구의 예이다.

반면에, 임상 자료는 개인의 진료 과정에서 수집된 정보로서, 자료들이 체계적으로 수집되지 않는다. 예전에는 임상 자료가 종이로 된 의무 기록에 저장되었다. 환자의 건강 상태와 진료에 관한 공급자의 기록에는 의료보험 양도 및 책임에 관한 법Health Insurance Portability and Accountability Act, HIPPA에 따른 진료에 대한 승인 및 처치에 대한 동의서 같은 행정 문서, 진단 검사 결과, 그리고 실험실 분석값 등이 간략하게 기록되어 있다. 최근 몇 년 동안은 전자 문서 형태로 기록 및 저장되고 있다.

전자 의무 기록Electronic Medical Record, EMR은 임상 자료의 생성, 자료 저장 및 검색을 보다 편리하게 했지만, 전자 의무 기록 또한 종이 기록과 동일한 몇 가지 문제를 가지고 있다예: 필요한 정보를 항상 제공하지 않으며, 표준화된 형식으로 기록되지 않음. 또한 전자 의무 기록 개발에 상당한 비용이 발생하며, 자료 검색 시 문제점이 여전히 상존하고 있다. 전자 의무 기록은 많은 사람들에게 거의 동일한 자료를 보다 이해하기 쉽고 공유가 편리한 시스템으로 제공될 수 있다.

행정 자료는 의료 서비스와 입원, 의약품 등의 청구를 위해 수집된다. 자료는 역학자와 보건 의료 서비스 연구자가 결과연구를 위해 쓰고 있지만, 연구 대상의 건강 위험과 기능 등 결과에 대해 제공하는 세부적인 자료의 수준에는 한계가 있다. 세부적인 자료의 대부분은 자가 보고 또는 의무 기록 검토를 통해서 수집한다.

자가 보고

대상자로부터 자료를 수집하기 위한 설문지 도구는 (1) 범위 오차coverage error, (2) 표본 오차sampling error, (3) 무응답 오차nonresponse error, 그리고 (4) 측정 오차measurement error; Dillman, Smyh, & Christian, 2009를 피해야 한다. 설문 조사의 정밀도와 정확도는 이 네 가지 오차 원인을 최소화하는 데 달려 있다.

오차의 네 가지 유형을 설명하기 전에 몇 가지 용어를 정의해야 한다. 첫째, *모집단*은 결과 연구자가 연구하고자 하는 사람을 나타낸다. 모집단은 개인에 한정되지 않으며, 가구household, 의원, 병원을 포함할 수 있다. 모집단은 *표본*을 구성할 때 연구의 *프레임*즉, 선택 가능한 대상 또는 객체의 목록 역할을 한다. 표본은 프레임에서 하나의 개체를 선택할 수 있는 알려진 확률에 기초하며, 이 경우 확률적으로 간주된다. 그렇지 않으면, 선택 가능성에 대한 지식이 부족하기 때문에 표본은 확률적이지 않게 되는데, 이를 편의 표본이라고 한다. 표본 프레임에 모집단의 모든 대상을 포함시키지 않을 수도 있다. 결과 연구자는 연구 대상자의 전체 목록이 없거나, 적격자 목록을 작성하는 것이 부담스러울 수 있다. 이렇게 하면 첫 번째 유형의 오차가 발생한다.

*범위 오차*는 연구의 모든 대상자들이 포함될 가능성이 알려지지 않은 결과이다. 즉, 연구자는 자료 수집에 체계적인 접근 방식을 사용해야 한다. 자료 수집이 체계적이지 않으면 표본에서 일부 대상자들이 제외되거나, 해당 대상자를 연구에 포함시킬 가능성을 높이거나 낮출 수 있다. 예를 들어, 의료보험회사가 가정 내 연기 감지기의 보급률을 측정하기 위해 가정을 조사하려고 한다. 표집 단위는 보험에 가입한 개별 가입자로 구성되었다. 이 경우 가입자가 한 가구 안에 2명 이상 거주할 수 있기 때문에, 가입자가 많은 가구는 과잉 대표될 수 있다.

*표본 오차*는 연구 대상 모집단에서 일부 대상자만 선택하는 것과 관련이 있다. 이것은 연구 대상이 되는 모집단의 일부만을 연구한 결과이다. 예를 들어, 의사들은 지난 6개월 동안 자신들의 기관에 방문한 환자의 만족도를 평가하려고 하며, 해당 기관에는 대략 1,000건의 방문이 있었다. 비용을 줄이기 위해 추적 조사 없이 환자 50명에게 우편물을 발송하였으며, 이후 추적 조사 없고, 이 중 오직 20개의 설문 조사만 수거되었다. 이는 제공된 의료 서비스에 대한 환자의 만족도를 신뢰도 있게 추정하기에는 너무 작은 표본이다. 더욱이 설문 조사에 대한 회수율이 좋지 않아 환자의 모집단을 대표하지 못한다.

표본 크기가 표본 오차에 미치는 영향은 그림 12-1Constantine & Rockwood, 2009b에 나타나 있다. 그림은 표본 크기가 증가함에 따라 표본 오차는 감소한다는 것을 보여 준다. 표본 크기가 400을 초과하는 경우 예상되는 표본 오차는 약 3~4%인 반면, 표본이 20인 경우에는 실제값과는 거리가 먼 추정치를 보여 준다. 표본 오차를 계산하기 위한 공식은 다음과 같다.

$$\text{표본 오차} = \pm 1.96\sqrt{\frac{P(1-P)}{n}}$$

그림 12-1 표본 크기에 따른 표본 오차(±%)

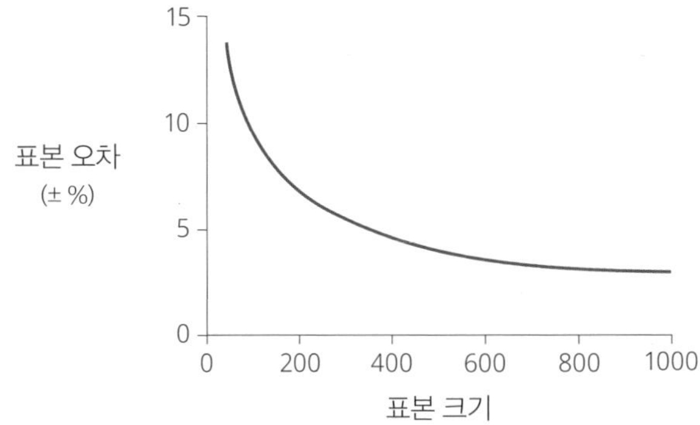

유병률 추정치가 50%이고, 표본 크기가 400인 경우 추정된 표본 오차는 ±4.9%이다. 이 값은 다음과 같이 해석할 수 있다. 표본이 400인 경우, 표본 추정치의 95%±표본 오차에는 모집단의 실제 평균이 포함된다. 표본 오차 평가는 결과연구의 통계적 검정력을 추정하는 중요한 단계이다.

설문 조사에 응답하는 사람이 응답하지 않는 사람과 다를 경우, 분석 결과에서 무응답 오차가 발생하기 쉽다. 결측 값의 원인 중 하나는 자가 보고식 자료 수집에 있어 대상자의 무응답이다. 표본 추출된 대상자가 자가 보고식 설문 조사에 응답하지 않거나, 설문 문항에 답변하지 않을 때 무응답이 발생한다Groves, 2006. 이러한 유형의 오류는 우편 설문 조사를 포함하는 모든 결과연구에서 공통적이지만, 특히 노인을 대상으로 한 연구에서 자주 발생한다Hebert, Bravo, Korner-Bitensky, & Voyer, 1996.

대부분의 결과연구에서 무응답의 효과는 응답률로 요약된다. 불행히도 응답률은 종종 잘못 계산되거나, 잘못 제시되고 있다. 미국 여론조사협회American Association for Public Opinion Research는 응답률 계산 및 설문 문항의 분류를 위한 표준 정의를 제공한다AAPOR: American Association for Public Opinion Research, 2009. 미국 여론조사협회에서 제공하는 가이드라인은 다양한 자료 수집 형식으로, 수집된 자가 보고 자료를 평가하는 데 유용하다. 무응답과 관련된 몇 가지 응답적 특성에는 남성, 젊은 나이, 아프리카계 미국인, 낮은 교육 수준또는 사회적 경제적 지위, 나쁜 건강 상태 등이 있다.

미국 여론조사협회 표준 정의를 토대로 했을 때, 다음은 설문 조사에 대한 응답률 및 참여율을 계산하기 위한 몇 가지 통계 값이다. 응답률은 완료된 설문 조사 수를 표본의 자격 있는 참가자 수로 나눈 값이다. 미국 여론조사협회 표준 정의를 사용하면 최소 응답률은 다음과 같이 계산된다.

$$\text{응답률} = \frac{\text{완료된 참가자}}{(\text{완료된 참가자} + \text{부분 완료 참가자}) + (\text{거부자} + \text{무응답}) + \text{기타}}$$

협조율은 무응답의 또 다른 표현이다. 이 통계 값을 계산하기 위해, 완료되거나 일부분만 완료된 설문 조사 수를 표본에 포함된 자격 있는 참가자 수로 나뉜다. 협조율은 다음과 같이 계산된다.

$$\text{협조율} = \frac{\text{완료된 참가자} + \text{부분 완료 참가자}}{(\text{완료된 참가자} + \text{부분 완료 참가자}) + (\text{거부자} + \text{무응답}) + \text{기타}}$$

거절률은 설문 조사 완료를 거절하는 개인의 비율을 제시하는 데 활용된다. 거절률은 다음과 같이 계산된다.

$$\text{거절률} = \frac{\text{거부자}}{(\text{완료된 참가자} + \text{부분 완료 참가자}) + (\text{거부자} + \text{무응답}) + \text{기타}}$$

또한, 무응답 오차는 표본에 기초한 결과가 모집단을 정확하게 나타내지 못할 때 건강 결과 연구에서 발생할 수 있는 문제를 나타낼 수 있다 Groves, Dillman, Eltinge, & Little 2002. 두 가지 가상의 예는 응답률이 낮은 연구뿐만 아니라, 응답률이 높은 연구에서도 무응답 문제가 존재할 수 있다는 것을 보여 주고 있다Constantine & Rockwood, Personal Communication, December 15, 2009. 첫 번째 예제그림 12-2에서 연구에 대한 응답률은 25%였다또는 보다 정확하게 무응답 오차를 논할 때에는, 75%의 무응답률. 실선 곡선은 모집단의 실제 분포를 나타낸다. 시나리오 1 곡선은 모집단과 다른x축에서 왼쪽 반응 분포를 나타내므로, 무응답 오차는 집단 특성의 분포에 대한 잘못된 추론을 초래할 수 있다. 또는 시나리오 2 곡선은 모집단 곡선과 유사하며, 모집단을 정확하게 반영한다. 응답률이 25%인 연구가 모집단을 정확하게 반영하지 못할 수 있는 것처럼, 그림 12-3은 연구에 대한 응답률이 70%30% 무응답일 때도 가능하다는 것을 보여 준다.

그림 12-2 25% 응답률에 대한 무응답 오차

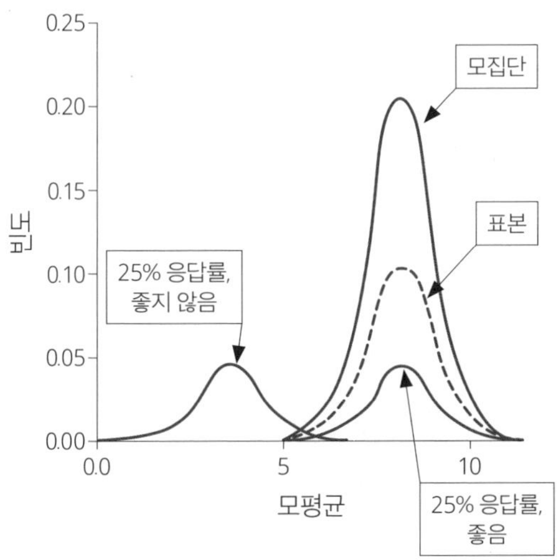

그림 12-3 응답률 70%에 대한 무응답 오차

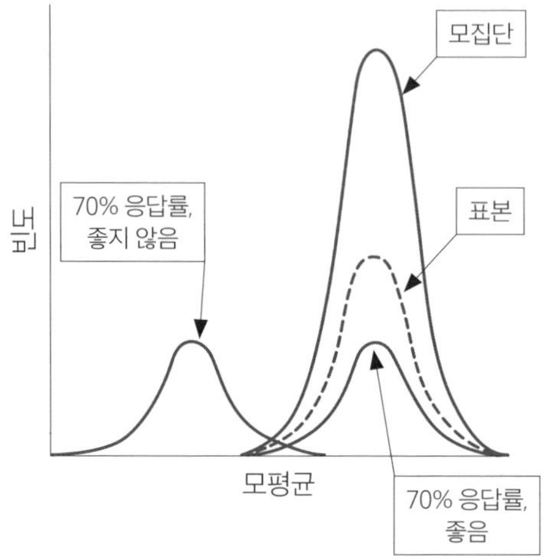

첫 번째 사례와 마찬가지로 시나리오 1은 왼쪽에 분포가 위치하며 모집단을 정확하게 반영하지 않았고, 시나리오 2는 분포가 모집단을 반영한다. 무응답에 대한 연구는 연구에 대한 응답률이 75%일 때보다 연구에 대한 응답률이 25%일 때 무응답 오차에 대해 더 많은 관심을 가져야 한다는 것을 나타낸다Groves, 2006. 그러나 이 연구를 통해, 응답률이 낮다고 해서 무응답 오차가 문제가 되는 것을 의미하는 것은 아니며Groves & Peytcheva, 2008, 실제로 어떤 경우에는 높은 응답률과 낮은 응답률 사이에 차이가 없다는 것이 밝혀졌다Keeter, Kennedy, Dimock, Best, & Craighill, 2006.

*측정 오차*는 정보를 제공하는 사람, 자료를 수집하는 사람, 자료 수집에 사용되는 질문, 설문지 설계 및 설문지 관리 방법 등 여러 자료원에서 발생할 수 있다. 설문 문항의 잘못된 표현으로 인해 해석이 부정확하게 되고 그것이 잘못된 응답으로 이어져 측정 오차가 발생할 수 있다. 예를 들어, 설문 조사는 다음과 같이 질문한다고 하자. 1에서 10까지의 척도를 이용하여, 손가락에 얼마나 많은 통증과 붓기가 있는지 1에서 10까지의 숫자

로 나타내 주세요. 그런데 이런 질문은 좋은 질문이 아니다. 첫째, 이 질문은 통증과 붓기라는 두 가지 개념에 대한 평가를 내려야 한다. 둘째, 통증과 붓지 중 더 심한 쪽을 기준으로 평가하는 것인지 불분명한 질문이다. 측정 오차는 측정 척도의 신뢰도를 하락시키며, 해석할 수 없는 분석 결과를 초래할 수 있다.

맞춤형 설계

대부분의 방법들은 무응답 및 측정 오차를 줄이기 위해 많은 노력을 해 왔다. 설문 조사를 개선하기 위해 중요도가 낮은 요소예: 글꼴 선택, 확인란 및 설문 조사에 사용된 용지의 색상에 너무 많은 노력을 기울이기도 했다. 설문 조사에 대한 응답률을 높일 기반이 되는 것은 응답자가 응답에 따른 보상이 예상 비용보다 크다는 신뢰이다. 이 원칙의 기본은 사회적 교류이며, 이는 개인이 우편으로 발송된 자기 기입식 설문지를 작성하고 그 결과를 보낼 동기를 부여한다. 맞춤형 설계는 Don Dillman과 그의 동료들이 자기 기입식 설문 조사에서 오차의 원인을 줄이고, 긍정적인 관점을 구축하여 조사에 대한 응답률을 향상시키기 위해 개발한 방법이다Dillman et al., 2009.

맞춤형 설계는 설문 조사자의 요청에 대한 응답자의 높은 양적, 질적 대응을 장려하기 위해 여러 가지 동기 부여 기능을 포함한다. 이것은 인간 행동에 대한 사회적 교환 관점에서 개발된 것으로, 다른 사람들로부터 올 것으로 예상되는 결과가 응답자의 행동에 동기 부여된다는 것을 암시한다. 응답자가 예상하는 보상액이 예상하는 응답 비용보다 클 것이라는 신뢰가 형성된 경우, 자기 기입식 설문지에 응답하거나 정확하게 응답할 가능성이 더 크다고 가정한다Dillman et al., 2009, p. 16.

여기서 *맞춤형 설계*의 몇 가지 기본 원칙을 강조할 필요가 있다. 맞춤형 설계에는 보상과 비용, 신뢰에 대한 평가에 영향을 끼치는 방법들이 내재되어 있다. 보상을 제공하기 위해, 건강 결과 연구는 다음을 수행해야 한다.

- 감사하다는 말과 답신 전화번호를 제공하여 설문 응답자에게 긍정적인 관심을 제공한다.
- 설문지 첫 페이지에 응답자에게 도움이나 조언을 요청한다.
- 응답자들이 소속된 커뮤니티의 집단 가치를 지지한다.
- 실질적인 보상*예: 금전적 인센티브, 커피 카드, 펜 등*을 제공한다.
- 설문을 흥미롭게 작성, 즉 잘 설계된 설문지를 작성한다.
- 지역 사회에서 다른 사람들이 참여하고 있으며, 자신의 의견을 전달할 수 있는 드문 기회라는 것을 알리는 사회적 의미를 제공한다.

Dillman은 비용을 줄이기 위해 다음 사항을 권장했다.

- 설문지를 디자인할 때, 당황스럽거나 모욕적인 말을 피하라.
- 주소 스탬프가 찍힌 봉투와 답신 전화번호를 포함함으로써 응답의 편리성을 높여라.
- 설문지 문항은 짧고, 완료하기 쉽게 설계하라.
- 설문지에서 개인 정보에 대한 문항은 최소화하라.

마지막으로, 신뢰는 다음을 통해 구축된다.

- 참여에 대한 감사*금전적 인센티브 포함*의 표시를 미리 제공. 여기에는 금전적 인센티브가 포함될 수 있다.
- 설문 조사에 대한 후원자*예: 정부, 대학 또는 병원*를 지정한다.
- 제공된 정보의 익명성 및 개인 정보 보호를 보장한다.

설문 실행 체계의 설계

우편으로 발송된 설문에는 설문지, 이름이 명기된 설명서, 그리고 반송을 위해 우표를 붙인 봉투가 포함되어야 한다. 올바른 설계 원칙을 준수하고, 필요에 따라 전화번호나 등기우편을 사용할 수 있다. 마지막으로, 금전적 인센티브를 제공하여 참여에 대한 보상과 신뢰를 높일 수 있다.

사전 조사

사전 조사는 설문지 설계의 중요한 단계이다. 일반적으로 사전 조사에는 (1) 전문가 패널에 의한 검토, (2) 인지 면접cognitive interview, (3) 소수의 대상자에게 적용한 예비 연구pilot study, (4) 최종 검토 및 교정이 포함된다.

첫 번째 단계로 전문가 패널의 검토를 통하여 안면 타당도 및 내용 타당도를 평가한다. 두 번째 단계인 인지 면접은 설문지에 사용된 단어의 이해도, 응답자들이 가지는 문항에 대한 이해, 응답자의 대답이 연구자가 생각하고 있는 것과 일치하는지 여부, 설문지 작성 형태예: 건너뛰기 패턴 및 설문지의 전체적인 설계에 대한 정보를 수집하는 것이다. 인지 면접은 두 가지 방법이 있다. 첫 번째는 개인에게 설문지를 작성하면서 설문지에 대해 폭넓게 생각하도록 요구하는 동시적 접근법concurrent approach이다. 이러한 접근 방식은 종종 일대일 개인 인터뷰 또는 소규모 포커스 그룹의 형태를 취한다. 다음은 전형적인 동시 면접에 사용되는 대본이다.

> 몇 가지 질문들을 읽어 드리겠습니다. 그리고 시작하는 순간부터 여러분들이 생각하고 느끼는 모든 것을 말해주시면 좋겠습니다. 질문 내용에 대해 마음에 들거나 마음에 들지 않는 것은 무엇이든 말씀하시는 것도 포함됩니다.

어떤 점이 좋고 불만스러운지 저에게 말하는 것을 잊지 말아 주세요. 가장 최선의 답을 제시하시면서, 동시에 어떤 생각과 느낌을 갖고 있는지 말해 주는 것이 중요합니다.

소개가 끝나면, 개인에게 질문이 주어진 후 문항별로 설문지를 읽는다. 조사자는 "무슨 생각을 하고 있습니까?", "더 말해 달라.", "좋아, 좋아." 등 일반적인 긍정, 반응, 그리고 강화의 표현을 사용한다. 추적 조사의 질문은 다음과 같다.

뭘 좋아하는지?… 싫어하는지?
설문에서 무엇이 혼란스러웠는가?
설문이 담고 있는 특정 질문에 당황하였는가?… 설문에 담긴 질문에 답을 모르는가?

한편, 동시적 접근 방법과 비교했을 때, 후향적 접근법retrospective approach은 "설문지를 작성하는 데 시간이 얼마나 걸렸는가" 등과 같이, 설문지에 대해 자가 보고식 질문을 함으로써 응답자들의 반응을 확인한다.

인지 면접의 결과는 설문지의 수정 및 예비 연구에 통합된다. 일반적으로 예비 연구에는 실제 조사에 참여할 것으로 예상되는 것과 유사한 특성을 가진 10명 이상의 응답자가 포함된다. 예비 연구가 충분한 표본을 보유하고 있다면 기대 응답률, 척도의 신뢰도 및 실행 방법론에 관한 정보를 제공해야 한다. 예비 연구의 제약 요소는 설문지 개발 과정의 불충분한 예산을 들 수 있다. 설문지의 최종 버전을 준비하기 전에 다른 사람에게 설문지를 읽어 주는 것이 좋다. 이를 통해 문법 오류, 삭제된 단어 및 잘못 사용된 용어의 식별 등과 같은 마지막 교정을 할 수 있다.

임상 자료

지난 10년 동안 임상 자료는 종이 의무 기록에 기록되고 저장되는 것에서 자료의 문서화, 저장 및 검색을 위한 전자 의무 기록으로 이동되었다. 많은 의료 기관들이 "종이 없는" 상태가 되었지만, 상당한 비용과 자원이 투입되지 않은 것은 아니다. 전자 의무 기록은 환자 자료를 쉽게 검색하게 하고, 모든 공급자가 임상 정보에 쉽게 접근할 수 있도록 함으로써 환자 정보에 대한 좋은 출처임을 입증했다. 비록 행정 자료보다는 우수하지만, 전자 의무 기록은 결과연구를 진전시키는 데 성공적이지 못했다. 종이 기록과 마찬가지로 필요한 보는 자료가 기록되지 않았거나, 기록되었다 하더라도 표준화된 방식으로 기록되지 않았는데, 이러한 기록은 사용하기가 쉽지 않다lezzoni, 2003a. 결과 연구자의 관점에서 의무 기록 및 전자 의무 기록에 기록된 임상 자료는 종종 자유로운 텍스트 형식으로 기록되었으며, 변수화되지 않았다. 따라서 결과연구의 경우, 자료가 결과연구에 사용하기 전에 의무 기록 요약자에 의해 평가되고 기록될 필요가 있다.

의무 기록을 사용하는 데에는 다섯 가지 어려움이 있다.

1. 의무 기록은 정확성과 완전성 측면에서 차이가 있다. 또한 의무 기록은 연구에 필요한 정보가 부족한 경우가 많다.
2. 의무 기록은 원하는 정보가 누락되거나 없어진 경우가 많다 *예: 수술 기록이 누락될 수 있음*.
3. 의무 기록은 의료 기관 간 또는 의료 기관의 유형에 따라 큰 차이가 발견되는 것이 일반적이다. 예를 들어, 교육 병원은 모든 문제에 초점을 맞추는 반면, 비교육 병원은 급성기 증상에 초점을 맞추는 경향이 있다. 병원 기록은 1차 의료 기관 기록보다 우수한 경향이 있으며, 1차 의료 기관은 요양원 보다 우수한 경향이 있다.

4. 종이와 전자 의무 기록 자료는 전문 직원에 의해 기록으로 변환되어야 한다. 자료가 연구에 도움이 되지 않는 형태로 되어 있고, 따라서 분석을 위해서는 자료의 변수화가 필요하다.

5. 의무 기록은 자료를 코딩하고 기록하는 표준화된 방법이 없다. 자료가 일관성 없이 정리되어 있다.

의무 기록이 디지털 형태로 전환되면서 사생활에 대한 우려가 커지고 있다. 포괄적인 의무 기록은 많은 학술적 연구에서 중요할 수 있다Melton, 1997. 프라이버시와 익명성에 대한 엄격한 안전장치가 없는 경우 연구와 연관된 위험이 존재한다Norsigian & Whelan, 1997.

행정 자료

행정 자료는 "의료보험 가입, 진료비 지불, 보상 금액 결정, 보장 범위 결정, 지출 승인, 서비스 이용 추적, 비용 및 성과 모니터링 등, 의료 시스템 운영에서 발생된다."Iezzoni, 2003b, p. 83 행정 자료에는 많은 이점들이 있다. 다음은 행정 자료가 제공하는 이점들이다.

- 아주 많은 수의 연구 대상을 확보할 수 있다. 의료 시스템 연구의 경우 행정 자료는 전체 모집단을 포함한다.
- 대표성이 있는 자료이다.
- 시간이 흐름에 따라 개인을 쉽게 추적할 수 있도록 연결 가능한 자료이다.
- 표준화된 자료 내용 및 형식이다.
- 기존 자료를 사용하면 추가적인 자료 수집이 필요하지 않다.

행정 자료는 건강 결과 연구에 널리 사용되어 왔지만, 여러 가지 단점이 있다.

1. 행정 자료가 만들어지려면 개인이 공공 또는 민간의료보험에 가입해 있어야 한다. 보험에 가입하지 않은 개인은 이용 및 추적 가능한 기록을 생성하지 못한다.

2. 진단, 처치 및 특정 위험 요인에 대한 코딩 행위에는 차이가 있으며, 이러한 차이는 환자, 병원 및 의사 간 비교를 어렵게 한다.

3. 일부 행정 자료에는 환자 관련 데이터베이스를 합치거나 병합하기 위한 고유 식별자가 없다.

4. 공공 및 민간 의료보험자는 연구 대상이 되는 의료 서비스를 제공하지 않을 수 있다. 예를 들어, 만성 질환을 가진 환자의 교육은 보상되지 않을 수 있으며, 따라서 환자 기록에는 나타나지 않을 수 있다.

미국에서 행정 자료는 (1) 연방 정부, (2) 주정부, (3) 민간 의료보험 및 (4) 규제 기관regulatory organization의 네 출처에서 생성된다. 연방 자료의 주요 출처는 메디케어와 미국 보훈처US Department of Veterans Affairs이다. 이러한 출처는 입원과 외래 진료에 대한 포괄적인 자료를 담고 있으며, 최근에는 의약품 사용에 대한 정보가 포함된다. 메디케어의 경우, 병원 청구UB-92 및 외래 청구HCFA-1500에 대한 표준화된 형식이 있다. 보훈처는 자신들이 가지고 있는 전국적인 4개의 데이터베이스를 전산화된 국가 환자 진료 데이터베이스로 연결한 통합 시스템을 갖추고 있다.

메디케이드는 저소득층을 대상으로 하여 의료를 보장하는 주 및 연방 프로그램이며, 개인이 보유하는 다른 보험과 더불어 광범위한 보장을 제공한다. 예를 들어, 메디케어를 받을 자격이 있는 사람들에게 메디케이드는 메디케어가 보장하지 않는 것만을 지불한다. 사람들은 소득이나 지출에 따라 보험 혜택을 받을 수 있다. 이와 같이 다양한 자료의 출처는 사용 가능한 자료에 영향을 미칠 수 있다. 더욱이, 이것은 본질적으로 주states 자료이기 때문에 주 전체에 걸친 적용 범위와 정의의 변동에 영향을 받으며, 이러한 자료의 완전성Steinwachs et al., 1998과 일관성Ku, Ellwood, & Klemm, 1990에 상당한 변동성을 초래한다.

또한 모든 민간 의료보험은 의료 서비스 이용과 비용을 평가하기 위하여 행정 자료를 구축하여 유지 관리한다. 연방 및 주 자료와 구별되는 민간 의료보험 자료는 대부분 건강한 젊은 근로 집단을 더 잘 대표한다. 이러한 자료는 연방 및 주에서 보유하는 자료보다 결과 연구자가 접근하기 더 어렵다. 그러나 카이저 퍼머넌트 캘리포니아Kaiser Permanente California와 퓨젯사운드의 그룹헬스협동조합Group Health Cooperative of Puget Sound 같은 일부 민간 의료보험자는 역학 및 보건 의료 연구를 위한 행정 자료를 개발했다. 이러한 기관에서 생산한 전자 의무 기록과 결합된 통합 데이터베이스는 성인 직장 및 그 자녀들에 대한 정보를 제공해 주는 양질의 자료원이다.

이러한 이유로, 행정 자료는 제공 횟수가 많지 않은 처치 서비스를 평가하는 데 특히 유용하며Finlayson & Birkmeyer, 2009, 이러한 이유로 외과 연구surgical research 및 기타 인구 집단 기반의 결과연구에 널리 사용된다. 전국적 규모의 방대한 행정 자료가 사용 가능하며, 여기에는 CMS를 통한 메디케어 가입자의 입원CMS, 2010, 암 발생 및 암 관련 수술SEER; National Cancer Institute, 2010도 망라되어 있다. 다른 행정 자료와 함께, 이것들은 공급자 정보, 국가사망지수National Death Index를 통한 사망 증명서 정보 및 비용 정보와 연결될 수 있다.

이러한 행정 자료를 가지고 하는 작업이라도 큰 어려움이 없는 것은 아니다. 데이터베이스는 규모가 크며, 연구에 필요한 정보를 포함하지 않은 경우도 많다. 대부분의 행정 자료는 의료비 청구를 주목적으로 사용되기 때문에, 일부 임상 자료는 거의 기록되지 않는다. 예를 들어, 환자의 기능적 상태 또는 통증에 대한 임상 자료는 청구 자료에 없을 수 있다. 결과를 측정하기 위해 행정 자료를 사용할 때의 과제는 이러한 치명적이지 않은 결과에 대한 자료가 제한적이라는 것이다Finlayson & Birkmeyer, 2009.

또한, 청구 행위는 공급자와 진료 환경에 따라 다르다. 진료비 보상을 위해 제출된 청구서는 진료 행위에 대한 수익을 창출하므로, 보상을 극대화하는 경향이 있다. 이러한 진료 패턴과 청구서의 차이는 치료 효과를 평가하기 위해 이러한 유형의 자료를 이용하는 데 있어 또 다른 주요한 어려움으로 작용한다. 결과연구에 사용되는 관찰 연구는 선택 편향에 의해 위협을 받는다. 성향 점수 방법Shadish, Cook, & Campbell, 2002 및 도구 변수IV; Heckman, 1997 같은 특정 분석 방법은 선택 편향의 영향을 최소화할 수 있다. 두 분석 방법 모두 개입 조건에서 선택에 의한 영향을 고려하며, 환자에 대해 일종의 무작위 확률 추출 방법을 적용하고자 한다. 두 가지 방법이 모두 결과연구에 사용되었지만, 치료의 효과를 비교할 때 도구 변수의 사용이 선택 편향을 더 잘 설명한다는 몇 가지 증거가 있다Stukel et al., 2007. 그것은 특히 결과연구가 정책 결정에 집중되는 경우에 해당된다.

행정 자료의 효용성을 극대화하기 위해, 개별 환자 기록은 공통 식별자를 사용하여 연결되어야 한다. 개인의 사회보장번호를 제외하고, 행정 자료 간에 레코드를 연결하는 데 사용할 수 있는 다른 고유 식별자는 없다. 고유 식별자가 없으면 이름, 생년월일 등을 사용하여 레코드를 연결해야 한다.

결과 연구자에게 더욱 어려운 것으로, 의료보험 양도 및 책임에 관한 법HIPAA에 따라 개인의 프라이버시에 대한 권리를 보호하기 위해 보호된 건강 정보Protected Health Information, PHI는 연구자료에서 익명화되고, 또한 제거되어야 한다는 점이다. 불행히도 의료보험 양도 및 책임에 관한 법에 정의된, 보호된 건강 정보는 연구 질문에 답하거나 행정 자료를 연결하는 데 필요한 생년월일, 거주지 및 보험 가입자 번호 같은 정보를 포함한다. 종종 연구자는 원시 자료에서 한두 번의 익명화 처리가 된 자료를 이용하여 연구하게 된다.

행정 자료는 분석을 진행하기 전에 자료를 정리하거나 처리하는 데 어려움이 있을 수 있다. 최소한 이 단계에서 자료를 검사하는 데에는 (1) 결측값에 대한 평가, (2) 범위를 벗어난 값에 대한 자료 평가, (3) 자료에서 발견되는 기타 특성과 내부적으로 일치하지 않는 자료가 포함된다. 다시 돌아가서 원시 자료를 확인하는 것은 불가능하기 때문에, 결과 연구자는 비정상적인 결과물을 확인하고, 이러한 것들을 분석에 통합할 필요가 있다.

요약

결과연구에 사용되는 자료 중 완벽한 자료원은 없다. 결과 자료의 수집 방법은 (1) 예산 및 가용 자원, (2) 결과, 개입 및 추가 관심 변수, (3) 필요한 자료에 대한 접근성 등 여러 가지 요인에 의해 영향을 받는다. 각 방법에는 특정한 장단점들이 수반된다. 통증이나 기능 등과 같은 특별한 결과 자료를 수집하려면 연구자가 환자에게 직접 가서 수집해야 할 것이다. 진단 검사 같은 개별 환자의 자료는 의무 기록의 요약, 전자 의무 기록 또는 검사실 자료 시스템을 통해 수집할 수 있다. 고유한 일련의 어려움에도 불구하고, 행정 자료는 대상이 되는 인구 집단을 포괄적으로 바라볼 수 있도록 할 것이다.

REFERENCES

American Association for Public Opinion Research. (2009). *Standard definitions: Final dispositions of case codes and outcome rates for surveys* (6th ed.). Deerfield, IL: The American Association for Public Opinion Research.

Centers for Medicare and Medicaid Services. (2010). Research, statistics, data and systems. Available at: http://www.cms.hhs.gov/home/rsds.asp. Accessed May 3, 2010.

Constantine, M., & Rockwood, T. (2009a). Nonresponse error. Minneapolis, MN.

Constantine, M., & Rockwood, T. (2009b). Sampling error according to sample size. Minneapolis, MN.

Dillman, D. A., Smyth, H. D., & Christian, L. M. (2009). *Internet, mail, and mixed-mode surveys: The Tailored Design Method.* Hoboken, NJ: John Wiley and Sons, Inc.

Finlayson, E., & Birkmeyer, J. D. (2009). Research based on administrative data. *Surgery,* 145, 610–616.

Groves, R. M. (2006). Nonresponse rates and nonresponse bias in household surveys. *Public Opinion Quarterly,* 70(5), 646–675.

Groves, R. M., Dillman, D. A., Eltinge, J. L., & Little, R. J. A. (2002). *Survey nonresponse.* New York: Wiley.

Groves, R. M., & Peytcheva, E. (2008). The impact of nonresponse rates on nonresponse bias: A meta-analysis. *Public Opinion Quarterly,* 72(2), 167–189.

Hebert, R., Bravo, G., Korner-Bitensky, N., & Voyer, L. (1996). Refusal and information bias associated with postal questionnaires and face-to-face interviews in very elderly subjects. *Journal of Clinical Epidemiology,* 49(3), 373–381.

Heckman, J. (1997). Instrumental variables: A study of implicit behavioral assumptions used in making program evaluations. *Journal of Human Resources,* 32(3), 441–462.

Iezzoni, L. I. (2003a). Clinical data from medical records or providers. In L. I. Iezzoni (Ed.), *Risk adjustment for measuring healthcare outcomes* (3rd ed., pp. 139–162). Chicago: Health Administration Press.

Iezzoni, L. I. (2003b). Coded data from administrative sources. In L. I. Iezzoni (Ed.), *Risk adjustment for measuring healthcare outcomes* (3rd ed., pp. 83–138). Chicago: Health Administration Press.

Keeter, S., Kennedy, C., Dimock, M., Best, J., Craighill, P. (2006). Gauging the impact of growing nonresponse on estimates from a national RDD telephone survey. *Public Opinion Quarterly*, 70(5), 737–758.

Ku, L., Ellwood, M. R., & Klemm, J. (1990). Deciphering Medicaid data: Issues and needs. *Health Care Financing Review, Supplement*, 35–45.

Melton, L. J. (1997). The threat to medical–records research. *New England Journal of Medicine*, 337(20), 1466–1470.

National Cancer Institute. (2010). Surveillance, epidemiology and end results (SEER). Available at: http://www.seer.cancer.gov/. Accessed May 4, 2010.

Norsigian, J., & Whelan, S. (1997). Privacy and medical–records research. *New England Journal of Medicine*, 338(15), 1076–1078.

Shadish, W. R., Cook, T. D., & Campbell, D. T. (2002). *Experimental and quasi-experimental designs for generalized causal inference*. Boston: Houghton Mifflin Company.

Steinwachs, D. M., Stuart, M. E., Scholle, S., Starfield, B., Fox, M. H., & Weiner, J. P. (1998). A comparison of ambulatory Medicaid claims to medical records: A reliability assessment. *American Journal of Medical Quality*, 13(2), 63–69.

Stukel, T. A., Fisher, E. S., Wennberg, D. E., Alter, D, A, Gottlieb, D. J., & Vermeulen, M. J. (2007). Analysis of observational studies in the presence of treatment selections bias: Effects of invasive cardiac management on AMI survival using propensity score and instrumental variable methods. *Journal of the American Medical Association*, 297, 278–285.

CHAPTER

13 건강 결과 연구 자료의 분석과 시각적 표현

- 건강 결과 자료 분석 시 고려 사항
- 데이터베이스 및 자료 사전 작성
- 분석을 위한 연구 변수의 조작화 및 자료 구조
- 건강 결과 정보의 시각화
- 건강 결과 연구에 동반된 규제 요구 사항
- 요약
- REFERENCES

건강 결과 연구는 치료와 결과 사이의 관계를 다룬다. 이 질문은 치료와 결과 사이에 연관성이 있는지 여부와 연관성의 강도에 관한 것이다.

건강 결과 자료 분석 시 고려 사항

역학 입문에서는 역학자와 통계학자의 차이를 설명하기 위해 재미있는 일화가 종종 인용된다.

> 열기구를 타고 있는 두 남자가 사막에서 완전히 길을 잃어버렸다. 마침내 열기구 속 남자들은 모래 위를 걷고 있는 한 남자를 발견하였고, 남자들은 그에게 소리쳤다. "우리가 어디에 있지요?"
> 그러자 사막에 있는 남자가 이렇게 대답했다. "열기구 안!"
> 열기구에 있는 사람들은 역학자들임에 틀림없다. 왜냐하면 그들은 올바른 질문을 만들어 냈지만 문제를 해결하지는 못했기 때문이다.
> 사막의 그 남자는 통계학자임에 틀림없는데, 그의 대답은 비록 맞기는 하지만, 전혀 쓸모가 없기 때문이다.

건강 결과 연구를 수행하려면 역학 및 통계 기술이 필요하다. 올바른 질문을 만들고, 문제를 개념화하는 것은 자료를 분석하는 데 있어 중요한 선행 조건이다.

건강 결과 자료 분석에는 몇 가지 고려해야 할 사항들이 있다.

- 적절한 분석 방법 선택
- 타당도의 위협 요인에 대한 처리
  - 낮은 통계적 검정력
  - 자료 낚시*data fishing 또는 data dredging*와 오류율*error rate*
- 결측값을 처리할 수 있는 적절한 방법 채택

- 데이터베이스 및 자료 사전*data dictionary* 작성
- 연구 변수의 조작화 및 분석을 위한 자료의 구조화

분석 방법의 선택

앞서 논의한 바와 같이3장 내적 타당도에 대한 한 가지 위협은 통계적 결론의 타당도이다. 여기에는 연구 질문에 답하기 위해 부적절한 통계 분석 방법의 선택 및 사용 중인 통계 분석 방법의 가정을 위반하는 것이 포함된다. 건강 결과 연구에 적용되는 전반적인 통계 분석 방법에 대한 논의는 이 장의 범위를 벗어나지만, 명심해야 할 몇 가지 일반적인 원칙이 있다. 첫째, 결과 변수의 특성은 사용되는 통계 방법에 영향을 미친다. 범주형 또는 연속형 변수와 명목, 순서, 간격 또는 비척도에 대해 상이한 통계 분석 방법이 사용되고, 이들 분석 방법들은 정규 분포 자료와 비정규 분포 자료를 처리하는 통계 분석 방법에 차이가 있다.

결과를 분석하는 데에는 다양한 기술이 사용될 수 있다. 사망, 질병 및 입원 같은 범주형 결과의 경우 오차의 정규 분포normally distributed errors에 대한 엄격한 가정을 완화할 수 있다. 생의학 문헌을 보면 로지스틱 회귀 분석이[18] 범주형 결과를 분석하는 데 널리 사용되고 있음을 알 수 있다Alison, 2001; Hosmer & Lemeshow, 2002; Kleinbaum & Klein, 2002; Le, 1998. 이 기술을 사용하면 공변량을 동시에 통제하면서, 서열화된 범주형 자료를 분석할 수 있다. 여기서 후자의 접근 방식을 서열 로짓Ordered logit이라고 한다. 생의학 연구에서 다변량 로지스틱 회귀 분석은 범주형 결과 자료를 분석하는 데 가장 자주 사용되는 방법 중 하나이다. 결과는 분석의 대상이 되는 치료

18 로지스틱 회귀 분석은 일반적으로 이분형 결과를 사용하지만 다항 로지스틱 회귀 분석은 세 개 이상의 결과를 비교할 수 있다.

와 결과 사이의 연관성을 측정하는 오즈비를 산출한다Szklo & Nieto, 2000.

연구자가 결과의 발생 시기를 알면 범주형 결과 분석은 더욱 강화될 수 있다. 생존 분석이라고도 불리는 사건–시간time-to-event 분석은 사건의 발생 시간을 관심 결과로 사용하여, 범주형 결과의 분석에서 검정력을 향상시킨다Allison, 1995; Hosmer & Lemeshow, 1999; Kleinbaum, 1996; Le, 1997. 그러나 많은 범주형 결과는 사건 발생을 정확하게 판단하기 어렵거나 확보할 수 없다는 점에서 어려울 수 있다. 결과 연구자는 환자의 사망일을 확인하려고 사망 기록을 이용하거나, 입원 날짜를 확인하기 위하여 청구 자료를 이용할 수 있다. 그러나 급성심근경색의 발생 여부는 이전 심근경색의 불확실한 이력과 오진, 그리고 기록으로 남길 필요가 있는 의학적 치료를 받는데 실패함으로써 불분명할 수 있다. 마지막으로, 장애나 당뇨병 같은 만성질환이 발생한 특정 날짜를 아는 사람은 거의 없다.

대부분의 생의학biomedical 연구는 시간이 지남에 따라 발생하는 사건의 발생을 연구함으로써 이루어진다. 예를 들어, 의사는 입원 환자의 감염 발생과 수술 또는 내과적 치료와 관련된 사망률을 조사할 수 있는데, 이는 일련의 사건 발생과 관련된 조사에 해당한다. 이러한 평가 유형에는 사망과 합병증 컨퍼런스가 있다. 컨퍼런스를 통해 동료 의사들은 치료 중 무엇이 나쁜 결과를 초래했는지 확인하기 위해 서로 토론한다. 건강 결과 연구의 맥락에서는 이것을 사건–시간 분석, 또는 생존 분석이라고도 한다. 그 결과는 비율 또는 분율로 표현될 수 있으며, 이때 결과 발생의 시간 간격은 관심이 가는 결과에 해당한다.

건강 결과 연구에서는 두 가지 생존 분석이 사용된다. 가장 간단한 방법은 카플란–마이어Kaplan-Meier 생명표 방법이다. 이 방법은 첫 번째 관측에서 관심이 가는 결과까지의 생존 또는 시간을 나타내는 생명표를 구성한다. 생존 분석은 다른 통계 방법보다 몇 가지 이점이 있다. 첫째, 사건 발생

전에 환자 자료가 손실되거나 관측이 중단된 자료를 활용한다. 연구 대상자가 연구에서 하차할 수도, 또는 관찰 과정에서 관심 있는 결과가 발생하지 않을 수도 있다. 카플란–마이어 방법을 사용하면 생존곡선에 내재된 차이에 대한 검정을 실시하여 개별 처리의 효과를 비교할 수 있다.

두 번째 방법으로 콕스비례 위험Cox proportional hazards 모델이 있다. 콕스 모델이라고도 하는 이 접근 방식은 설명 공변량을 결과에 대한 최종 위험에 통합한다. 앞에서 설명한 로지스틱 회귀 분석과 유사한 다변량 변수를 고려하여 통제되고, 분석된 결과를 제공한다. 로지스틱 회귀 분석과 비교하여 콕스 모델은 연관성 척도로서 상대 위험도를 제공한다. 이러한 접근 방식에 대한 전반적인 논의를 위해 Alison1995, Hosmer and Lemeshow1999; Kleinbaum1996; Le1997; 그리고 Singer and Willett2003의 자료를 참고하기 바란다.

연속형 결과 변수는 앞에서 언급한 것과 다른 분석 방법을 필요로 한다. 일반 선형 모델은 건강 상태 측정값, 혈압 및 검사값 같은 연속형 변수의 분석을 위한 가장 간단한 접근법이다. 이러한 것들을 고정 효과 모델이라고도 한다. 그러나 건강 결과 자료 분석 경우 기존의 최소제곱법은 여러 측면에서 한계가 있다. 첫째, 다른 변동 요인을 무시하여 제1종 오류를 부풀리는 경향이 있다. 좀 더 문제가 되는 까탈스러운 원인 중 하나는 반복적인 결과 측정이다. 결과연구에는 기준 시점 및 추적 조사에서 측정이 있을 수 있다. 이렇게 반복된 측정 간의 상관된 특성은 기존 고정 효과 모델의 사용을 저해한다. 일반 선형 모델을 사용하면 결과 측정 간의 관련된 특성을 고려하지 못하므로, 통계 분석에 대한 제1종 오류를 인위적으로 증가시킨다Murray, 1998.

혼합 모델Mixed-model은 상관된 자료를 처리하는 데 널리 사용되고 있다Liang & Zeger, 1993; Littell, Milliken, Stroup, & Wolfinger, 1996; Murray, 1998;

Singer & Willett, 2003. 혼합 모델은 반복된 결과 측정을 통해 수집된 자료를 분석하는 데 사용된다. 이는 반복 측정 분석과 동일하며, 사전/사후 측정 결과 연구를 위한 기본 설계이다. 결과연구 참가자를 반복적으로 측정예: 연속적 혈압 측정하여 정기적으로 건강 상태 조사를 완료한다.

혼합 모델은 할당되거나 표본 추출된 단위가 개인 이외의 요인을 포함할 때 적절하며, 이러한 상황은 의료 또는 공중 보건 연구에서 자주 발생하는 문제다. 공공 의료는 지역 사회에서 자주 제공된다. 지역 사회 내의 개인은 지역 사회 밖의 개인보다 더 유사하다. 임의 효과random effect라고 하는 변동성 원천으로서의 지역 사회는 혼합 모델을 사용하여 잘 처리될 수 있다. 또한 임의 효과는 병원, 학교, 클리닉, 의료보험 또는 다른 유형의 집단일 수 있다. 이러한 혼합 모델 방법은 범주형이나 연속형 결과에 적용할 수 있다.

개별 참가자를 넘어서는 확률 오차의 일부 출처는 병원, 의원, 의료보험 및 지역 사회 같은 다른 관심 단위에서 참가자를 끌어오는 연구 설계에서 발생한다. 흔히 이러한 결과를 계층적 또는 내재된 결과 설계nested outcomes design라고 부르는데, 이 설계에서 치료나 개입이 병원, 의원 등과 같은 집단 수준에 의해 영향을 받을 수 있다. 실제로 환자가 이용하는또는 임상의가 제공하는 치료는 환자가 받는 환경에 따라 영향을 받을 수 있다. 이러한 설계는 집단 수준 내에서 자료의 연관된 특성 때문에 혼합 모델에 적합하다Murray, 1998. 둘 이상의 랜덤 효과, 즉, 참여자 수준에서의 랜덤 효과 및 집단 수준에서의 랜덤 효과가 있기 때문에 이것을 혼합 모델이라고 한다. 표 13-1은 분포, 임의 효과 및 자료 유형의 다양한 조합에 적절한 분석 방법을 요약한 것이다. 표 13-2는 결과 자료를 분석하기 위한 권장 가이드라인을 제시한다.

표 13-1 건강 결과 자료 분석에 유용한 통계적 접근법의 분류 체계

	분포	
설계 특성	정규 분포	분포
단일 임의 효과	일반 선형 모델 - 최소 제곱 선형 회귀 분석	일반화 선형 모델 - 로지스틱 회귀 분석
두 개 이상의 임의 효과/반복 결과 측정	일반 선형 혼합 모델	일반화 선형 혼합 모델 - 비선형 혼합 모델
사건-시간	생존 분석: 카플란-마이어 생명표 방법 및 콕스 비례 위험 회귀 분석	

표 13-2 건강 결과 자료 분석을 위한 권장 가이드라인

1. 결과의 특성은 무엇인가?

a. 범주형 결과는 명목형, 이분형 또는 순서화된 범주형일 수 있다.
b. 연속형 변수는 원시 자료 형태이거나, 변환이 필요하다(예: 비용 자료는 크게 치우쳐 있고, 로그 변환해야 한다).
c. 사건-시간 분석

2. 자료는 상관성이 높은가? 대상자 내의 확률 오차 외에도 확률 오차의 다른 원인이 있는가?

a. 상관관계가 있는 결과 자료 및 오류의 원인이 다양한 자료는 혼합 모델 방법을 사용하여 가장 잘 처리될 수 있다. 선형 혼합 및 비선형 혼합 모델 방법은 일반화 추정 방정식 접근법과 함께면 유용하다.
b. 상관관계가 없는 자료는 일반 선형 모델 또는 로지스틱 회귀 분석을 사용할 수 있다.

3. 통계적 검정력에 대해 일반적으로 허용되는 표준을 채택한다.

a. 제1종 오류 5% 미만
b. 제2종 오류 20% 미만
c. 비교를 위한 최소 공통 분모lowest common denominator
d. 이용 가능한 자료에 대한 계획: 응답률, 적격성eligibility, 결측값

분석 방법의 선택은 연구 문제에 기반하는 방법과 독자에게 적절한 방법으로 선택하는 것이 있다. 많은 건강 결과 분석은 시간의 경과에 따른 결과의 변화를 검토하는 것을 포함한다. 결과 자료 분석은 (1) 사망이나 질병 같은 사건 발생의 변화, 또는 (2) 기능적 상태나 통증 수준의 변화 등과 같

은 결과의 변화를 포함할 수 있다. 생존 분석 또는 로지스틱 회귀 분석은 전자의 분석 시나리오에 대해 합리적인 선택인 반면, 혼합 모델 방법 중 하나는 후자의 분석에 적합할 것이다.

타당도에 대한 위협

결과연구의 계획 및 분석 중에는 자주 직면하는 타당도를 위협하는 여러 가지 요인들이 있다. 특히 관련성이 있는 것으로는 낮은 통계적 검정력, 자료 낚시 및 오류율 문제, 통계 검정의 가정 위반 및 결측값의 처리를 포함한다.

낮은 통계적 검정력

연구자들이 던지는 첫 번째 질문은 대부분 다음과 같다. 연구를 하려면 몇 명의 대상자가 필요한가? 이것이 비록 중요하기는 하지만, 연구 주제를 개발하고, 설계하고, 분석 전략을 준비하기 전에는 이 질문은 시기상조이다. 통계적 검정력statistical power을 위한 계획은 다음과 같은 질문을 해결하는 것에서부터 시작한다.

- 연구 주제는 무엇인가?
- 대상 모집단은 누구인가?
- 연구 대상자를 어떻게 모집할 것인가?
- 얼마나 큰 효과가 예상되는가?
- 결과에 얼마나 큰 변화가 예상되는가?
- 질문에 답하기 위해 어떤 분석 전략이 필요한가?
- 연구가 가능한 질문인가?

모든 건강 결과 연구는 치료를 받은 사람과 치료를 받지 않는 사람들 사이의 차이를 측정하도록 설계되어야 한다. 연구를 계획할 때 목표는 실제 효과를 측정하는 것이다. 공식적으로, 통계적 검정력 분석의 주요 관심사는 치료−결과 관계에 대한 진실을 분석하는 것이다.

충분한 표본을 사용하면 모든 차이가 통계적으로 유의할 수 있다는 점을 이해하는 것이 중요하다. 가장 중요한 문제는 효과 크기effect size가 임상적으로 중요한지 여부이다. 따라서 차이를 만들기 위해 필요한 숫자에 기초한 사후 검정력retroactive power을 분석하는 것은 매우 가치가 있을 수 있다Fletcher & Fletcher, 2005; Haynes, Sackett, Guyatt, & Tugwell. 2006.

표본 크기의 결정 요인은 가설 검정의 맥락에서 가장 잘 이해될 수 있다. 예를 들어, "새로운" 의학적 치료e와 전통적 치료c 사이에 위해 사건adverse outcomes 발생의 위험 차이를 조사하기 위한 연구에서, 다음과 같은 가상의 검증 시나리오를 설정했나.

가설 $P_e > P_c$
귀무 가설 $P_e = P_c$
내립 가설 $P_e \neq P_c$

여기서 P_e는 실험군의 사건 확률을 나타내고, P_c는 대조군의 사건 확률을 나타낸다.

통계량은 관측된 차이가 우연히 발생할 가능성을 검정한다. "새로운" 치료와 전통적 치료 사이에서 위해 사건 발생 비율의 차이를 검증하기 위해 고안된 연구에서, 표본 크기의 결정 요인은 제1종 오류α로 불리는 통계적 유의 수준이며, 단순히 우연히 발생할 수 있는 차이를 발견했을 가능성을 반영한다. 이는 P_e와 P_c 사이에 차이가 있다는 잘못된 결론을 도출할 위험과 같다. 반면, 제2종 오류는 실제로 차이가 존재해도 아무런 차이가 없다고 주장한다.[19] 통계적 검정력 또는 "1 − 제2종 오류β"를 범할 확률은 P_e

19 대부분의 논문에서 표를 주의 깊게 보아야 하며, 저자들은 분석에서 잘못된 유형의 오류에 대해 분석했을 가능성이 높다. 그들은 제1종 오류를 분석 한 후, 아무것도 발견하지 못하고 나서 잘못된 성공을 선언한다.

와 P_c 사이의 실제 차이를 발견할 확률이다. 다음으로 중요하다고 간주되는 차이의 크기가 고려된다. 후자는 통계적으로 입증하고자 하는 차이가 얼마인지를 반영하는 표준화된 차이인 효과 크기 측면에서 정의된다. 마지막으로, 대상자 수나 필요한 집단의 수를 고려한다. 제1종 오류, 제2종 오류 및 고려하고 있는 효과 크기의 상호 관계를 조사하는 것을 통계적 검정력 분석이라고 한다.

결과 연구자의 직접적인 통제하에 있는 많은 요인들은 결과연구의 통계적 검정력에 직접적으로 영향을 미친다. 그림 13-1은 타당도에 대한 다양한 위협이 통계적 검정력에 미치는 영향을 보여 준다. 그림의 중심에는 표본 크기를 추정하는 공식이 있다Friedman, Furberg, & DeMets, 1996. 치료적 개입의 지연시차, 처방된 약물을 복용하지 않는 개인불순응, 대조군에 포함된 참가자에게 제공되는 치료확산, 보상적 행위와 균등화는 실험군과 대조군 사이의 차이를 감지하는 데 필요한 대상자의 수를 증가시킨다. 연구에 있어 불완전한 표준화, 추적 조사에서의 탈락, 목표로 하는 질병 이외의 원인으로 사망하는 대상자경쟁 위험, 낮은 반응성 특성을 가진 건강 결과 측정 도구의 선택 등은 모두 필요한 표본의 크기를 증가시킨다. 낮은 통계적 검정력은 건강 결과 연구의 연구 설계 타당도에 대해 되풀이되는 위협이다.

그림 13-1 타당도 위협 요인이 통계적 검정력에 미치는 영향

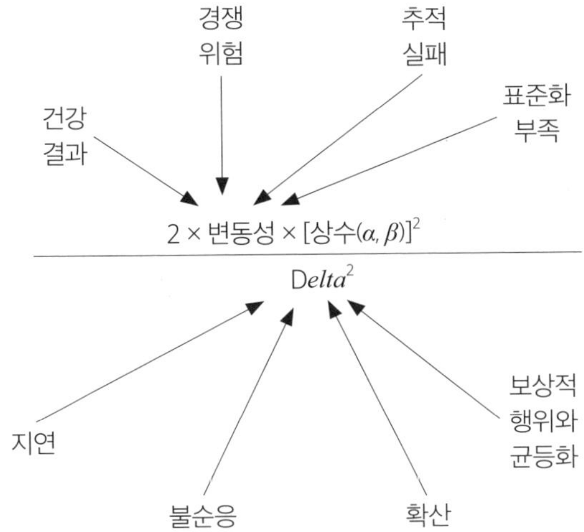

건강 결과 연구를 계획하고 실행하는 것은 협력적 노력이다. 최고의 조언은 전문가의 고언, 특히 가급적 분석을 수행할 전문가의 조언이다. 이 전문가의 조언은 연구를 시작할 때 찾아야 하며, 이로써 연구 설계를 개선할 수 있는 기회가 생긴다. 해결책을 찾겠다는 희망으로 제대로 설계되지 않은 연구의 자료를 통계학자에게 가져오는 것은 죽은 사람을 되살리려고 시도하는 것과 같다.

통계적 검정력은 결과연구의 설계 및 계획에 중요하기 때문에, 항상 선행 검정력 분석을 통해 미리 분석해야 한다. 때로는 다른 사람의 연구를 사용할 수도 있고, 때로는 주요 변수의 분포와 공분산을 확인하기 위해 몇 가지 시범 연구를 수행해야 할 수도 있다. 결과 측정과 관련된 기존의 연구 결과와 지식을 사용하여, 개입의 가능한 효과 크기에 대해 "학습된 추측educated guess"을 할 수 있다. 이 값은 효과 크기나 탐지 가능한 차이로 계량화된다. 이것은 다른 방법으로 확인할 수 있다. 즉 얼마나 큰 차이가 있어야 치료 효과가 유의미하다는 것을 대상 청중에게 납득시킬 수 있는가? 이

렇게 하면 연구 설계의 효율성이 향상되고, 낮은 수준의 결과연구가 제거되지만, 대부분의 통계적 검정력 분석은 연구가 끝날 때 이루어진다. 이 사후 검정력 분석은 결과를 평가하고 차이를 탐지하는 데 표본이 얼마나 필요할지에 대해 독자에게 알리는 데 유용하지만, 제대로 설계되지 않은 연구를 되돌릴 수는 없다. 사후 검정력 분석은 실제 차이가 간과되지 않았는지 확인하기 위해 분석에서 통계적으로 유의한 차이가 발견되지 않은 곳에서는 항상 수행되어야 한다. 차이가 없다는 주장을 뒷받침하는 데 필요한 표본 크기는 일반적으로 차이가 있다는 것을 나타내는 데 필요한 것보다 훨씬 크다.

다음은 통계적 검정력 분석을 위한 가이드라인이다.

- 계획 단계에서 전문가와 상담하고, 통계적 검정력 분석 및 표본 크기의 추정은 협력적 노력임을 기억해야 한다.
- 표본 크기는 사전에 명시해야 한다.
- 통계적 검정력을 위한 기준을 설정한다.
  - 제1종 오류 5% 미만
  - 제2종 오류 20% 미만
  - 비교를 위한 최소 공통 분모*lowest common denominator*를 설정
  - 응답률, 대상자의 적격성, 누락된 치료 및 사용 가능한 결과 자료를 고려하여 사용 가능한 자료를 계획한다.
- 연구 목표에 따라 추진되며, 금전적 비용과 간접적 비용을 고려한다.
- 통계적 검정력 추정은 보수적이어야 한다.

미리 계획되고 사용 가능한 자료에 기초하여 가장 작은 하위 집단 분석을 설계한다. 연구 목적에 따라 움직이며, 항상 연구의 금전적 및 비금전적 비용을 고려하고, 추정치에 있어 보수적인 태도를 취해야 한다. 연구가 수행될 때 연구 가정들을 지속적으로 평가하는 것이 일반적으로 바람직하다.

대부분의 분석가는 하나 또는 세 가지 자원의 조합을 사용하여 통계적 검정력 분석을 수행한다. (1) 통계적 검정력의 직접 계산을 위한 공식은 다양한 출처에서 찾을 수 있다Friedman et al., 1996; Murray, 1998; Schlesselman, 1982. 일반적으로 대부분의 공식에는 제1종 오류, 제2종 오류, 그리고 효과 크기에 대한 것이 포함된다. 그림 13-1의 중심에 있는 산술식은 이러한 요소의 상호 관계를 개념적으로 보여 준다. (2) 자주 사용되는 통계 검정을 위한 표는 Cohen1988 같은 참고 자료에서 찾을 수 있다. (3) nQuery Advisor Elashoff et al., 2000 같은 상용 소프트웨어가 이용 가능하다.

다변량 분석에 있어서 통계적 검정력 분석이 밀접하게 관련되어 있다. 여기에는 복잡한 계산과 다수의 변수들을 포함하는 경우가 많기 때문에 숙련된 생물 통계학자, 역학자 및 보건 의료 연구자에게 맡기는 것이 최선이다. 가정된 효과를 탐지하지 못했다면, 결과 연구자는 문제의 근본적인 원인으로 통계적 검정력 부족을 고려해야 한다. 적어도 통계적으로 유의한 결과가 없을 경우, 사후 검정력 분석을 수행해야 할 것이다.

자료 낚시 및 오류율 문제

결과 연구에는 다양한 유형이 있다. 이를테면 연구자는 넓은 그물을 던지고 끌면서 자료를 탐색하여 무엇을 얻을 수 있는지 확인할 수도 있고, 작살처럼 정확하게 목표물을 겨냥할 수도 있다. 작살이 훨씬 더 우아하고 설득력이 있다. 다양하게 수집된 자료에 대한 사후 검정post hoc testing은 일반적으로 성과가 낮고 인과 관계를 주장하기에는 약한 근거를 제공한다.

대부분의 사람들은 연구자가 100개의 통계적 유의성 검정을 수행했다면 5개는 우연에 의해 통계적으로 유의한5% 수준 것이라는 점을 직감적으로 인식할 수 있다. 그러나 결과 연구는 통계적 분석 결과를 해석할 때 우연성을 무시하고 여러 비교를 하도록 설계되는 경우가 많다.[20] 이러한 문제를 총칭하여 "자료 낚시 및 오류율 문제"라고 한다. 제1종 오류의 증가는 결과 연구, 특히 여러 개의 결과와 다차원 척도를 사용한 연구에서 특히 문제가 된다.

타당도에 대한 이러한 위협은 연구자가 연구를 수행하기 전에 최종 산출물을 명시하지 못하거나, 주요 결과가 잘못 정의될 때 발생한다. 가장 중요한 최종 결과가 명확하지 않은 경우, 연구자는 연구에 여러 개의 조사 도구를 사용한다. 결과를 분석할 때, 각각의 결과는 연구 질문에 답하는 데 가장 중요한 것으로 취급되며, 그렇게 함으로써 가설 검정보다는 탐색적 연구로 변환된다.

두 번째 위협은 다차원 측정 도구 사용이 포함된다. 예를 들어, 새로운 치료법은 참가자의 삶의 질을 향상시키는 것으로 가정되었다. 연구자는 MOS Media Outcomes Study 의 36개 항목으로 구성된 Short Form Health Survey SF-36; Ware, 1991; Ware & Sherbourne, 1992; Ware, Snow, Kosinski, & Gandeck, 1993 또는 Sickness Impact Profile Bergner, 1989; Bergner, 1989 같은 삶의 질을 측정하기 위한 다차원 측정 도구를 선택했다. 이러한 도구에서 특정 하위 척도를 지정하지 않고 모든 하위 척도를 가설을 확인하는 데 동일한 가중치로 처리함으로써 제1종 오류의 가능성을 높인다.

부풀려진 제1종 오류를 통제하기 위해 다양한 방법들이 고안되었다. 예컨대 (1) 최소 유의 차이 Least Significant Difference, LSD 접근법, (2) Bonferroni 보정법, (3) Tuckey 방법, (4) Scheffé 방법 Rosner, 2005; Shadish, Cook, & Campbell, 2002. 이러한 방법론들에 대한 논의는 대부분의 생물 통계 문헌

20 연구결과가 제시될 때 데이터 낚시에서 온 것인지 또는 탐색적 분석에서 온 것인지 항상 구별되는 것은 아니다. 많은 것들이 이야기가 어떻게 전해지느냐에 달려있다.

Rosner, 2005과 역학 문헌Last, 2001에서 찾을 수 있다. 일반적으로 이러한 방법들은 제1종 오류를 하향 조정하므로, 귀무가설차이 없음을 기각하기가 더 어려워져 허구적 연관성을 감소시킨다. 연구자가 임계값즉, 유의 수준을 검사 횟수로 나누어 알파 수준alpha level을 하향 조정하는 Bonferroni와 같은 단순 방법을 이용하여 제1종 오류를 통제하려 할 때, 문제가 발생할 수 있다. 다차원 특성을 가지는 SF-36에서 도출된 8가지 결과의 경우, 통계적으로 유의한 결과를 보고하기 위해 5%의 임계값이 0.63%로 조정되었다.

건강 결과 연구에서의 오류율 문제를 최소화하기 위한 전략은 다음과 같다.

- 다중 비교 시의 문제 인식
- 연구에 대한 주요 결과의 설정
- 결과 측정 도구의 특이도 강화
- Bonferroni, Tukey 또는 Scheffé처럼 허용되는 통계 분석 방법 중 하나를 선택하여 다중 비교 보완

결측값 처리를 위한 허용 가능한 방법의 사용

결과연구는 누락된 자료가 있는 경우가 많으며, 누락된 자료로 인한 위협을 최소화하는 가장 좋은 방법은 우수한 자료 질 관리이다. 여기에는 신중한 연구 관리, 잘 정의된 프로젝트 프로토콜, 명확하고 심사숙고된 운영 등이 포함된다. 자료의 질을 지속적으로 모니터링하여 누락된 자료를 최소화한다. 결과연구에 적용되는 머피의 법칙Murphy's Law은 "자료가 누락될 수 있는 환경이라면, 자료가 누락될 것이다."Cohen, Cohen, West & Aiken, 2002이다. 결과연구를 수행하는 데 필요한 자료는 여러 가지 이유로 누락될 수 있다. 앞서 논의했던 표본 이탈도 자료 누락의 한 원인이지만, 그 외에도 여러 가지 이유가 있다. 설문에 답변하는 사람은 실수로 또는 의도

적으로 질문을 건너뛸 수 있다. 다른 경우에는 응답자가 제공하도록 요청되는 정보가 제공하기 어렵거나 불가능할 수 있고예: 질문이 너무 개인적이거나, 자료 시스템에 문제가 발생하거나 자동 혈압계와 같은 측정기가 고장이 날 수도 있다.

누락된 자료는 결과연구의 무결성integrity을 위협하고, 통계 분석을 복잡하게 한다. 특히 결측값을 처리하는 방법이 일반적으로 받아들여지지 않고 체계적인 편향이 초래될 경우, 도출된 통계적 결론의 타당도는 위협받게 된다. 결측값은 분석에 사용될 수 있는 자료를 감소시키고 통계적 검정력을 약화시키며, 그렇게 함으로써 차이를 탐지할 가능성을 감소시킨다. 그럼에도 불구하고, 연구 변수나 사례를 폐기하기보다는 사용 가능한 자료를 사용하는 것이 언제나 최선이다. 결측값으로 인한 문제를 효과적으로 줄이기 위해서는 결측값의 유형을 구별하는 것이 중요하다Cohen et al., 2002.

결과와 치료 중 어떤 자료가 누락되었는가? 결과가 누락될 경우, 연구자는 연구 대상자를 연구 대상에서 제외시켜야 할 상황에 놓이게 된다. 이렇게 되면 불균형 집단의 비교를 발생시키고, 표본의 대표성이 하락함에 따라 통계적 검정력의 상실을 초래할 수 있다.

자료가 확률적 또는 선택적으로 누락되었는가? 건강 설문 조사 연구원들은 모든 연구에서 일정량의 확률적 무반응을 예상한다. 무반응 패턴이 모든 대상자들에 걸쳐 균등하게 분포되어 있는 경우, 체계적인 편향은 발생하지 않을 것이다. 자료가 선택적으로 누락되면 심각한 문제가 발생한다. 노인이나 정신 건강 문제가 있는 사람 같은 특수 인구 집단 연구에서 선택적 자료 누락이 자주 발생한다. 노인에 대한 연구에서, 인지장애가 있는 사람들은 완전한 인지 기능을 가진 사람들보다 위험 요인 자료를 제공할 가능성이 낮지만Radosevich, 1993, 요청되는 기저 상태에 대한 정보를 제공할 수 없는 개인들은 건강이 좋지 않을 위험이 더 높을 수 있다.

얼마나 많은 건수가 누락되었는가? 일반적으로 결과 변수에 대해 1~2% 이하의 값이 누락될 것이다. 결측값의 패턴을 확인한 후 특정 자료가 더 자주 누락되는 것으로 나타나면, 질문지와 자료 수집 방법을 수정해야 한다.

결측값 비율이 높은 변수를 삭제하는 것이 응답자를 제외하는 것보다 안전할 수 있다. 일부 연구자는 변수에서 결측값이 많을 경우 분석에서 변수 삭제를 선택한다. 자료 삭제가 결과연구에 중요한 기여를 하지 않는 경우 자료 삭제는 별로 중요하지 않다. 이 경우 연구자는 변수가 연구에 포함된 이유를 다시 생각해 볼 수 있다.

때때로 연구자는 연구에서 응답자를 제외하기로 결정한다. 건강 결과 자료를 분석하는 데 사용되는 많은 통계 소프트웨어에서는 이 절차를 일률적 삭제listwise deletion라고 한다. 앞에서 언급한 바와 같이 자료가 결과일 경우, 참여자를 제외하는 것은 타당할 수도 있다. 그러나 삭제 인원이 참여자의 1~2%를 넘어서는 경우에는, 연구에 상당한 표본 이탈 편향을 가져올 수 있다. 이로 인해 결과연구는 전체적으로 통계적 검정력을 상실하고, 대상 모집단의 대표성도 낮아진다. 이러한 응답자의 선택적 손실은 결측값을 처리하는 데 받아들이기 어려운 전략이다.

응답자의 쌍삭제pairwise deletion는 일반적으로 상관 관계 분석 또는 이변량 분석 방법을 사용하는 연구에서 쓰인다. 연관성은 연구의 관심 요인과 결과가 모두 존재하는 쌍을 이룬 관측값에 대해서 조사된다. 자료가 확률적으로 누락된 경우 이 방법을 적용할 수 있지만, 연구자는 모집단에 대해 확신할 수 없을 것이다.

결과연구에서 결측값을 처리하기 위해 허용되는 여러 방법들이 제안되었다. 첫째, 결측값에 대해 더미 변수dummy variable codes를 사용하는 것이다. 즉, 변수에 대한 결측값 대신 결측값을 지정하는 더미 코드를 사용하는 것이다. 분석에서 이 전략은 결측 요인에 대한 추가 변수를 생성하고, 해당 변수에 대한 값이 없을 때 발생되는 잠재적 편향을 계량화하는 효과를 갖는다

두 번째 방법은 다음과 같이 결과값을 보간interpolation하는 것이다. (1) 마지막으로 관찰된 결과값의 사용, (2) 알려진 결과값 사이에서 보간, (3) 최악의 결과값 가정. 이 접근법들은 각각 서로 다른 가정에 기초한다. 예를 들어, 기계식 심장판막mechanical heart valve 수혜자의 장기 추적 연구에서 추적에 실패한 개인의 경우, 심장판막 관련 질병으로 사망한 것으로 가정한다. 이것은 최악의 경우를 가정하는 것을 포함한다. 대안으로, 마지막 접촉 당시의 상태에 기초하여 그 대상자가 아직 생존한 것으로 가정할 수 있다.

마지막으로, 평균 치환mean substitution은 선형 회귀 분석의 확장이며, 결과 변수가 복수 문항 척도를 이용하여 산출되는 연구에서 자주 사용된다. 이 접근법의 근거는 결측값에 대한 최적의 예측 변수는 동일한 응답자에 대한 다른 값이라는 것이다. 10개 문항으로 구성된 신체 기능 척도 10-item Physical Functioning Scale, PF-10 점수McHorney, Kosinski, & Ware, 1994; Ware, 1991; Ware & Sherbourne, 1992; Ware et al., 1993 같은 복수 문항 척도의 경우, 평균 척도 점수는 사용 가능한 문항들을 기반으로 계산된다. 개인이 PF-10을 구성하는 10개 문항 중 7개를 완료한 경우, 척도 점수는 사용 가능한 7개 문항을 기준으로 한다. 이 접근 방식은 복수 문항 척도 사용의 추가적인 장점을 제시하고 있다.

결측값을 처리하기 위한 가장 좋은 방법을 선택하는 한 가지 방법은 각 방법들을 모두 사용하여 자료를 분석하는 것이다. 결과 연구자는 민감도 분석을 사용하여 앞에서 설명한 세 가지 방법을 각각 사용하여 자료를 분석한다. 결측값 기법에 영향을 받지 않는 결론인 경우, 결측값 분석 방법이 결과에 영향을 주지 않았다고 할 수 있다.

데이터베이스 및 자료 사전 작성

통계 분석보다 자료 관리에 더 많은 시간이 소비된다. 분석은 끝을 염두에 두고 시작한다. 결과에 대한 데이터베이스 작성은 분석에 필요한 분석 유형과 변수를 염두에 두고 수행되어야 한다.

데이터베이스 설계는 연구에 필요한 자료 요소와 요소들 간의 관계를 확인하는 것에서 시작된다. 전향적으로 수집된 자료의 경우 수동 또는 전산화된 자료의 입력과 추출을 할 수 있도록 하기 위해 관계형 데이터베이스를 구축해야 할 가능성이 높다. 관계형 데이터베이스 설계와 그 구조는 많은 자원이 필요할 수 있으며, 연구가 복잡한 경우 전문가의 도움이 필요하다. FDA의 기준을 준수하는 임상 시험에서 데이터베이스는 FDA 21 Part 11 규정을 준수해야 한다. 간단히 말해서, Part 11 준수 사항은 FDA 규정을 충족하는 연구 절차, 행정 통제 및 정보 시스템을 가지고 있어야 한다. 정보 시스템 측면에서 데이터베이스의 몇 가지 기능에는 (1) 암호보호, (2) 전자 서명, (3) 로그인 옵션, (4) 감사 내역audit trail이 포함된다. 규정에 대한 전체 논의를 위해, 독자는 FDA 웹 사이트http://www.fda.gov/downloads/Drugs/GuidanceComplianceRegulatoryInformation/ Guidance/UCM072322.pdf를 참조하기 바란다.

대부분의 결과연구에 있어서, 관계형 데이터베이스는 분석 자료의 저장, 관리 및 검색에 적합하다. 자료 관리 및 검색의 일환으로 자료 사전을 구성하는 것이 필수적이다. 자료 사전에는 자료 저장소의 내용에 대한 정보가 포함되어 있다. 여기에는 (1) 변수 이름, (2) 설명, (3) 자료의 형식, (4) 자료의 출처, (5) 응답값, (6) 레이블, (7) 응답 분포/빈도, (8) 자료 저장소의 자리 또는 위치가 포함될 수 있다. 표 13-3은 첫 번째 국민건강영양검사 역학추적연구National Health and Nutrition Examination Epidemiologic Follow-up Study, NHEFS Ⅰ의 간략한 자료 사전의 예이다.

표 13-3 NHANES 역학추적연구를 위한 자료 사전

NHEFS 자료 사전			
이름	설명	빈도 평균 ± 표준 편차	자리
고유 번호			1
성별	젠더		2
	레이블 값		
	1 남성	1,210	
	2 여성	1,580	
연령1	NHEFS1 인터뷰 시 연령		3
	레이블 값		
	0 65-69세	601	
	1 70-74세	576	
연령1	2 75-79세	995	
	3 80-84세	584	
	4 85세 이상	34	
인종	인종적 배경		4
	레이블 값		
	0 백인	2,431	
	1 흑인	359	
PYNHEFS1	Years to NHEFS Ⅰ	10.07 ± 1.20	5
PYNHEFS2	Years to NHEFS Ⅱ	2.82 ± 0.35	6
NEWCESD	역학연구센터 우울증 척도(Center for Epidemiologic Studies Depression Scale, CES-D)	9.08 ± 7.95	7

NHEFS, NHANES | Epidemiologic Follow-up Survey; SD, standard deviation; NHANES, National Health and Nutrition Examination Survey

분석을 위한 연구 변수의 조작화 및 자료 구조

연구 변수의 개념화, 변수의 코딩 및 변수의 점수화는 역학 전문가, 보건 의료 연구자 및 통계학자의 전문 지식이 필요한 노동 집약적인 과정이 될 수 있다. 더미 코드는 결과연구에 자주 사용된다. 참조 코딩reference coding은 생의학 연구에 사용되는 가장 일반적인 유형의 더미 코드이다.

더미 코드를 구현하기 위해 연구의 관심 속성은 1로 코딩되며, 다른 속성은 0으로 코딩된다. 예를 들어, 연구 변수 "현재 흡연자"는 현재 흡연자의 경우 1로, 이전 흡연자와 비흡연자의 경우 0으로 코딩되어 있다. 분석 모델에서, 현재 흡연의 효과는 모든 비흡연자와 비교하여 차이의 크기로 표현된다. 다른 코딩 시스템이 사용되기도 하지만, 대부분은 결과연구에서는 제한적으로 적용되었다.

측정 척도의 점수화는 개념적으로는 간단하지만 기술적으로는 수행하기가 복잡하다. 대부분의 경우 척도 점수를 부여하는 것은 응답을 부호화하기 위한 준비, 문항 및 반응에 대한 가중치 부여, 누락된 자료에 대한 규칙을 적용하고, 아울러 약간의 계산 과정을 통해 척도 점수를 계산하는 작업이 포함된다. 조사 도구를 사용하기 위해 신뢰도를 평가하거나 검증하는 데 필요한 자료를 생성하는 것과 더불어, 컴퓨터 매크로는 간단한 건강 상태 척도 점수를 매기기 위해서도 필요할 것이다. 당신이 숙련된 프로그래머가 아니라면, 연구자는 전문가의 조언을 구해야 한다.

분석을 위한 자료 구조와 관련해서는 여러 단계가 있다. 첫째, 자료는 분석의 유형에 맞게 구조화되어야 한다. 앞에서 설명한 결과 자료의 분석은 (1) 일변량 파일 구조, (2) 다변량 파일 구조, 그리고 (3) 사건–시간 파일 구조의 세 가지 유형으로 구분된다. 자료 구조의 차이는 간단한 결과 연구를 통해 잘 설명된다. 첫 번째 예제에서 연구자는 두 가지의 수술용 고관절 교체방법시멘트형 대 무시멘트형을 평가하려고 한다. 결과는 SF-36의 신체 기능 점수를 사용하여 측정되었다. 표 13-4는 일변량 파일 구조의 예를 제시하고 있다.

표 13-4 일변량 파일 구조

ID 코드	시점	방법	신체 기능 점수		
01	1	시멘트형	50		
01	2	시멘트형	75	←	3개 시점에서의 신체 기능 점수
01	3	시멘트형	90		
02	1	무시멘트형	65		
02	3	무시멘트형	86		
03	1	시멘트형	25		
03	2	시멘트형	50		
03	3	시멘트형	100		
.	.	.	.		
.	.	.	.		
.	.	.	.		

이 파일 구조는 앞서 논의한 혼합 모델 방법을 위해 필요할 것이다. 분석에서는 시간, 기술, 그리고 시간×기술의 상호 작용을 이용하여 신체 기능 점수를 예측한다. 이 혼합 접근법의 한 가지 강점은 분석이 각 개별 응답자에 내재되어 있기 때문에 자료의 연관된 특성을 설명한다는 것이다. 중요한 것은 시간×기술의 상호 작용 결과가 다음 질문에 답할 수 있다는 것이다. "신체적 기능은 시멘트형 또는 무시멘트형 고관절 교체 중 어느 것에서 우월한가?"

다변량 파일 구조는 앞에서 제시한 것처럼 여러 개의 레코드가 아닌 단일 레코드로, 연구 대상자를 표시한다. 다변량 파일로 재구성된 동일한 자료는 표 13-5와 같다.

표 13-5 다변량 파일 구조

ID 코드	방법	시점 1의 신체 기능 점수	시점 2의 신체 기능 점수	시점 3의 신체 기능 점수
01	시멘트형	50	75	90
02	무시멘트형	65	·	86
03	시멘트형	25	50	100
·	·	·		
·	·	·		
·	·	·		

자료를 재구성할 때 대상자 01은 시점 2에서 신체 기능 점수가 누락되어 있는 것은 알 수 있다. 이 파일 구조를 통해 서로 다른 시점예: 시점 1 대 시점 2에서 측정된 신체적 기능 간의 분석적 비교가 가능해진다. 대응 표본 t 검정을 사용하여 서로 다른 시점에서의 결과를 비교할 수 있다.

마지막으로, 사건-시간 파일 구조는 카플란-마이어 및 콕스 모델 같은 생존 분석에 사용된다. 이러한 분석의 경우 기본 기록에는 각 대상자 별로 시작 시간예: 수술 날짜과 사건 날짜예: 고관절 골절 날짜의 단일 기록이 있다. 고관절 교체 방법의 예를 사용하여 표 13-6은 사건-시간 파일 구조를 가지고 있다.

표 13-6 사건-시간 파일 구조

ID	방법	수술 날짜	고관절 골절 날짜
01	시멘트형	07/16/2003	·
02	무시멘트형	02/28/2002	10/17/2008
03	시멘트형	12/01/2005	·
·	·	·	·
·	·	·	·
·	·	·	·

각 대상자의 레코드에 추적 상태가 기록된다. 고관절 골절은 1로 코딩되고, 고관절이 기능하는 연구 대상자는 0으로 코딩된다. 각 대상자의 수술 날짜와 고관절 골절 사이의 날 수를 계산한다. 고관절이 기능하는 사람은 골절 날짜가 없으므로 관찰 종료 날짜를 사용하여 중도 절단된다. 이 사례에서, 고관절 교체 수술 5년 후또는 2009년 말가 분석에 적합해 보인다.

결과 연구자는 자료의 구조를 조작하기 위한 방법들을 학습해야 할 것이다. 분석과 관련하여 하나의 유형이 모든 것에 적합하지는 않다. 많은 결과연구에서 세 가지 유형의 파일 구조가 모두 필요할 수 있다.

건강 결과 정보의 시각화

"자료의 시각화는 자료 분석에 매우 중요하다."Cleveland, 1994, ※ p.9 분석을 위한 공식적인 준비는 검정 통계량test statistic을 계산하기 위한 계산 과정과 통계 이론의 기초가 되는 수학을 강조한다. 탐색적 자료 분석Tukey, 1977년과 정보의 시각화Cleveland, 1994년는 많은 주목을 받지 못하여 왔다. 건강 결과 정보의 시각화는 이해하기 쉬운 몇 가지 원칙에 따라 작성해야 한다. 다음 가이드라인은 정보의 시각화에 관한 여러 권위 있는 출처로부터 작성되었다Cleveland, 1994; Tufte, 1990, 1997, 2001; Tukey, 1977.

그림은 수평축을 향해야 한다. 고대 그리스 시대 이래로, 특정 차원을 가진 직사각형들이 미학적으로 더 만족스러운 것으로 인정되어 왔다. 폭 1.61당 높이가 1인 직사각형은 황금 직사각형이라고 불린다. 항상 가로축을 따라 원인을 제시하고, 세로축에 결과를 표시한다. 표 13-7은 Edward Tufte1990, 1997, 2001의 연구에 기초한, 그래프 작성을 위한 몇 가지 가이드라인을 제시한다.

표 13-7 건강 결과 정보를 그래프로 표시하기 위한 가이드라인 또는 실행 및 금지 사항

1. 그래프에서 자료를 돋보이게 한다. 그래프에 불필요한 자료와 정보를 피한다. Edward Tufte는 이것을 "차트 쓰레기"라고 불렀다. 그래프 내부가 어수선하지 않도록 한다.
2. 시각적으로 두드러진 그래픽 요소를 사용하여 자료를 표시한다. 자료의 점을 연결하는 데 선을 사용한다면, 이러한 그래픽 요소가 눈에 띄게 나타날 것이다.
3. 눈금은 바깥쪽을 향하도록 한다. 안쪽의 눈금 표시는 혼란을 일으키는 경향이 있다.
4. 눈금 표시를 너무 많이 하지 않는다. 3개에서 10개의 눈금 표시를 하는 것이 대략적으로 유용한 경험 법칙이다.
5. 대문자와 소문자를 사용하는 것이 좋다. 글을 대문자로만 쓰지 않는다.
6. 산세리프(sans serif) 글꼴이 아닌 세리프(serif) 글꼴을 사용하는 것이 좋다. 특히 시각 장애가 있는 사람들에게 해당된다.
7. 빨간색과 녹색을 서로 옆에 두지 않는다. 색맹이 아니어도 이런 색은 구별하기 어렵다.
8. 단어를 수직으로 인쇄하지 않는다.
9. 전체 그래프에서 보여야 하는 중요한 값이 있을 때는 기준선reference line을 사용하되, 선이 자료를 방해하지 않도록 한다.
10. 자료 표시가 숫자와 간섭되지 않도록 한다. 표시들이 너무 많으면 차트에 혼란이 발생할 수 있다. 그래프 안에 노트나 범례를 많이 넣지 않는다.
11. 누가 그래프를 만들었는지에 대한 정보 출처와 신원을 제공한다.
12. 하나 이상의 집단 또는 시간대가 표시된 경우 범례를 제공한다.

13. 겹치는 그림 기호는 시각적으로 구별될 수 있는지 확인한다.

14. 오차 막대에 대해 명확하게 설명한다. 자료의 표준 편차, 표준 오차, 통계량에 대한 신뢰구간 또는 사분위 범위를 나타낼 수 있다.

15. 그리드grids를 보이지 않게 하거나, 완전히 제거한다.

16. 척도의 적절한 사용: (1) 눈금 표시의 범위는 자료의 전체 또는 거의 모든 범위를 포함해야 하며, (2) 눈금선즉, x축 및 y축에 그래프를 표시하지 않아야 하며, (3) 공간 낭비가 아닌 한 0 값을 포함해야 하며, (4) 동일한 조사 도구를 가지고 서로 다른 집단 또는 기간을 비교할 때, 동일한 점수 부여 방식을 계속 유지해야 하며, (5) 변화율을 판단하기 위해 라인 세그먼트선분를 사용할 때, 라인 세그먼트는 45도 비스듬하게 한다. 이는 1980년대에 수행된 심리학적 연구에 기초한다.

17. 둘 이상의 집단을 비교하고 집단 간에 관측값 수가 다를 경우, 건수 대신 백분율을 보고한다.

18. 어떤 모양이 숫자를 나타내기 위해 사용되는 경우, 그 크기는 표시된 숫자의 양에 정비례해야 한다Tufte, 2001. 비례적으로 크거나 작으면 거짓말 인자lie factor를 갖는다.

19. 자료의 "팝 업 차트" 및 3차원 표현을 피한다.

건강 결과 연구에 동반된 규제 요구 사항

기관생명윤리위원회는 생의학 및 행동 연구를 공식적으로 승인, 모니터링 및 검토하는 위원회다. 연구와 관련된 대학과 병원, 그리고 연구소는 기관생명윤리위원회를 수립하고 유지해야 한다. 결과연구가 질 개선이나 질 모니터링을 이유로 수행되지 않는 한, 연구자는 기관생명윤리위원회의 승인을 받아야 할 가능성이 높다.

기관생명윤리위원회는 타이틀 45 CRFCode of Federal Regulations Part 46NIH, 2005에 따라 연방 정부가 의무화하고, 보건복지부Dept. of Health and Human Services, DHHS 내의 사무소인 인간연구보호국Office of Human Research Protection, OHRP에 의해 규제된다. 기관생명윤리위원회는 20세기 초

에 윤리적 남용에 대응하여 만들어졌다. Tuskegee 매독 연구는 임상 시험의 수행에 변화를 주는 가장 큰 동기를 제공했다. 공중 보건 서비스 연구에서, 아프리카계 미국인 남성들은 페니실린의 치료 효과가 입증된 이후에도 수십 년 동안 매독 치료를 받지 못했다.

건강 상태, 신약 연구 및 의료 기기의 경우 기관생명윤리위원회 승인을 받아야 한다. 기관생명윤리위원회의 목적은 다음과 같다.

- 연구 프로토콜의 사전 검토
- 정기적인 연구 검토
- 연구에 참여하는 개인의 권리와 복지 보호

주로 기관생명윤리위원회는 연구 및 연구 방법의 윤리성을 검토하고, 연구 대상자가 연구에 자발적으로 참여하는 것에 동의하였는지 확인하며, 연구에 등록한 대상자의 안전을 보장할 책임이 있다. 후자의 경우, 참여자에 대한 연구의 안전성, 연구의 진행 상황 및 부작용 보고, 그리고 평가를 독립적으로 모니터링하기 위해 자료안전모니터위원회Data Safety Monitory Board, DSMB가 설치된다. 대상자에게 위험성을 증가시키는 모든 FDA, 암 연구 및 프로젝트는 DSMB를 필요로 한다.

기관생명윤리위원회 승인 요건은 기관에 따라 다르겠지만, 전향적 연구의 경우 관할 인간대상자보호사무소human subjects' protection office의 승인이 필요할 것이며, 많은 시간이 소요될 것이다. 대상자는 사전 동의서를 작성해야 하는데, 이는 프로젝트를 완료하는 데 필요한 자원과 연구 대상자를 모집하는 시간을 증가시킬 것이다. 결과연구의 경우 의무 기록, 행정 자료, 명부 등 기존 자료 사용 시에는 상대적으로 신속한 기관생명윤리위원회 승인을 받을 수 있다.

요약

성공적인 분석은, 목표로 하는 독자를 대상으로 한 연구 문제의 답변을 제공하기 위한 올바른 방법을 선택하는 것을 포함한다. 분석은 타당도에 위협이 되는 요인들을 해결해야 한다. 자료 낚시 및 오류율 문제, 낮은 통계적 검정력, 위반된 통계 가정 및 누락된 자료 처리 등은 여기에서 논의된 몇 가지 위협이었다.

준실험 설계의 타당도에 대한 가장 큰 위협은 선택 편향이라는 것을 기억하는 것이 중요하다. 이러한 위협에 대처하려면 다변량 통계 분석 방법, 성향 점수 분석 또는 도구 변수 사용과 더불어, 위험 요인 보정이 매우 중요하다. 마지막으로, 결과연구에 대한 규제 측면에서의 요구 사항을 고려할 필요가 있다. 대부분의 결과연구에서 이것들은 계획 과정의 일부이자 영역이기도 하다.

REFERENCES

Allison, P. D. (1995). *Survival analysis using the SAS® System: A practical guide.* Cary, NC: SAS Institute Inc.

Allison, P. D. (2001). *Logistic regression using the SAS® System: Theory and application.* Cary, NC: SAS Institute Inc.

Bergner, M. (1989). Quality of life, health status, and clinical research. *Medical Care*, 27(Suppl), S148–S156.

Bergner, M. B., Bobbitt, R. A., Carter, W. B., & Gilson, B. S. (1981). The Sickness Impact Profile: Development and final revision of a health status measure. *Medical Care*, 19, 787–805.

Cleveland, W. S. (1994). *The elements of graphing data.* Summit, NJ: Hobart Press.

Cohen, J. (1988). *Statistical power analysis for the behavioral sciences.* Hillsdale, NJ: Lawrence Erlbaum Associates, Publishers.

Cohen, P., Cohen, J., G., W. S., & Aiken, L. S. (2002). *Applied multiple regression/correlation analysis for the behavioral sciences* (3rd ed.). Mahwah, NJ: Lawrence Earlbaum Associates, Inc.

Elashoff, J. D., Oliver, M. R., Yeghiazarian, K., Zheng, M., Jamshidian, M., & Koyfman, I. (2000). Query Advisor (Version 4.0). Los Angeles, CA.

Fletcher, R. H., & Fletcher, S. W. (2005). *Clinical epidemiology: The essentials* (4th ed.). Philadelphia, PA: Lippincott Williams and Wilkins.

Friedman, L. M., Furberg, C. D., & DeMets, D. L. (1996). *Fundamentals of clinical trials.* St. Louis, MO: Mosby.

Haynes, R. B., Sackett, D. L., Guyatt, G. H., & Tugwell, P. (2006). *Clinical epidemiology: How to do clinical practice research* (3rd ed.). Philadelphia, PA: Lippincott, Williams & Wilkens.

Hosmer, D. W., & Lemeshow, S. (1999). *Applied survival analysis: regression modeling of time to event data.* New York: Wiley–Interscience.

Hosmer, D. W., & Lemeshow, S. (2002). *Applied logistic regression* (2nd ed.). New York: John Wiley and Sons, Inc.

Kleinbaum, D. G. (1996). *Survival analysis: A self-learning text.* New York: Springer–Verlag.

Kleinbaum, D. G., & Klein, M. (2002). *Logistic regression: A self-learning text.* New York: Springer–Verlag.

Last, J. M. (Ed.). (2001). *A dictionary of epidemiology* (4th ed.). New York: Oxford University Press.

Le, C. T. (1997). *Applied survival analysis.* New York: Wiley Interscience.

Le, C. T. (1998). *Applied categorical data analysis.* New York: John Wiley and Sons, Inc.

Liang, K.–Y., & Zeger, S. L. (1993). Regression analysis for correlated data. *Annual Review of Public Health*, 14, 43–68.

Littell, R. C., Milliken, G. A., Stroup, W. W., & Wolfinger, R. D. (1996). *System for mixed models.* Cary, NC: SAS Institute, Inc.

McHorney, C. A., Kosinski, M., & Ware, J. E. (1994). Comparisons of the costs and quality of norms for the SF–36 survey collected by mail versus telephone interview: Results from a national survey. *Medical Care*, 32(6), 551–567.

Murray, D. M. (1998). *Design and analysis of group-randomized trials* (Vol. 27). New York: Oxford University Press.

National Institutes of Health. (2005). Regulations and ethical guidelines: Title 45 CRF. Available at: http://ohsr.od.nih.gov/ guidelines/45cfr46.html. Accessed May 4, 2010.

Radosevich, D. M. (1993). *Factors associated with disability in the elderly.* Minneapolis: University of Minnesota.

Rosner, B. (2005). *Fundamentals of biostatistics* (5th ed.). Belmont, CA: Duxbury Press.

Schlesselman, J. J. (1982). *Case-control studies: Design, conduct, analysis.* New York: Oxford University Press.

Shadish, W. R., Cook, D., & Campbell, D. T. (2002). *Experimental and quasi-experimental designs for generalized causal inference.* Boston: Houghton Mifflin Company.

Singer, J. D., & Willett, J. B. (2003). *Applied longitudinal data analysis: Modeling change and event occurrence.* New York: Oxford University Press.

Szklo, M., & Nieto, E. J. (2000). *Epidemiology: Beyond the basics.* Gaithersburg, MD: Aspen Publishers.

Tufte, E. R. (1990). *Envisioning information.* Cheshire, CT: Graphics Press.

Tufte, E. R. (1997). *Visual explanations: Images and quantities, evidence and narrative.* Cheshire, CT: Graphics Press.

Tufte, E. R (2001). *The visual display of quantitative information.* Cheshire, CT: Graphics Press.

Tukey, J. W. (1977). *Exploratory data analysis.* Reading, MA: Addison-Wesley Publishing Company.

Ware, J. E. (1991). Conceptualizing and measuring generic health outcomes. *Cancer,* 67(3), 774-779.

Ware, J. E., & Sherbourne, C. D. (1992). The MOS 36-Item Short-Form Health Survey (SF-36). *Medical Care,* 30(6), 473-483.

Ware, J. E., Snow, K., K, Kosinski, M., & Gandek, B. (1993). *SF-36 Health Survey: Manual and interpretation guide.* Boston: The Health Institute, New England Medical Center.

CHAPTER

14

통합적 이해: 결과 해석하기

생각 정리하기

근거기반의학에 대한 열정을 감안할 때, 결과연구에 대한 수요는 훨씬 빠르게 증가할 것이다. 결과연구는 신중한 임상적 추론과 강건한 연구 설계가 교차하는 영역으로 간주될 수 있다. 관심 있는 모든 임상 문제를 무작위 대조 시험으로 해결하기를 기대하는 것은 실행 불가능하고, 비현실적이다. 모든 관심 주제에 대해 무작위 대조 시험을 수행할 수 있다고 해도, 가능한 치료의 모든 변형을 다룰 수는 없다. 그 분야에 힘을 실어 주는 많은 지식들은 전향적 관찰 연구로부터 획득되어야 하며, 무엇보다 연구들이 잘 수행되는 것이 필수이다. 관찰 연구는 연구 설계로 모든 요인들을 제어할 수 없기 때문에 무작위 대조 시험보다 더 많은 기획과 분석이 필요하며, 사려 깊고 통찰력 있는 해석을 요구한다.

이 책의 앞 부분에서, 분석에 영향을 미칠 수 있는 개념적 모델 개발의 중요성을 역설했다. 이 모델은 결과에 영향을 미칠 것으로 생각되는 변수들과 그 효과가 어떻게 발생하는지 제시해야 한다. 개념적 모델은 어떤 거대한 일반 이론에 의존할 필요가 없다는 점에서 이론 모델과 같을 필요는 없다. 그 대신 어떤 일이 일어나고 있고, 어떤 요인들이 관심 결과에 영향을 미칠 수 있는지에 대한 연구자의 경험이나 심지어 믿음에 기초할 수 있다. 이것의 주요 역할은 예상되는 관계를 명확히 하는 것이다. 실제로 개념적 모델이 명확할수록 연구자에게 연구의 가치와 분석 결과의 필요성을 납득시키기가 더 쉬워질 것이다. 종종, 모델을 작성하는 것이 분석 문제를 명확히 하기도 한다. 이러한 다이어그램은 개입치료와 치료의 합병증 모두 포함으로부터 주요 위험 요인들을 구별할 수 있으며, 변수들 사이의 시간적 관계를 분명하게 할 수 있다.

분산을 통계적으로 설명할 수 있는 능력은 어떤 면에서는 중요하지만,

변수가 결과에 시간적으로 더 가까울수록 일반적으로 더 많은 분산이 설명된다는 점을 인식하는 것이 중요하다극단적으로, 호흡 중단은 죽음을 예측한다. 그러나 분산을 설명하는 것이 항상 유용한 것은 아니다. 예를 들어, 심박동이 없다는 것은 사망률의 많은 변이를 설명할 테지만, 이 연구 결과를 가지고 할 수 있는 것은 거의 없을 것이다.

많은 경우 우리는 가장 관심이 가는 변수의 주효과를 분리하기 위해 설명 변수를 적극적으로 사용하는, 복잡한 인과 모델을 만들려고 한다. 하지만 이 전략은 역효과를 가져올 수도 있다. 경우에 따라서는 변이에 대한 통제가 잘못된 결론으로 이어질 수 있다. 예컨대 알츠하이머병 환자의 가족이나 친구 같은 비공식 간병인의 의료 서비스 이용에 대한 연구에서 이들이 대조군보다 의료 서비스를 덜 사용한다는 것을 발견했다. 연구자들은 앞서 우울증이 간병인들 사이에서 더 흔하다는 것을 확인했고, 따라서 두 집단의 비교 가능성을 높이기 위해 분석에서 이러한 차이를 통제했다. 그러나 인과 모델은 우울증 발병이 간병 서비스 제공의 결과이며, 의료 서비스 이용의 결정 요인임을 잘 밝혀 낼 것이다. 이러한 단계를 통제하면 이처럼 스트레스가 많은 서비스의 제공으로 인한 영향을 현저히 약화시킬 수 있으며, 따라서 간병 서비스 제공의 효과를 잘못 기술할 수 있다.

개념적 모델은 다양한 선행 요인들과 결과 간의 관계뿐만 아니라, 다양한 결과들 사이의 관계도 명확히 할 필요가 있다. 어떤 경우에는 결과가 병렬로 보일 수 있지만, 많은 경우 그것들은 어떤 종류의 계층적 형태를 취하거나, 결과들 간에 선후 관계가 있을 것으로 예상할 수 있다. 이와 같이 측정의 계층 및 개입측정은 4장에서 다루고 있다과 결과를 연계하는 데 있어서 모델의 역할에 대한 논의는 적절하다.Spiegel et al., 1986

결과연구를 기획할 때, 어떤 결과가 가장 중요한지, 궁극적으로 성공과 실패를 판단하는 데 기반이 될 수 있는 것이 무엇인지 미리 결정하는 것이 중요하다. 많은 개입들이 다양한 결과들을 달성할 것으로 예상될 수 있지만, 결국 하나의 가장 중요한 결과가 식별되어야 한다. 이 결정은 무엇보다도 통계적 검정력을 얻기 위해 필요한 표본 크기를 계산하는 데 사용할 변수 선택에 영향을 줄 것이다.

주요 결과를 사전에 확인하는 것은 후향적 통찰력을 배제하지는 않지만, 이것은 다른 관점에서 보아야 한다. 관심 대상이 되는 문제를 체계적으로 연구한 후에 치료와 결과 사이의 관계에 대한 이해가 더 높아질 수 있는 것은 합리적이고, 심지어 바람직하다. 새로운 관계를 가정하거나 이전 모델을 개선하는 것에는 아무런 문제가 없지만, 이러한 사후 추론post hoc reasoning은 인과 관계가 아니며, 가설 검정이 아니라 가설 설정을 나타낸다. 분석된 후에는 자료에 적용할 가설을 생성할 수 없지만, 그러한 생각에서 얻은 통찰력그리고 이와 관련된 탐색적 분석은 다음 연구를 계획하는 데 유용하게 적용될 수 있다. 불행하게도, 잘못된 가설을 절대적으로 보호하는 것은 없다. 가설이 이미 설정된 경우를 제외하고는예: 연구비 제안서, 연구 과정에서 가설이 생성된 시기를 명확히 파악하는 것은 불가능하다.

간단한 측정 도구의 탐색

많은 연구자들그리고 정책 입안자들은 하나의 간단한 결과를 희망한다. 다우 존스Dow Jones 평균이나 GNP에서 차지하는 의료비 지출 비율, 심지어 유아 사망률 같은 모든 관심있는 결과를 요약할 수 있는 숫자가 있을까? 대부분의 결과 측정 도구는 너무 복잡하다. 가장 좋은 측정 도구는 일반적으로 한 분야에서 공급자또는 치료가 뛰어나고, 다른 분야에서는 부족할 수 있다는 결과의 프로파일을 제공한다. 일부 사람들은 학생들의 학업 성취도를 종합한 것으로써 평균 평점GPA을 선호하고, 어떤 사람들은 성공과 실패의 영역을 조사하고자 한다. 그러나 일부 사람들이 아무리 원해도, 삶의 대부분은 하나의 통계값으로 요약되기 어렵다.

경제학자들은 질 보정 수명을 건강 결과로 사용하는 것을 좋아한다. 이 도구는 생존 기간에 삶의 질을 반영하여 산출된다. 어떤 사람들은 매우 개인적인 영역에 외부 고정값을 부과하는, 이 과정을 적절하지 않다고 평가한다. 1년간의 삶의 질이 실제로 사람의 기능적 수준에 의해 결정되는가? 어떤 사람은 활동적이지만, 매우 좋지 않은 한 해를 보낼 수 있다. 반대로, 어떤 사람들은 심각한 기능적 문제가 있음에도 불구하고 매우 의미 있는 삶을 살 수 있다. Helen Keller의 질 보정 수명을 상상해 보라. 만약 삶의 질이 매우 친숙하고 주관적이라면, 아마도 사람들은 각각 자신의 것을 평가할 수 있을 것이다. 사망자를 소급해서 평가하는 문제는 제쳐 두고라도, 그러한 접근법은 평가자 간 큰 변이를 발생시킬 것이다. 소위 건강 관련 삶의 질에서도 유사한 문제가 발생한다.

또한, 많은 결과 변수들을 가중 평균하여 만들어 낸 복잡한 종합 지표를 제공하는 것 역시 명확하지 않을 수 있다. 이러한 지표들은 바로 이해할 수 있는 것은 아니다. 참고할 수 있는 기준이 불명확하고, 임상적 관련성이 없을 수도 있다. x 점수 또는 y 점수만큼 향상되었다는 것은 무엇을 의미하는가? 이러한 척도 점수가 사용될 때, 독자가 값을 보다 구체적이고 친숙한 것으로 변환할 수 있는 일종의 가이드를 제공하는 것이 매우 유용할 것이다. 예를 들어, "x 점수를 가진 사람은 다음 작업을 할 수 없거나, y 상태인 사람과 비슷하다." 일부 의료인들은 합산되어 산출된 점수보다는 범주형 점수에 좀 더 만족해한다.

중증도 차이의 통제

"항상 최악의 상황에 대비하여 계획을 세워라." 결과연구는 이전에 확립된 믿음에 도전할 때 가장 흥미로울 것이다. 그러나 이러한 행동에는 언제나 논란의 여지가 많다. 기존에 확고하게 받아들여진 내용에 상반되는 연구 결과를 제시하는 사람은 누구나 힘든 시간을 예상해야 한다. 모든 의사들은 자신이 가장 어려운 환자들을 치료한다고 주장한다. 의료인 간 비교는 환자 중증도의 비교 가능성에 대한 의문을 제기할 수밖에 없다. 만약 의심이 든다면, 환자의 특성과 관련된 자료를 최대한 수집하고 분석에 사용하는 것이 좋다.

결과연구에 관한 기술 문헌의 대부분은 결과의 측정을 다룬다. 그러나 특히 관찰연구에서 더 중요한 질문은 연구 대상을 설명하는 변수들의 측정과 관련이 있다. 정확하게는 대상자를 무작위로 할당할 수 없기 때문에, 결과의 신뢰도는 집단이 유사하다고 믿는 독자에 달려 있다. "당신은 혈청 아연 농도를 통제하였습니까?"라는 질문에 대답할 수 없다면, 연구는 관련된 비판에 취약해질 수 있다.

이러한 이유로, 연구원들은 필요하다고 생각하는 것보다 훨씬 더 많은 정보를 수집해야 한다. 연구자가 주어진 상황을 조사한 후 아무런 차이가 없다는 것을 발견했다고 주장하는 것은, 차이는 없겠지만 측정되지 않았다고 주장하는 것보다 낫다. 동시에, 현실적으로 수집될 수 있는 자료에는 한계가 있을 것이다. 예상되는 비판에 대한 방어 수단을 제공하면서 합리적인 비용을 유지하기 위한 한 가지 전략은 회의론자를 포함한 자문위원회를 운영하는 것이다. 이들에게 설계 단계에서 가능한 한 많은 의문을 제기하도록 한다. 이러한 과정은 힘들지만 대가가 따를 것이다.

자료의 질

많은 임상 연구들에서 골칫거리 중의 하나는 자료의 질이다. 실제 자료는 임상의로부터 수집될 수 있는 반면, 환자가 보고한 자료는 신뢰할 수 없다는 의견이 있다. 이러한 임상 중심적 편향은 두 가지 이유에서 공격받을 수 있다. 첫째, 환자의 인식은 매우 유용한 정보를 제공할 수 있다. 경우에 따라서는, 환자들이 제공한 정보는 유일한또는 가장 좋은 원천일 수 있다.

환자들이 제공한 자료는 임상적 전문 지식이 필요한 분야에서는 기술적으로 정확하지 않을 수도 있지만, 환자들이 어떻게 느끼고 질병이 어떻게 영향을 미치는지에 대한 정보를 제공하는, 가장 타당성 있는 원천일 수 있다. 임상의를 통해 이러한 정보를 필터링한다고 해서 항상 잡음–신호 비noise-to-signal ratio가 개선되는 것은 아니다. 예를 들어, 일상생활 수행 능력에 대한 정보는 임상의로부터 나온 것이 더 전문적인 것으로 들리지만, 특별한 공식적인 검사가 없는 한 환자 보고에 기초한다. 일부 임상의는 환자 보고서의 불일치를 찾아내거나 과장된 영역을 탐지할 수 있다고 믿지만, 그 주장을 뒷받침할 확실한 증거는 거의 없다.

둘째, 임상의 보고서는 보편적으로 유용하거나 정확하지 않다. 종종 기록을 신뢰성 있게 검토하기 위해 정교한 시스템이 고안된다. 기록 요약자는 비교 가능한 결과물이 산출되도록 모니터링한다. 그러나 검토 후의 자료 질은 검토의 기초가 되는 자료의 질보다 좋아질 수 없다. 대부분의 의무 기록은 부족한 점이 많다. 몇 년 전, 문제 중심의 의무 기록problem-oriented medical record을 만든 Lawrence Weed는 임상 과학자들이 의무 기록을 작성한 것과 같은 방식으로 연구실 자료를 보관한다면, 과학은 혼란에 빠질 것이라고 주장했다Weed, 1968a, 1968b. 의료 정보가 불완전하게 기록될 뿐만 아니라, 누락된 것이 무엇을 의미하는지 추론하는 것은 불가능하다.

환자에 대한 진찰 소견이나 증상에 대한 기록이 없는 것은 관심의 대상이 발견되지 않았다는 것을 의미하는 것인지, 또는 아무것도 찾아보지 않았다는 것을 암시하는지 알 수 없다. 기록에 따르면 신체 기능이 "정상 범위 내within normal limits"라고 쓰여 있는 것은 무엇을 의미하는가? 실제로 어떤 유형의 검사가 수행되었는가? "x 병력 없음"은 무엇을 의미하는가? 어떤 질문을 환자에게 물어보았는가? 위험 요인을 통제하는 데 필요한 모든 관련 정보를 체계적으로 기록하는 임상의는 거의 없으며, 결과를 산출하기 위해 완전한 자료를 제공하지도 않는다.

특히 판단이나 해석이 필요한 많은 변수들의 경우, 임상의는 평가자간 신뢰도가 확립되지 않은 경우에도 최고의 정보원이다. 여기서의 어려움은 체계적이고 일관된 방식으로 관련 정보를 수집하는 것이다Feinstein, 1977, 1987. 일반적으로 임상의로부터 유용한 자료를 얻는다는 것은 어떤 유형의 전향적 자료 수집 절차를 설정하는 것을 의미한다. 임상의가 원하는 전체 자료의 수집을 완료하거나, 정보를 일관성 있게 기록할 수 있도록 하기 위해 몇 가지 수단이 필요하다.

일반적으로 임상의는 구조화된 정보 수집 요구에 잘 대응하지 않는다. 많은 임상의들은 형식에 강한 거부감을 가지고 있으며, 그것을 일종의 "요리책 의료cookbook medicine"라고 비난한다. 이들의 협력을 얻기 위해 자료 수집 양식을 설계하거나, 최소한 참고할 관련 자료를 파악하는 데 적극적으로 참여시켜야 하는 경우가 많다.

이러한 주도적인 전략은 의료 질 개선 프로젝트의 맥락에서 특히 중요하다. 순수주의자purists들은 임상의의 적극적인 참여가 그들의 행동을 편향되게 할 것으로 우려하지만, 그러한 편향이 정확히 의료 질 개선 활동이 추구하는 것이다. 더욱이 임상의들이 기준을 개발하고 자료가 수집되는 방식을 개발하는 데 어떤 역할을 했다면, 결과 분석에서 산출된 결과를 받아들일 가능성을 더 높일 것이다.

경우에 따라서는 임상의가 만들어 낸 정보에 대한 편향이 크지 않을 수도 있다. 임상의는 단순히 전달자의 역할을 수행하며, 임상의의 여과 없이 환자로부터 더 많고, 더 양질인 정보를 직접 수집할 수 있다. 예를 들어, 환자의 기능에 대한 자료는 대개 환자또는 환자 대리인로부터 직접 수월하게 수집될 수 있다. 주요 증상에 대한 정보조차도 종종 환자들로부터 더 유용하게 확보할 수 있다. 경우에 따라 의원또는 병원의 직원은 환자가 치료를 위해 방문할 때 설문을 통한 자료를 수집하도록또는 짧은 인터뷰를 실시하도록 훈련받을 수 있다.

추적 조사 자료의 획득

좋은 관찰연구는 무작위 대조 시험처럼 엄격하게 수행되어야 한다. 개입을 표준화하는 것은 불가능할 수 있지만, 개입에 대한 설명은 표준 형식을 사용해야 한다. 자료 수집 일정은 모든 사람들이 동일해야 한다. 기준시점과 추적 조사의 자료는 일관되게 수집되어야 한다. 일관성은 모든 연구 참가자들에 대해 동일한 정보를 수집하는 것뿐만 아니라, 동시에 자료를 수집하는 것을 의미한다.

적어도 이론적으로 기준 시점의 자료 수집과 위험 요인의 자료 수집을 일반적인 임상 활동의 하나로 구조화하는 것이 가능할지라도, 추적 조사의 자료를 얻는 것은 더 복잡하다. 임상의들이 협조적이었다고 해도 문제가 발생할 수 있다. 환자는 지정된 일정에 따라 후속 진료 예약에 나타나지 않을 수 있으며, 일부 환자들은 후속 진료에 나타나지 않는다. 편향된 자료는 매우 위험할 수 있기 때문에, 의원이나 병원으로 돌아오는 환자들에게 의존하지 않는 어떤 형태의 체계적인 자료 수집이 필요하다. 이러한 방법은 비용을 증가시키고 추가적인 고려 사항을 나타내지만, 적절한 편향이 없는 자료의 수집이 가지는 가치는 비용을 정당화한다.

연구에 참여하는 많은 임상의들은 자료를 수집하는 연구 간호사를 채용하기도 한다. 환자가 치료를 위해 의료 기관을 방문할 때 간호사들이 환자에게서 수집하도록 계획된 자료를 수집하는 시스템을 개발하기도 한다. 체계적인 자료 수집은 의료 기관을 재방문하는 환자에게만 의존할 수는 없을 것이다. 재방문 시기는 다를 수 있으며, 어떤 환자들은 나타나지 않을 수도 있다종종 이들은 가장 흥미로운 환자들이다.

추적 조사 자료는 다양한 방법으로 수집될 수 있는데, 이중 가장 비용이 많이 드는 것은 직접 인터뷰이다. 이러한 방법은 환자를 만나기가 어렵거나예: 요양원 환자 자료를 물리적으로 수집해야 하는 경우예: 혈액 표본, 혈압, 체중가 아니면 일반적으로 필요하지 않다. 대부분의 경우 자료는 증상과 행동에 대한 환자의 보고로 수집될 수 있는데, 우편으로 발송된 설문이나 전화 인터뷰를 통해 수집할 수 있다. 어떤 방법을 사용할 것인지에 대한 선택은 비용과, 예상되는 순응도에 따라 결정된다. 종종 혼합된 자료 수집 방식이 필요하며, 무응답자들은 전화로 연락하거나 방문하기도 한다.

응답률은 매우 중요하다. 기본적인 관심사는 응답 편향응답하는 사람들이 그렇지 않은 사람들과 체계적으로 다른 경우에 관한 것이다. 추적 조사는 『셜록 홈즈』에 나오는 "*바스커빌가의 사냥개*" 이미지를 떠오르게 한다. 짖지 않는 개는 짖는 것보다 더 재미있을지도 모른다. 후속 진료를 위해 재방문하는 사람들은 그렇지 않은 사람들과 다를 가능성이 있는데, 다시 방문하지 않는 것은 치료에 있어 큰 성공이나 큰 불만을 반영할 수 있다. 또한 이것은 단순히 환자가 먼 지역에서 진료 의뢰를 왔거나 그들의 주치의에게 다시 돌아간 것을 의미할 수도 있다. 어떤 경우에는 편향의 근원이 명백하다예: 후속 진료를 위해 복귀하는 사람들.

대부분의 경우 연구자는 환자가 왜 참여를 거부했는지를 물어보더라도 무응답 사유가 명확하지 않을 수 있다. 이러한 편향을 피하는 가장 좋은 방법은 사전에 추적 조사를 위한 계획을 미리 세우고, 자격이 있는 모든 대상자에 대한 자료를 수집하기 위해 전력을 다하는 것이다. 자료 수집의 마지막 단계에서는 자료 수집 활동을 축소하려는 유혹이 있을 수 있지만, 그 또한 큰 실수가 될 것이다. 필연적으로, 마지막 단계에서 접촉되어 자료가 수집되는 집단은 전반적인 추적 조사 활동의 상당 부분을 요구하겠지만, 이들 또한 가장 흥미로운 대상자일 수 있다.

연구 방법에 익숙하지 않은 연구자는 많은 응답자 수와 적절한 응답률을 혼동하는 경우가 있다. 표본 크기는 분석의 통계적 검정력을 결정하는데 중요하지만, 응답자 수가 많다는 것이 낮은 응답률을 보상할 수는 없다. 일반적으로 이용 가능한 자원을 사용하여 많은 수의 응답자를 대상으로 하기 보다는, 목표로 하는 응답자를 높은 비율로 수집하는 것이 더 낫다. 작은 표본의 높은 응답률은 응답자 수는 더 많지만, 응답률이 낮은 표본보다 훨씬 더 바람직하다.

어떤 경우에는, 환자가 너무 아프거나 인지 기능이 손상되었기 때문에 반응하지 못할 수도 있다. 이때 환자의 대리인을 통해 정보를 얻을 수는 있지만, 주의하여야 한다. 종종, 가족 구성원들은 환자들이 참여할 수 있고 참여하고 싶어할 때 조차도, 연구자들과의 접촉으로부터 환자들을 보호하려고 노력할 것이다. 경우에 따라 환자 보호자들은 환자가 자료 수집 과정에 참여하는 것을 원치 않거나, 자료 수집 활동을 하나의 성가신 행위로 볼 수 있다. 예를 들어, 요양원 환자들은 질문에 대답하려고 전화기로 가는 것이 불편할 수도 있다. 이러한 부정적인 상황에 대응하려면 끈기와 창의력이 필요할 것이다.

어떤 경우에는 대리인을 이용하여 자료를 수집하는 것이 불가피할 수도 있다. 이럴 때 대리인이 환자의 의사를 정확하게 표현할 수 있는 시기를 결정하려면 세심한 주의와 상식이 필요한데, 적어도 다음 두 가지 기준이 적용되어야 한다. (1) 대리인은 환자의 상태를 파악하고 보고할 수 있도록 시기적으로 가깝고 적절한 관계를 가져야 한다. 예컨대 병원이나 요양원에서 보호자로 기재된 가족 구성원이 실제로 환자에게 어떤 일이 일어나고 있는지 알 만큼 자주 방문하지 않았을 수 있다. (2) 대리인이 다룰 수 있는 영역은 현실적이어야 한다. 예를 들어, 환자의 통증 정도나 환자의 심리 상태에 대해 대리인이 제대로 보고하기를 기대하는 것은 비현실적일 수 있다. 최소한 대리 응답은 더미 변수로 분석에 포함되어야 한다. 경우에 따라서는 별도로 분석하는 것이 필요할 때도 있다. 좋은 첫 번째 단계는 대리 응답과 환자 직접 응답의 전반적인 패턴을 비교하는 것이다.

한편, 추적 조사는 그 시기가 중요하다. 특히 치료가 장기간에 걸쳐 지속될 수 있는 경우예: 외래, 치료의 시작 또는 종료에 대한 추적 조사 날짜 기록은 큰 차이를 발생시킬 수 있다. 치료가 시작되는 시점부터 추적조사가 시행되고 일부 환자가 다른 환자보다 훨씬 더 오래 치료를 받는 경우, 진료 결과의 차이는 치료 종료 시간과 추적 조사 사이의 기간에 기인할 수 있다. 따라서 치료가 끝나는 시점부터 추적 조사를 수행하는 것이 안전할 것이다. 반면에 치료가 장기간 이어지고 자연스럽게 회복되는 과정이 있다면, 치료 기간이 길어진 사람들은 회복에 더 많은 시간을 할애할 수 있다. 예를 들어, 노인 평가를 위한 무작위 대조 시험은 치료 집단과 대조 집단 사이에서 퇴원 시 차이를 발견했지만, 이러한 차이가 특히 시간이 지남에 따른 단순한 자연회복에 기인할 수 있다는 것을 인식하지 못할 수 있다는 점이 지적되었다Cohen et al., 2002. 따라서 치료가 끝난 시점에서의 상태가 중요한 자료 수집 지점일 수 있다. 하지만 이러한 주의점에도 불구하고 치료 기간에 세심한 주의를 기울일 필요를 사라지게 하는 것은 아니다. 10장에서 언급한 바와 같이, 치료의 지속 기간과 강도는 치료의 효과 분석에서 고려해야 할 중요한 속성이다.

치료 기간은 여러 가지 영향을 미칠 수 있다. 예를 들어, 치료 기간은 질병의 자연적 흐름에 따른 영향을 가릴 수 있다. 만약 문제의 질병이 치료와 무관한 자연사를 가지고 있다면, 장기간의 치료 기간은 그 문제가 해결되는 것으로 보이게 할 것이다. 장기간 치료를 받는 것은 환자의 동기를 반영할 것이며, 회복에 영향을 줄 수 있다. 낙담하는 사람들이 치료를 중단한다면 환자의 고유한 특성으로부터 치료 중단의 효과를 분리하기 어려울 수 있다. 중도 탈락자도 추적 조사 시 접촉하기 어려울 수 있으므로, 선택적 탈락 편향이 있을 수 있다.

기존 자료원의 사용

어떤 경우, 결과 정보는 2차 자료를 사용하여 파악할 수 있다. 많은 대규모 국가연구는 행정 자료에서 얻을 수 있는 자료로 제한된다. 그러한 연구들은 정책적으로 가치는 있지만 한계를 가지고 있다. 결과는 대개 사망으로 제한된다. 의료 이용 자료와 데이터베이스는 효과적인 환자의 중증도 보정을 위한 임상 정보가 많지 않다. 예컨대 메디케어 기록은 환자가 재입원할 때 또는 특정 수술을 다시 받을 때 사용될 수 있다. 행정 자료 같은 2차 자료를 사용하는 것은 제한적이고, 어려울 수 있다. 가장 일반적인 결과 변수는 사망과 재입원이며, 이 둘은 대부분의 행정 자료가 산출할 수 있는 항목이다. 어떤 상황에서는 그러한 추적 조사 자료가 유용한 부가 정보를 제공할 수 있다. 예를 들어, 고관절 치환술에 대한 연구는 통증과 이동성의 측면에서 단기적인 이점이 있지만, 보형물이 얼마나 오래 지속되었는지 관찰하는 것 또한 유용할 수 있다.

2차 자료에 전적으로 의존하는 연구와 1차 자료를 동시에 사용하는 연구를 구별하는 것은 중요하다. 2차 자료는 특히 환자의 중증도 보정에 사용되는 위험 요인을 파악하는 데 제한이 있는 문제에 직면해 있으며, 위험 요인 중 많은 것들은 행정 자료에서 파악하기 어렵다. 따라서 행정 자료에서 산출된 결과연구는 비교적 낮은 비용으로 다수의 이질적인 공급자 집단의 결과를 비교할 수 있지만, 종종 편향적이라는 비판을 받는다. 메디케어 환자를 치료하는 병원들 사이에서 나타나는 사망률의 차이를 제시한 메디케어 사망률 연구가 병원 간 환자의 중증도 차이를 보정하지 않았던 것 때문에 적극적으로 이의 제기를 받았던 것이 예이다Greenfield, Aronow, Elashoff & Watanabe , 1988; Jencks et al., 1988; Kan et al., 1988.

한편, 의무 기록 및 환자 인터뷰에서 파악된 임상 정보를 행정 자료와 연계하는 것이 가능할 수 있다. 예를 들어, 고관절 치환술의 결과에 대한 연구는 의무 기록의 요약된 자료와 메디케어 청구 자료를 사용하여 결과에 대한 중증도 및 동반상병을 파악한 후 성별 간의 차이를 보여 주었다Holtzman, Saleh, & Kane, 2002.

기본적 분석 이슈들

자료 분석은 성공적인 결과연구의 필수적인 구성 요소이지만, 이 책은 이 주제를 자세히 탐구하는 데 제한이 있다. 많은 좋은 책과 자료들이 이용 가능하다Shadish, 2002; Feinstein, 1977. 그럼에도 불구하고, 다음과 같은 몇 가지 기본적인 시사점과 주의 사항이 있다. 첫 번째이자 가장 중요한 것은 이 자료 분석의 복잡성을 인식하고 필요한 지원을 받는 것이다. 결과 분석은 종종 미묘한 과정이 될 수 있으며, 잠재적인 통계적 함정은 수없이 많다. 연구 주제를 개발하는 동안 통계학자와 상담하는 것이 중요하다. 모든 것이 결정된 뒤에 주제에 대해 논의하기 좋아하는 통계학자는 거의 없다. 통계적 우려는 표본의 크기, 연구에 사용되는 분석 방법 및 전체 연구 설계 결정에 영향을 미칠 수 있다.

분석 전략을 설계하는 데 있어 중요한 단계는 각 가설 또는 연구 질문을 특정 분석 방법과 연결하는 것으로, 이 과정은 상당히 상세하게 할 필요가 있다. 가설에서 암시되는 개념은 특정 변수와 구체화된 분석 방법으로 변환되어야 한다. 때때로 결과가 어떻게 제시되는지를 보여 주는 더미 표를 작성하는 것이 도움이 된다. 이러한 표 작성 연습은 연구자특히 초보가 자료를 구성하는 방법과 변수가 어떤 형태를 취할 것인지 명확히 하는 데 도움이 될 수 있다.

결과와 관련된 대부분의 분석은 결국 다변량 분석을 사용하게 되며, 대개 한 가지 또는 다른 유형의 회귀 모델을 이용하게 된다. 회귀 모델은 두 가지 유형의 정보를 제공한다. 첫째는 설명되는 분산의 양R^2이고, 둘째는 각 독립 변수와 종속 변수와의 관계회귀계수이다. 물론 이 두 요인이 관련이 없을 수도 있다. 통계적으로 유의한 회귀계수 하나 없이 상당한 양의 분산을 설명할 수 있으며, 유의한 변수는 전체 분산을 설명하는 데 크게 기여하지 않을 수 있다. 각각의 값은 서로 다른 내용을 포함하므로, 어떤 정보가 더 의미가 있는지 결정하는 것이 중요하다. 설명된 분산은 역학 용어로 귀속 위험도attributable risk와 비교할 수 있는 것으로 간주될 수 있다. 귀속 위험도는 어떤 요인이 증상을 발생시키는 데 얼마나 많은 기여를 했는지를 의미한다. 개별 변수의 회귀계수는 상대 위험도relative risk와 비교할 수 있는데, 이때 요인과 결과 발생 간 연관성 크기를 측정하여 얼마나 중요한 원인인가 판단할 수 있다. 드물지만 상대 위험도는 매우 높은데 귀속 위험도는 작을 수 있다[21]. 마찬가지로, 결과와 함께, 결과가 발생하는 전반적인 위험의 많은 부분을 설명하지 않더라도 결과에 영향을 미치는 요인을 식별하는 것이 목표일 수 있다.[22]

한 측면에서 치료는 결과에 영향을 미치는 일련의 위험 요인[23] 중 하나로 볼 수 있다. 대부분의 경우 분석의 목표는 치료의 효과를 다른 위험 요인의 효과와 분리하는 것이다. 그러나 결과 분석을 이용하여 다른 위험 요인의 영향을 직접 검토하는 것도 가능하다.

경우에 따라서는 다른 요인의 효과를 통제한 후 위험 요인이 어떻게 작동하는지 확인할 수도 있다즉, 주어진 요인의 구체적인 영향은 무엇인가?. 어떤 상황에서는 다른 요인의 효과가 관심 대상인 요인에 영향을 미친다고 생각할 수 있다즉, 교호작용이 있다. 예를 들어, 병원 재원 일수는 환자가 요양원으로 퇴원하는지 여부와 메디케이드의 보장을 받는지에 따라 영향을 받을 수 있다. 아울러 회귀 모델에 포함된 각 변수의 개별적인 기여도를 조사할 수도 있다. 그러나 요양원 퇴원 효과는 환자의 메디케이드 보장 여부에 따라 달라질 수 있다. 이 가능성을 검사하기 위해, 이 두 변수의 상호 작용이 종속 변수에 미치는

---

21 귀속 위험도와 상대 위험도의 차이를 이해하기 위해, 두 가지 유형의 개입을 상상해 보자. 하나는 일반 감기의 위험을 2분의 1에서 4분의 1로 줄이고, 다른 하나는 희귀백혈병을 예방하고, 위험은 2백만 분의 1에서 4백만 분의 1로 줄인다. 두 경우 모두 0.5의 상대 위험도를 가지지만, 일반 감기의 귀속 위험도는 4분의 1인 반면, 백혈병의 귀속 위험도는 4백만 분의 1이다.

22 정확히 말하자면, 우리는 많은 연구에서 그것을 주목해야 한다. 설명되는 분산 및 회귀계수는 과거에 수집된 자료에서 분석된 연관성을 설명하기 때문에 예측 변수에 정확하게 해당되지 않는다. 따라서 그들은 좀 더 신중하게 해석되어야 한다. 연구가 역학자들이 실험-대조군 모델이라고 부르는 것을 사용할 때(즉, 결과가 있거나 없는 대상을 식별한 후, 관련된 요인을 찾는 것으로 시작), 연구자가 할 수 있는 최선의 방법은 결과에 더 강하게 관련될 가능성이 있는 요인(즉, 치료)을 식별하는 것이다. 이러한 관계는 오즈비로 나타낼 수 있으나, 이것이 인과적 가정을 의미하지 않는다.

23 여기서 "위험 요인"이라는 용어는 진료 결과에 영향을 미칠 수 있는 모든 요소를 포함하는, 일반적인 의미로 사용된다. 질병 중증도에 대한 일부 논의(7장)에서 위험 요인은 "중증도"와 상호 교환하여 사용된다. 이 책에서 우리는 그것을 더 큰 맥락에서 일관되게 사용하려고 노력했다.

영향을 분석하거나, 두 개의 하위 집단메디케이드 보장집단과 그렇지 않은 집단을 형성한 후 각각에 대한 요양원 퇴원의 영향을 비교할 수 있다.

변수 유형에 따라 다른 유형의 분석 방법을 필요로 한다. 이러한 차이는 변수의 정규성즉, 종 모양에 대한 가정을 기반으로 한다. 일반적으로 연구자들은 모수적 분석과 비모수적 분석의 두 가지 유형으로 구분한다. 종속 변수가 정규 분포를 따른다고 가정할 때, 모수적 분석이 적절하다. 경우에 따라 종속 변수를 정규 분포로 변환하여 이러한 분석을 더 쉽게 수행할 수도 있다. 일부 변수는 특이한 분포를 가지고 있다. 의료비 및 의료 서비스 이용자료와 같은 변수는 “0” 근처에서 가장 많은 사용자를 나타내는, 가늘고 긴 꼬리를 보일 수 있다. 즉, 관찰 기간 동안 사건이 없는 경우가 많을 수 있으며, 많은 사람들은 특정 연도에 서비스를 거의 사용하지 않는다. 예를 들어, 메디케어 가입자의 약 20%는 특정 연도에 서비스를 이용하지 않을 것이다. 일반적인 회귀 모델을 사용하면 편향된 계수가 산출될 것이다. 이러한 문제점을 해결하기 위해 특별한 분석 방법이 개발되었으며, 범주형 종속 변수이항 또는 다항 포함는 일반적으로 “비모수적”이라고 하는 다른 분석 기법을 필요로 한다. 이러한 상황에서는 편향된 계수의 문제를 피하는 회귀 분석예: 로지스틱 회귀 분석을 사용할 수 있다.

회귀 분석 결과를 해석할 때에 주의를 기울여야 한다. 관측값 수에 비해 너무 많은 변수 사용, 변수 간의 다중공선성, 내생성즉, 종속 변수와 독립 변수 사이의 상호 관계, 그리고 회귀계수를 편향되게 하거나 해석할 수 없게 만드는 비정상적인 분포를 포함한 다양한 문제가 발생할 수 있다. 통계 자문은 연구를 설계할 때와 결과를 해석할 때 모두 매우 중요하다.

연구 윤리

결과 연구자는 몇 가지 윤리적 문제에 직면할 수 있다. 환자들로부터 얼마나 많은 정보에 대해서 사전 동의를 얻어야 하는지에 관한 논쟁은 여전히 존재한다. 일반적으로 의료 시스템에 통합된 지속적인 의료 질 관리 과정의 일부로 결과 연구를 수행하는 경우, 특별한 허가가 필요하지 않다. 초기에 치료 받기로 동의한 환자는, 그 치료의 일부로 그 결과연구를 받아들인다고 가정한다. 그러나 외부 기관이 자료를 수집하기 위해 참여하거나, 좀 더 과학적인 목적 또는 관련 임상의의 직접적인 질 개선을 넘어서는 목적 을 위해 사용되는 경우, 환자로부터 먼저 인터뷰하거나 기록을 검사할 수 있는 허가를 받아야 한다.

비밀 보장은 중요한 윤리적 고려 사항이다. 일부 기관생명윤리위원회는 외부 연구 기관이 연구에 참여할 수 있는 허가를 요청하기 위하여 환자와 직접 접촉하는 것조차 허용하지 않을 것이다. 단순히 그들의 이름을 공개하는 것만으로도 비밀 유지 조항의 침해 및 HIPAA 위반이다. 대신, 환자의 의사는 먼저 환자들로부터 연락 가능 여부에 대한 허가를 받아야 한다. 이러한 엄격한 조치는 결과연구를 중단시킬 수 있다. 연구에 참여하도록 초대받은 환자 중 초대에 응하지 못하는 환자의 상당수를 지속적으로 추적할 수 있는 자원을 가진 연구자는 거의 없을 것이다. 환자에게 참여하도록 강요하는 것은 잘못된 일이지만, 단순히 참여 의사를 나타내지 못하는 사람들을 연구에서 배제하는 것도 위험하다. 연구가 수행되려면 어떻게든 연구자들이 의사를 대리해서 행동할 필요가 있다.

환자와 공급자 모두 결과연구에서 자료가 어떻게 사용될 것인지에 대해 명확히 할 필요가 있다. 자료에 대한 익명성이 약속되었다면 지켜져야 한다. 이러한 경우, 특정 환자에 대한 결과를 해당 환자의 의사와 공유할 수 없다. 반면에, 일부 환자들은 정보 공유를 원할 수 있으며, 그러한 생각을 제시할 기회가 주어져야 한다. 일반적으로 결과 정보는 통합된 형태로만 사용되며, 식별자가 사용되지 않는다는 약속에 따라 수집된다.

또한 공급자들은 언제 자신들의 평가 결과가 공개될 것인지 미리 인지하는 것이 필요하다. 환자에게 결과 정보가 정보에 기반한 의사 결정을 하는 데 유용할 수 있는 경우, 익명성은 불리할 수 있다. 그러나 공급자들은 자료가 공개되기 전에 적절한 중증도 보정이 이루어졌는지 우려할 수 있다. 반면, 식별 정보를 공개하지 않는 것은 공급자들이 숨기는 것이 있는 것처럼 의심스럽게 비춰질 수 있다. 자료 공개 방법과 시기에 대한 신중한 사전 준비가 필요하다.

질병 관리

만성 질환의 증가는 질병 관리disease management에 대한 관심을 증가시켰다. 이 용어는 환자의 악화된 상태가 더 진행되기 전에 개입하는 방식으로, 환자의 상태에 더 세심한 주의를 기울이려는 다양한 노력으로 설명된다. 많은 건강 증진 프로그램들이 개발되었지만, 경제적 측면 또는 질병 상태의 실제 변화 측면에서 평가된 프로그램 효과의 기초가 되는 기본 원리는 여전히 개발이 미미한 상태이다.

결과연구는 질병 관리에 제공할 수 있는 것에 한계가 있는 반면, 이들은 임상 상태를 반영하는 측정과 강력한 정보 시스템의 필요성을 공유하고 있다. 결과연구는 질병 관리의 효과성을 평가함으로써 중요한 기여를 할 수 있다. 질병 관리가 적용된 집단과 그렇지 않은 집단을 비교하여, 진료 결과가 영향을 받았는지 여부를 확인할 수 있다.

질 개선

질 개선quality improvement 활동은 다양한 수준에서 고려될 수 있다. 가장 기본적인 것은 질 평가quality assessment인데, 이는 의료 질을 측정하는 것을 의미한다. 평가 그 자체는 정보에 기반하여 수행된 작업에 대해 아무런 책임을 지지 않는다.

본질적으로, 질 개선은 더 높은 목표를 달성하기 위해 노력하는 것을 의미하며, 고정된 생각을 거부한다. 동시에, 이 철학은 "매우 나쁜 보살핌"이 "나쁜 보살핌"이 되었을 때 양호한 성과 활동으로 해석될 수 있다. 질 개선에 대한 기본 접근 방식은 상황 평가, 개입 설계, 개입 적용, 결과 평가를 포함하는 순환으로 구성된다. 따라서 결과연구의 방법은 질 개선의 목표와 일치하며, 질 개선의 기반이 되는 프레임워크이다. 그러나 일반적으로 결과연구에 적용되는 정밀도의 표준은 질 개선에 있어서는 완화될 수 있다Berwick, 2008. 많은 경우에, 행동을 유발하는 자극으로서 문제에 대한 인식을 가지는 것으로 충분하다. 마찬가지로, 개선에 대한 인식은 개선을 위한 지속적인 노력에 대한 동기 부여가 될 수 있다. 그러나 궁극적으로는 지속적인 질 개선 노력을 정당화하기 위한 확실한 증거가 필요할 것이다.

운영 단계

결과연구 수행과 관련된 다양한 문제들을 설명할 때 가장 좋은 방법은 사례를 제공하는 것이다.[24] 미네소타주에서 운영 중인 몇몇 병원들은 담낭절제술의 결과를 평가하는 연구를 수행했다Kane et al., 1995. 이 연구는 주State 및 카운티에 소재하는 병원 및 의학협회의 컨소시엄이 후원했다. 이 컨소시엄은 다른 기관에 의해 추진되는 것보다 자신들의 것을 개발하는 것이 더 바람직하다는 가정하에 환자 치료를 위한 임상 진료 지침이나 프로토콜을 개발하기 위해 조직되었다. 임상 진료 지침 작업 과정에서, 적절한 치료 방법을 결정하는 데 활용할 수 있는 데이터베이스의 품질에 관한 의문이 제기되었으며, 이에 따라 결과 수집을 포함하도록 연구가 확대되었다. 담낭절제술 결과에 대한 치료의 영향을 평가할 때 고려해야 할 잠재적 위험 요인을 파악하기 위한 연구 설계도 개발되었다. 표 14-1은 이 책에서 사용된 분류 체계에 따라 해당 연구에서 사용된 주요 변수의 범주를 요약한 것이다.

표 14-1 담낭절제술 연구에 사용된 변수

결과	위험 요인 보정	치료
전형적인 담낭염 통증과 일치	중증도 도구 (기간, X선 소견, 증상)	개복 수술 vs 복강경 수술
증상 점수	동반상병 (Charlson 동방상병지수)	병원
기능 상태	인구 통계적 변수 (나이, 성별)	외과의사
만족도(3개 요인)	기왕력	

24 질 개선 프로젝트 수행에 대한 실질적인 가이드는 Radosevich Kalambokidis and Werni(1996)를 참조하기 바란다

이 경우 관심의 대상이 되는 개입 변수는 수술한 외과의사와 병원이다. 제기된 문제는 담낭절제술이 어떤 종류의 의학적 처치보다 더 나은지, 아니면 심지어 주의 깊게 기다리는 것보다 더 나은지에 대한 것이 아니었다. 오히려 질문은 다음과 같았다. 한 외과의사가 수행한 수술이 다른 외과의사가 수행한 수술보다 더 나은 결과를 이끌어 냈는가? 수술 사례의 어떤 특성이 더 나은 결과를 예측했는가? 이 연구가 설계되고 있던 바로 그때, 담낭절제술에 대한 새로운 접근법인 복강경수술이 도입되었다. 연구는 개복수술과 복강경수술의 두 가지 접근법의 결과를 비교하기 위해 수정되었다.

의료진은 결과 연구자들과 협력하여 개념적 모델을 확립했다. 결과에 영향을 미칠 수 있는 잠재적 위험 요인을 식별하기 위해 문헌 고찰과 임상의와의 회의를 진행했으며, 측정되는 결과는 여러 출처들을 참고했다. 질병-특이적 측정 도구는 처치를 수행하는 것과 관련된 증상예: 통증, 메스꺼움을 포함하고 있다. 실제로 치료의 주요 목적이 초기에 치료의 필요성을 시사하는 요인들을 완화하기 위한 것이라는 가정하에 적절성 기준appropriateness criteria들을 결과 지표로 적용했다. 또한 삶의 질 같은 일반적 측정 도구예: 일상생활 수행 능력 및 건강 상태의 자가 평가가 추가되었다. 더불어 의료진의 좋은 치료가 실제 측정 도구에게 영향을 미칠 것이라고 가정하고 검토가 진행되었다.

일련의 위험 요인이 문제의 심각성과 지속 기간 같은 특성을 기반으로 설정되었다. 특정 생리학적 검사 및 진단 검사는 기준criteria으로 사용되었다. 일부 표본 차트를 사전 검토한 뒤, 관련성이 있다고 판단되는 많은 정보가 병원 기록에서 제공되지 않은 것이 밝혀졌다. 각 참여 병원의 간호 부서에 연락하여 입원 시 추가적인 자료 수집 활동을 시행할 의향이 있는지 확인했다. 기준 시점에서 수집된 자료에는 특정 증상 정보와 보다 일반적 측정 도구로 수집된 것이 포함될 수 있고, 추적 조사를 위해 연락할 것에 대한 사전 동의를 얻을 기회도 될 수 있다. 간호사들은 이 추가 작업을 수행할 의향이 있는 것으로 확인되었지만, 문제가 발생했다. 당일 수술same-day surgery 건수가 증가함에 따라 기준 시점 자료 얻기가 더 어려워졌다. 즉, 환자의 사전 확보가 어려워진 것이다.

추적 조사 자료는 설문 조사 부서에 의해 수집됐다. 자료 수집은 우편을 이용하였으며, 일정 시간 안에 답변을 받지 못한 경우 전화를 이용하여 보완했다. 이러한 종류의 추적 방법은 환자의 이름과 주소를 알고 있어야 하기 때문에 기록의 비밀을 유지하기 위해 특별한 절차가 사용되었다. 완료된 모든 추적 조사 자료는 특정 코드 번호를 이용하여 익명 처리되었다. 이후의 모든 분석은 그 코드 번호로만 수행되었다. 자료의 여러 구성 요소 기준 인터뷰, 추적 설문지 및 의무 기록 요약의 연계는 후원 기관sponsoring organization에 소속된 팀이 수행했다. 6개월의 추적 조사 자료가 연구 기간 동안 제대로 수집되었는지 세심한 모니터링이 요구되었다. 대상자들이 등록되고, 기준 시점 자료가 수집되자마자 사례들이 작성되고 기록되었다.

각 사례의 의무 기록은 특별히 설계된 요약 양식abstraction form을 사용하여 검토했다. 동일한 정보를 일관성 있게 해석할 수 있도록 평가자 간 신뢰도를 확인했다. 이 단계를 통하여 기준 시점 및 추적 조사 자료가 결합된 하나의 분석 데이터가 생성되었다. 이 데이터에는 환자, 외과의사 또는 병원에 대한 식별자가 없고, 대신 코드 번호가 사용되었다.

분석은 다양한 결과 변수에 대한 위험 요인의 잠재적 영향을 조사하기 위해 회귀 모델을 사용했다. 잠재적 위험 요인이 유의한 영향이 있는 것으로 분석되었을 때, 주요 관심이 되는 독립 변수와 함께 분석 모델에 포함되었다. 복강경 수술의 영향은 두 가지 방법으로 분석되었는데, 첫째는 수술 유형을 나타내는 더미 변수를 사용하여 분석하였고, 둘째는 복강경 수술과 개복 담낭절제술을 받는 사람을 구분하여 결과의 차이를 분석했다.

요약

결과 정보에 대한 수요가 증가하고 있다. 임상의와 연구자에게 있어서 결과 정보는 현장에서 강력한 증거에 근거한 조치를 취하고 발전시키기 위해 꼭 필요한 정보이다. 결과 정보는 또한 소비자들이 의료 서비스 공급자를 선택할 때 유용한 기초 자료이다. 의료 서비스 이용에 대한 의사 결정이 일반적인 소비자들이 하는 구매 활동보다 더 합리적일 것이라고 믿는 것은 너무 낙관적일 수 있지만, 결과 정보가 유용한 방법으로 제시된다면 이러한 정보를 환영할 것이다. 그러나 많은 경우, 한정된 기간 동안 주어진 임상의가 제시한 사례 수가 너무 적어서 적절한 분석이 어려울 수 있다.

결과연구는 의료 행위에 대한 실증적 근거를 제시할 잠재성이 있다. 모든 의료 서비스또는 대부분의 의료 서비스를 무작위 대조 시험에 기초하는 것은 결코 실현 가능하지 않을 것이다. 반면에, 단순히 직관적인 임상 경험을 진료행위의 근거로 활용하는 것으로 가정하는 것은 위험하다. 진료 현장에 상당한 변이가 있다는 인식에 대한 즉각적인 반응은 무엇이 좋은 치료를 구성하는지에 대한 전문적 판단에 기초한 임상 진료 지침을 개발하는 것으로 나타났다. 다음 단계는 임상 진료 지침을 개발하기 위해 추가적인 과학적 근거를 찾는 사람들이 찾지 못한 실증적 데이터베이스를 확보하는 것이다.

잘 설계된 연구의 일부로 개발된 주의 깊은 관찰 방법은 필요한 통찰력을 제공하는 데 많은 도움이 될 것이다. 혹자는 주어진 의료 서비스가 주어진 상황에서 효과가 있다고 명확하게 말할 수 없을지 모르지만, 정보에 입각한 설명을 제공할 수 있게는 할 것이다. 단순히 자료를 수집하는 것이 해법은 아니다. 연구는 신중하게 설계되어야 한다. 개념적 모델은 최고의 임상 및 사회과학적 통찰력을 결합한 것이어야 한다. 이러한 모델은 수집해야 할 정보가 무엇이고, 어떻게 분석될 것인지 결정하는 기초를 체계화할 것이다. 결과연구의 기술은 지난 수십 년 동안 먼 길을 걸어왔고, 앞으로도 더 발전해 가야 한다. 정교한 분석 및 측정 방법들이 사용 가능하며, 다른 강력한 측정 도구와 마찬가지로 능력이 뛰어난 사람들에 의해 조심스럽게 다루어져야 한다. 최상의 결과연구는 숙련된 분석가와 임상의의 파트너십에 의해 만들어질 것이며, 이들 각각은 다른 사람이 기여할 수 있는 부분을 존중해야 한다.

REFERENCES

Berwick, D. M. (2008). The science of improvement. *JAMA,* 299(10), 1182–1184.

Cohen, H. J., Feussner, J. R., Weinberger, M., Carnes, M., Hamdy, R. C., Hsieh, F., . . .Lavori, P. (2002). A controlled trial of inpatient and outpatient geriatric evaluation and management. *New England Journal of Medicine*, 346(12), 905–912.

Feinstein, A. R. (1977). *Clinical biostatistics*. St. Louis, MO: C. V. Mosby.

Feinstein, A. R. (1987). *Clinimetrics*. New Haven, CT: Yale University Press.

Greenfield, S., Aronow, H. U., Elashoff, R. M., & Watanabe, D. (1988). Flaws in mortality data: The hazards of ignoring comorbid disease. *Journal of American Medical Association*, 260, 2253–2256.

Holtzman, J., Saleh, K., & Kane, R. (2002). Gender differences in functional status and pain in a Medicare population undergoing elective total hip arthroplasty. *Medical Care*, 40(6), 461–470.

Jencks, S. E, Daley, J., Draper, D., Thomas, N., Lenhart, G., & Walker, J. (1988). Interpreting hospital mortality data: The role of clinical risk adjustment. *Journal of the American Medical Association*, 260, 3611–3616.

Kahn, K. L., Brook, R. H., Draper, D., Keeler, E. B., Rubenstein, L. V., Rogers, W. H., & Kosecoff, J. (1988). Interpreting hospital mortality data. How can we proceed? *Journal of the American Medical Association*, 260, 3625–3628.

Kane, R. L., Lurie, N., Borbas, C., Morris, N., Flood, S., McLaughlin, B., . . .Schultz, A. (1995). The outcomes of elective laparoscopic and open cholecystectomies. *Journal of the American College of Surgeons*, 180(2), 136–145.

Radosevich, D. M., Kalambokidis, T. L., & Werni, A. (1996). *Practical guide for implementing, analyzing, and reporting outcomes measures*. Bloomington, MN: Health Outcomes Institute.

Shadish, W. R., Cook, T. D., & Campbell, D. T. (2002). *Experimental and quasi-experimental designs for generalized causal inference*. Boston: Houghton Mifflin Company.

Spiegel, J. S., Leake, B., Spiegel, T. M., Paulus, H. E., Kane, R. L., Ward, N. B., & Ware, J. E. Jr. (1986). What are we measuring? An examination of self–reported functional status measures. *Arthritis and Rheumatism*, 31(6), 721–728.

Weed, L. L. (1968a). Medical records that guide and teach. *New England Journal of Medicine*, 278(11), 593–600.

Weed, L. L. (1968b). Medical records that guide and teach. *New England Journal of Medicine*, 278(12), 652–657 (concl).

건강 결과 연구의 이론과 실제

Conducting Health Outcomes Research

2023년 9월 7일 1판 1쇄

지은이 Robert L. Kane · David M. Radosevich
옮긴이 이광수 · 신재용 · 김재현
펴낸곳 연세대학교 출판문화원
주소 서울특별시 서대문구 연세로 50
등록 1955년 10월 13일(제9-60호)
전화 02) 2123-3378~80
팩스 02) 2123-8673
전자우편 ysup@yonsei.ac.kr
홈페이지 http://press.yonsei.ac.kr
인쇄 화신문화(주)

ISBN 978-89-6850-752-6 (93510)

값 40,000원